U0227486

# Principles of Toxicology Testing

## （Second Edition）

# 毒理学试验原理

## （原著第二版）

〔美〕弗兰克·巴里莱 著

胡清源 侯宏卫 等 译

科 学 出 版 社

北 京

图字：01-2019-0974 号

# 内 容 简 介

本书主要分为三部分，第一部分简要介绍了一些与毒理学相关的基础概念，为后续内容的理解和学习奠定了基础；第二部分详细描述了常见的体内毒理学测试技术及基本原理，包括急、慢性毒性试验以及皮肤、眼、生殖和致畸致癌试验；最后一部分主要介绍了常见的体外毒理学试验技术及原理，包括细胞培养方法、急性毒理学试验的细胞培养方法、体外急性局部试验、体外毒代动力学试验、体外致突变性和致癌性试验、体外生殖和致畸性研究、高通量筛选和微陈列分析、体外毒理基因组学和表观遗传学试验、试验设计与统计及替代毒理学方法的模型、标准化和验证。

本书内容丰富易懂，适用于毒理学相关专业领域学生、毒理学初级入门研究者阅读参考。

**图书在版编目（CIP）数据**

毒理学试验原理：原著第 2 版 /（美）弗兰克·巴里莱（Frank A. Barile）著；胡清源等译. 一北京：科学出版社，2019.11

书名原文：Principles of Toxicology Testing

ISBN 978-7-03-063153-4

Ⅰ. ①毒⋯ Ⅱ. ①弗⋯ ②胡⋯ Ⅲ. ①毒理学一实验 Ⅳ. ①R99-33

中国版本图书馆 CIP 数据核字（2019）第 244645 号

责任编辑：刘 冉 李丽娇 / 责任校对：王萌萌
责任印制：吴兆东 / 封面设计：北京图阅盛世

科 学 出 版 社 出版
北京东黄城根北街 16 号
邮政编码：100717
http://www.sciencep.com

**北京九州迅驰传媒文化有限公司** 印刷
科学出版社发行 各地新华书店经销
\*
2019 年 11 月第 一 版 开本：720 × 1000 1/16
2020 年 1 月第二次印刷 印张：20 1/2
字数：410 000
**定价：150.00 元**
（如有印装质量问题，我社负责调换）

# *Dedication*

*To Pauline*

# 作者简介

弗兰克·巴里莱博士是纽约圣约翰大学药剂与卫生科学学院药物科学系毒理学研究室的教授。

巴里莱博士曾获得药剂学学士学位（1977 年）、药理学硕士学位（1980 年）和圣约翰大学的毒理学博士学位（1982 年）。他曾在纽约布朗克斯的阿尔伯特·爱因斯坦医学院小儿肺科做博士后研究员，后又成为纽约哥伦比亚大学附属圣路加罗斯福医院病理系的研究助理。在此期间，他研究了肺损伤毒素在体外培养肺细胞的胶原蛋白代谢中的作用。1984 年，他被任命为纽约市立大学卫生科学系助理教授，十六年后，进入圣约翰大学药物科学系，参与药学院毒理学项目。

巴里莱博士是多个专业协会的会员，包括美国毒理学会、美国大学教授协会、美国科学促进会、美国医院药剂师协会、纽约市药剂师协会、纽约科学院和纽约州卫生系统药剂师委员会。他还担任了一些专业团体的科学家顾问，其中包括纽约 Long Island Jewish/Comell 医疗中心的施耐德儿童医院的儿科，以及 SACATM、ICCVAM/NICEATM 和 NIEHS 的委员。此外，他还是美国毒理学学会体外和替代方法专业组主席和前任主席，又是 NIEHS 主任 Linda Birnbaum 博士颁发的公共卫生服务奖章的获得者（2009 年）。近期他被任命为 *Toxicology In Vitro* 杂志主编。

巴里莱博士是美国医药科学研究所（NIGMS）公共卫生服务研究基金的获得者，该基金包括少数民族生物医学研究支持计划、少数民族高中生研究实习项目和 AREA 计划基金。

巴里莱博士在生物医学和毒理学相关杂志上发表了 75 篇论文和摘要，并撰写了 3 部著作。他与国际知名学者一起为细胞毒性计划中的国际多中心评估贡献了体外毒理学数据。他定期为毒理学和药剂学的本科生和研究生开办讲座（2003 年获得学生会授予的"药学院年度教授"称号）。此外，巴里莱博士还对环境化学品和治疗药物对人和哺乳动物干细胞的细胞毒性进行了基础研究。

# 译者名单

胡清源　侯宏卫　王红娟　张靖妮
陈　欢　张　森　耿怡佳　韩书磊
程皖燕　付亚宁　刘　彤

# 前　　言

第一版的序言中提到，在过去几十年中，毒理学试验从应用型和支持型的科学发展形成了具有自己特色的技术学科。此外，序言中还提到这个学科的发展和成熟是不连续的。然而，在第一版发行后的 5 年中，后一种描述逐渐变得不再适用。事实上，毒理学试验在技术应用和原理定义领域都有了长足的发展，这些发展是由新学科如表观遗传学、毒理遗传学和毒效动力学的发现而促成的（第二版增加了新的章节），而并非仅仅是公共卫生倡议和需求的结果。因此，在体内和体外研究领域都出现了新的技术，这些新技术可以应用于毒理学试验中的某些独特研究，并且在该领域引进一些新的原理。生物技术的迅速发展使得与传统的动物毒理学试验方法相结合的体外系统的发展成为可能，这些新学科已经在毒理学领域中发挥着重要的作用。

与第一版一样，本书从介绍毒理学基础（第一部分）开始，为学生的后续学习打下基础，然后进一步讨论毒代动力学和人类风险评估。这些介绍性材料有助于了解毒理学试验的应用。

第二部分更详细地描述了动物毒理学试验的基本原理，对急性毒性研究以及在动物中进行的亚慢性和慢性研究进行了介绍，特别强调了急性和慢性试验经典指标的研究设计，如 $LD_{50}$。此外，还对其他短期和长期动物毒性试验方法进行了讨论，包括皮肤、眼睛和生殖毒性试验。在不同的章节中还对致突变性和致癌性研究进行了讨论。

第三部分主要对动物毒理学试验的体外替代方法进行了介绍和讨论。这部分重点介绍急性全身毒性、靶器官毒性和局部毒性的细胞培养方法和基于细胞的方法，并总结了替代方法的优点和缺点。这部分的特殊之处在于介绍了高通量筛选及其应用、标准化和体外技术验证的概念，特别是美国和欧盟监管机构目前支持的大规模的、有组织的验证工作以及与体外方法发展相关的理论。毒理学专业的本科生和研究生以及工业和科研实验室将分别为该学科的入门级学生或建立毒理学试验实验室提供有用的信息。

将动物毒理学试验的原理与体外替代方法放在一起讨论，可以强调这两个领域之间的相关性，以及它们之间的相互解释及验证。因此，这部分的讨论提到了一些可用的方法以及互补设计研究的潜力。事实上，动物和体外毒理学试验的方法目前都是在毒理学分析、毒性机制、诱变性试验和临床前药物开发的基础上进行的。

　　关于个别方案的细节,有几篇文章可供讨论。尽管这几篇文章详细地列举了方案细节,但其重点是学科原理而非具体步骤。书名"毒理学试验(而不是毒性)原理",强调的是该领域是科学学科的一部分,而非实验技术。此外,本书强调了当代毒理学试验中存在的问题,包括化学药品接触的各种功能、途径,用于临床前药物开发的高通量筛选和其他相关应用概述。总之,读者面临的挑战是对毒理学试验结果进行解释,并构建一个合理的方法来达到试验的最终目的。因此,本书所提供的信息非常丰富,特别是对于那些准备将自己的职业生涯奉献给这个有趣而又迷人的科学学科的学生而言。

# 致　谢

　　感谢 Informa Healthcare，Inc.的编辑人员，感谢他们对本项目的兴趣、专业精神和奉献，特别是 Amber Thomas 女士、Claire Bonnett 女士和 Oscar Heini 先生，以及 Exeter Premedia Services 的工作人员。感谢药剂与卫生科学学院药物科学系的同事和工作人员对整个项目提供的宝贵评价、建议和支持。最后，在撰写本书时，很高兴认识并有幸指导毒理学和药剂学的本科生和研究生，特别是 Angela Aliberti、Sanket Gadhia、Tak Lee 和 Sanjay Dholakiya。若没有他们的帮助，这项工作将无法顺利进行。

# 目　　录

# 第1章　毒理学原理介绍

## 1.1　引　　言

毒理学从中世纪开始发展到 20 世纪中叶已成为一门成熟的学科，起初它一直被看作一门应用科学。毒理学并非局限于化学和生物学，而是包含了多种学科。毒物学从分析化学家和临床化学家（他们的工作包括化学识别和体液分析）的工作实践发展而来。

第一个现代毒理学家也是化学家，他接受过无机分离方法（包括色谱技术）的专业培训。随后分析化学家开发出了薄层和气相色谱技术，法医分析方法的发展也大大促进了这一领域的发展。这些发展对法律界和司法领域也具有重要意义。此外，随着仪器和技术的不断进步，为了从复杂的具有重要毒理学意义的混合物中分离出少量化合物，高分辨液相色谱逐渐被应用于分析中，并最终在生物学应用中产生了影响，包括微生物学、遗传学和细胞培养方法等。如今，该领域已经发展成一个专业的领域，其中一些内容已经与其起源大相径庭。

## 1.2　毒理学分类

### 1. 一般毒理学

一般毒理学主要研究化学、生物或物理因素的暴露以及它们对生物系统的影响。然而，现在这一名称已经被更能反映学科研究专业领域特点的描述所取代。先进生物技术的发展、不断增加的培训需求及毒理学在法律应用中的参与等，都要求我们根据不断增长的专业知识来更加准确地定义该学科。因此，各种新的描述对毒理学进行了更深入的定义。

### 2. 机制毒理学

机制毒理学主要研究化学物质在细胞、组织或器官水平上诱导毒性的原因、通路、反应及细胞修饰。可以通过毒性机制、作用部位、靶标或受毒性刺激影响最严重的器官来对化学品的毒性进行分类。此外，也可以通过作用机制来对化学品的毒性进行分类，该分类方法现已普遍应用于药理学研究。因此，机制毒理学旨在确定毒物对生物系统影响的生化、生理或生物基础。

### 3. 管理毒理学

管理毒理学主要包含与环境、职业和家庭环境中有毒物质暴露相关的行政管理。管理毒理学明确了个人暴露于合成或天然毒物的概率，并为环境中有毒物质的管理，以及群体内可能的有毒暴露及补救情况制定指导方针。这些指导方针一般由联邦、州和地方当局的能建立管辖权和条例的机构颁布。

### 4. 描述毒理学

描述毒理学是对有毒物质及其应用的主观描述，主要是用来填补科学与公众对科学理解的空白，特别是在对非科学界解释和说明毒理学的重要性时，在对公共部门解释时尤其如此。通过描述毒理学将信息转变为有助于发展法规和指导原则。例如，有关环境中金属的研究（金属毒理学）已成为有意检测环境中重金属或痕量金属作用的毒理学家所钟爱的学科。

### 5. 法医毒理学

从中世纪开始到 20 世纪 50 年代，作为一门特殊而独立的学科，毒理学主要被看作一门应用科学。近年来，毒理学家从分析化学家和临床化学家中演化而来，他们的工作是对体液进行化学鉴定和分析。第一个现代毒理学家便是经过无机分离方法（其中包括色谱技术）专门培训的化学家。液相色谱方法的发展使得混合物中微量化合物的分析和分离成为可能。法医毒理学将这些技术整合起来，将生物标本中的某些与生物标本无关的由于偶然暴露而存在的有毒物质识别出来。法医学最初来源于化学分离方法原理的应用，用来鉴定体液中的管制药品。后来，法医毒理学应用抗原-抗体相互作用的生物学原理来进行亲子鉴定。通过血型鉴定和父系对后代表型的潜在影响，可以判断男性是孩子父亲的可能性。抗原-抗体相互作用也是酶联免疫吸附测定（ELISA）的基础，该技术目前用于对体液中的药物进行高特异性、高灵敏度的检测。放射免疫分析法（RIAs）将抗原-抗体反应与放射性标记的配体指示剂相结合。DNA 分离和测序技术目前已基本取代了传统的亲子鉴定，它也是刑事和民事案件中纳入或排除证据的基础方法。

### 6. 临床毒理学

临床毒理学也被认为是一种描述毒理学，临床中的毒物具有其特有的特征。目前，临床毒理学已从相应的法医毒理学中衍生出来，主要用于对由环境、治疗或暴露于非法化学品或药物引起的疾病或病理改变进行识别、诊断和治疗。治疗主要包括对体征和症状的改善或对潜在病理改变的控制。在临床毒理学中，暴露指的是毒素接触的个体风险,无论是有意接触还是偶然接触。广义的暴露可能进一步包括人群风险①。表 1.1 中对其他描述性毒理学领域的定义进行了总结。最近,毒理学已经逐渐发展为包括凋亡、受体介导的信号转导、基因表达、蛋白质组学、氧化应激和毒物基因组学等研究领域。

**表 1.1　其他描述性毒理学**

| 描述性领域 | 定义 |
| --- | --- |
| 遗传毒理学 | 将分子生物学原理应用于毒理学科学,适用于干扰正常生理功能的毒素 |
| 职业毒理学 | 检查工作场所,包括工业、农业和公共部门有毒暴露相关的危害 |
| 体外毒理学 | 开发细胞培养和生物化学技术作为动物毒性试验的替代品;该领域包括动物毒理学的替代方法,能更准确地描述体外方法的应用 |
| 分析毒理学 | 与标本中有毒物质的鉴定、分析、反应和检测相关的化学和生物化学过程和方法 |
| 发育毒理学 | 研究有毒物质及其对生物繁殖、交配、胎儿和胚胎发育的潜在影响 |
| 免疫毒理学 | 研究有毒物质及其对免疫力和抵抗力的潜在影响 |
| 神经毒理学 | 研究有毒物质及其神经系统功能和活性的潜在影响 |

## 1.3　常见术语和命名法

毒理学一般可以理解为对异种生物学、毒物科学的研究,特别是外源药剂与生物系统的相互作用。在组织命名法中,化学品、化合物和药物通常被称为药剂,这些药剂可以引起不良反应,因此通常被暗指为毒素。毒理学涉及毒素的内部和外部暴露及其与生物体之间的相互作用。逐渐地,它包含了许多未被分类的化学或物理药剂。化学物质是否是一种毒素,主要取决于暴露时间、剂量(或浓度)及接触途径,化学结构和产品配方等对其毒性影响较小。总之,几乎所有的药剂都有潜在的毒性,因此它们都属于广义毒理学的范畴。

## 1.4　毒理学的应用

### 1. 研究

1)科学应用

毒理学家通常在实验室中对毒理学问题进行研究,他们所研究的内容涵盖了公共卫生领域中所有有益于了解毒理学科学的部分,包括机制阐明、临床和描述

---

① 暴露于辐射、污染物和化学或生物威胁的群体的风险,这些威胁需要鉴定、诊断和治疗。

性毒理学。此外，为了满足影响公共健康的特定毒理学问题研究的需要，毒理学的研究方法也在不断发展进步。

2）工业应用

在新药上市前，生物技术和制药行业中从事毒性试验的毒理学家会对其进行毒性试验，即对其中具有潜在毒性的化学品和药物进行筛选。制药行业的临床前试验包括Ⅰ期试验，即对经化学和生物化学方法筛选得到的具有治疗效果的候选药剂的毒性进行测试，主要包括体外试验和动物试验。

### 2. 管理毒理学

管理毒理学家主要在政府行政机构工作，一般担任政府顾问、行业顾问或工业相关代表。他们通过制定规则和指南来限制、批准和监控化学品的使用，他们的指导原则是由联邦、州和地方管辖区法律规定的，这些法律赋予了管理机构相应的权力。这些规定明确了制造、采购、分配、销售及最终向公众配发化学物质的责任人。

### 3. 法医毒理学

法医毒理学家通过将适当的技术整合在一起，对偶然或故意暴露的有毒混合物中的组成部分进行鉴别。最初，法医学主要利用化学分离方法的原理来检测体液中的管制药品。后来，法医毒理学家将抗原-抗体相互作用的生物学原理应用到亲子鉴定中。通过血型鉴定和评估父系对后代表型的影响，可以判断男性是孩子父亲的可能性。

抗原-抗体相互作用也是 ELISA 和酶免疫分析技术的基础，目前这些技术主要用于鉴定生物体液中的药物。RIAs 将抗原-抗体反应与放射性标记的配体指示剂相结合。目前，DNA 分离和测序技术已基本取代了传统的亲子鉴定，它也是刑事和民事案件中纳入或排除证据的基础方法。

### 4. 临床毒理学

临床毒理学家主要是从法医毒理学中衍生并逐渐发展而来的。临床毒理学家主要对由环境、治疗或暴露于非法化学品或药物引起的疾病或病理改变进行识别、诊断和治疗。在临床毒理学中，暴露通常指的是毒素接触的个体风险。

## 1.5　有毒药剂的分类

化合物数量庞大且复杂，故对有毒药剂进行分类是一项艰巨的任务。由于在不同的使用条件下，化学品、药物或物理制剂具有不同的毒理学和药理学作用，因此某个特定的药剂可能同时包含在几个不同的类别中。对于具有相似结构或毒理学作用的化合物，可以根据其活性或物理状态进行分组。下面对目前常用的毒物分类进行阐述。

根据用途分类如下。

### 1. 农药

美国环境保护局将农药定义为旨在防止、消灭、驱除害虫或缓解危害的一种物质或混合物。一般来说，可以根据其生物目标的不同将农药进行分类，其中最主要的四类农药是杀虫剂、除草剂、灭鼠剂和杀菌剂。表 1.2 对农药的分类进行了描述。农药的目标物种与哺乳动物在生理和生化反应中具有相似性，因此农药对哺乳动物也具有毒性。此外，农药对哺乳动物的毒性也与其作用机理、化学结构或合成来源密切相关。例如，尽管杀菌剂类别有很多，但除了治疗性抗真菌剂之外，杀菌剂对人体的毒性大多较低，其主要原因是它们的作用机制很特殊。与之类似的是，熏蒸剂的种类有很多，如四氯化碳、环氧乙烷等，主要用于杀死土壤、存粮、水果和蔬菜中的昆虫、蛔虫和真菌。但是，它仅在偶然职业暴露时才会对人体产生毒性。

**表 1.2 农药的分类**

| 农药种类 | 根据目标分类 |
|---|---|
| 杀虫剂 | 有机磷酸酯 |
| | 有机氯化合物 |
| | 氨基甲酸酯 |
| | 拟除虫菊酯 |
| | 植物衍生物 |
| 除草剂 | 氯苯氧基化合物 |
| | 联吡啶衍生物 |
| | 氯乙酰苯胺类 |
| | 膦酰基甲基氨基酸 |
| 灭鼠剂 | 抗凝血剂 |
| | $\alpha$-萘基硫脲 |
| | 各种金属、无机、天然产品 |
| 杀菌剂 | 农业、家庭和治疗的一般领域 |
| | 抗真菌制剂 |

## 2. 食品和工业添加剂

为改变、增强或掩蔽食品的颜色，在食品加工的过程中，常加入色素等食品添加剂。此外，食品添加剂还具有抗凝剂、稳定剂、增稠剂和调质剂等作用。食品和工业添加剂都属于食品毒理学领域，读者可参考本章末列出的有关食品成分和污染物信息的文章。

## 3. 治疗药物

治疗药物可以根据其药理学作用机制或主要靶器官进行分类。目前已经有部分文献对于其过度使用而导致的不良反应及直接毒副作用即治疗药物的临床毒理学进行了报道。

# 1.6　毒素的来源

## 1. 植物

常春藤引起的接触性皮炎是急性炎症的典型症状。现今，许多植物来源的化合物被划分为草药添加剂，即它们在维持健康方面的重要性与其自然衍生物有关。然而，人们对这些药剂的毒性知之甚少。

## 2. 环境

对于工业化生产的化学品，可以根据其在环境中的存在地方，即水、土地和土壤进行分类。目前，化学品污染环境的现象并不仅仅发生于西方发达国家，它也是发展中的南美洲、亚洲和非洲国家面临的问题。

环境毒理学是涵盖空气污染和生态毒理学领域的特殊学科。空气污染的评估包括户外和室内空气污染，如大气中的硫酸、空气中的颗粒物质、光化学物质与环境的相互作用，以及烟雾中发现的化学物质。生态毒理学是环境毒理学的分支，它主要研究环境化学物质对生态系统的影响。读者可以参考本章末的参考文献进一步了解。

## 推 荐 阅 读

Abraham J. The science and politics of medicines control. Drug Saf 2003；26：135.

Bois FY. Applications of population approaches in toxicology. Toxicol Lett 2001；120：385.

Eaton DL，Klassen CD. Principles of toxicology. In：Klassen CD，ed. Casarett and Doull's Toxicology：The Basic Science of Poisons，7th edn. Chapter 2 New York：McGraw-Hill，2007.

Ettlin RA，Dybing E，Eistrup C，et al. Careers in toxicology in Europe：options and requirements. Report of a workshop presented at the EUROTOX Congress in London（September 17-20，2000）. Arch Toxicol 2001；75：251.

Gennings C. On testing for drug/chemical interactions：definitions and inference. J Biopharm Stat 2000；10：457.

Greenberg G. Internet resources for occupational and environmental health professionals. Toxicology 2002；178：263.

Guzelian PS，Victoroff MS，Halmes NC，James RC，Guzelian CP. Evidence-based toxicology：a comprehensive framework for causation. Hum Exp Toxicol 2005；24：161.

Kaiser J. Toxicology：tying genetics to the risk of environmental diseases. Science 2003；300：563.

Meyer O. Testing and assessment strategies including alternative and new approaches. Toxicol Lett 2003；140-141：21-30.

Tennant RW. The National Center for Toxicogenomics：using new technologies to inform mechanistic toxicology. Environ Health Perspect 2002；110：A8.

# 参 考 文 献

Aardema MJ，MacGregor JT. Toxicology and genetic toxicology in the new era of "toxicogenomics"：impact of "-omics" technologies. Mutat Res 2002；499：13.

Abraham J，Reed T. Progress，innovation and regulatory science in drug development：the politics of international standard setting. Soc Stud Sci 2002；32：337.

Barnard RC. Some regulatory definitions of risk：interaction of scientific and legal principles. Regul Toxicol Pharmacol 1990；11：201.

Collins TF. History and evolution of reproductive and developmental toxicology guidelines. Curr Pharm Des 2006；12：1449.

Eason C，O'Halloran K. Biomarkers in toxicology versus ecological risk assessment. Toxicology 2002；181：517.

Fostel J，Choi D，Zwickl C，et al. Chemical effects in biological systems data dictionary（CEBS-DD）：a compendium of terms for the capture and integration of biological study design description，conventional phenotypes，and "omics" data. Toxicol Sci 2005；88：585.

Harris SB，Fan AM. Hot topics in toxicology. Int J Toxicol 2002；21：383.

Johnson DE，Wolfgang GH. Assessing the potential toxicity of new pharmaceuticals. Curr Top Med Chem 2001；1：233.

Lewis RW，Billington R，Debryune E，et al. Recognition of adverse and nonadverse effects in toxicity studies. Toxicol Pathol 2002；30：66.

Reynolds VL. Applications of emerging technologies in toxicology and safety assessment. Int J Toxicol 2005；24：135.

Rietjens IM，Alink GM. Future of toxicology：low dose toxicology and risk-benefit analysis. Chem Res Toxicol 2006；19：977.

Schrenk D. Regulatory toxicology：objectives and tasks defined by the working group of the German society of experimental and clinical pharmacology and toxicology. Toxicol Lett 2002；126：167.

Sexton K，Hattis D. Assessing cumulative health risks from exposure to environmental mixtures-three fundamental questions. Environ Health Perspect 2007；115：825.

Thong HY，Maibach HI. Hormesis [biological effects of low-level exposure（B.E.L.L.E.）] and dermatology. Cutan Ocul Toxicol 2007；26：329.

Valerio LG Jr. In silico toxicology for the pharmaceutical sciences. Toxicol Appl Pharmacol 2009；241：356.

Waddell WJ. The science of toxicology and its relevance to MCS. Regul Toxicol Pharmacol 1993；18：13.

Wolfgang GH，Johnson DE. Web resources for drug toxicity. Toxicology 2002；173：67.

# 第 2 章　化学品的影响

## 2.1　毒理学作用

### 1. 一般分类

如第 1 章所述，根据毒性指标可以对化学和物理药剂进行分类，这种分类方式有助于理解其潜在的毒性作用。化学品的毒性预测重点在于根据与该化学品理化性质非相关的因素来预测其潜在的不利影响。本章探讨了由化学暴露引起的各种局部和全身反应，以及其生理和免疫学基础。

### 2. 化学过敏

免疫性超敏（过敏）反应主要包括四种类型：①Ⅰ型抗体介导的反应；②Ⅱ型抗体介导的细胞毒性反应；③Ⅲ型免疫复合物的反应；④Ⅳ型细胞介导的迟发型超敏反应。

Ⅰ型抗体介导的反应包含三个阶段。当机体接触了先前未发现的抗原时可以触发初始致敏阶段即第一阶段，其发生的前提是抗原与肥大细胞和嗜碱性粒细胞表面上的免疫球蛋白 E（IgE）结合。当皮肤或黏膜与该抗原再次接触时，会发生第二阶段或激活阶段，其特征是肥大细胞和嗜碱性粒细胞脱离，释放组胺和其他可溶性介质。第三阶段，即效应阶段，特征是早先形成和新产生的化学介质积累，从而导致局部和全身效应。嗜中性粒细胞和嗜酸性粒细胞的分解是晚期细胞反应。

Ⅰ型反应中常见的抗原是空气中传播的花粉，包括霉菌孢子和豚草以及食物成分，如冷热、药物（阿片类药物、抗生素）和金属（银、金）等环境因素会促进Ⅰ型超敏反应的发生。由于大多数化学物质和药物的分子质量都较小，通常免疫系统不会识别到它们。因此，在Ⅰ型超敏反应中，化学品常以半抗原[①]的形式参与启动致敏阶段。Ⅰ型超敏反应综合征的实例见表 2.1，化学过敏的常见症状见表 2.2。

---

① 半抗原是小分子质量化学物质（$<1000Da$），可以非特异性结合分子质量较大的循环多肽或糖蛋白，进一步可以引起大分子物质的构象变化。该结合体不再属于宿主（自身）系统的一部分，易受到免疫攻击。

表 2.1　Ⅰ型超敏反应综合征的实例及其发病原因和不良影响

| 综合征 | 病因 | 影响 |
|---|---|---|
| 过敏性鼻炎（花粉症） | 花粉、霉菌孢子 | 鼻、额窦和黏膜的毛细血管通透性增加；血管舒张 |
| 食物过敏 | 坚果、鸡蛋、贝类和乳制品中的凝集素和蛋白质 | 毛细血管通透性增加；血管舒张；平滑肌收缩 |
| 特应性（过敏性）皮炎 | 局部暴露于药物和化学品 | 起初局部肥大细胞释放细胞因子，随后激活中性粒细胞和嗜酸性粒细胞 |
| 哮喘 | 化学品、环境、行为 | LRT 的慢性阻塞性反应，包括气道高反应性和细胞因子释放 |

注：LRT 表示下呼吸道。

表 2.2　化学过敏的炎症反应

| 表现 | 描述 |
|---|---|
| 大疱 | 大的皮肤水疱 |
| 红斑 | 由表面毛细血管的膨胀和充血而引起的皮肤发红或发炎（如晒斑） |
| 发红 | 皮肤微红，弥漫性发红 |
| 充血 | 更多血液流向组织或器官 |
| 硬化 | 凸起，硬化，皮肤增厚 |
| 斑疹 | 血流量增加引起皮肤上产生平的红斑 |
| 丘疹 | 血流量增加和抗体沉积引起皮肤红斑 |
| 瘀点 | 小的、点状的皮肤出血 |
| 瘙痒 | 发痒 |
| 化脓 | 产生含有坏死组织、细菌、炎症细胞的脓液 |
| 荨麻疹 | 以风团形成特征的瘙痒性皮疹 |
| 水泡 | 小的皮肤水疱 |
| 风团 | 组织液积累引起的隆起性皮肤病变 |

　　与以下描述的其他超敏反应相比，化学过敏的作用通常是急性、立即发生的。
　　Ⅱ型抗体介导的细胞毒性反应与Ⅰ型反应在抗原性质、抗原-抗体反应的细胞毒性特征及抗体类型（IgM、IgG）上存在差异。一般来说，靶抗原引起的细胞膜决定簇改变会诱导抗体的生成。Ⅱ型反应包括补体介导（CM）的反应、细胞介导的抗体依赖的细胞毒性作用、抗体介导的细胞功能障碍、输血反应、Rh 不相容反应、自身免疫反应和化学诱导的反应，其中最后一种反应在实验毒理学研究中受到了广泛关注。
　　与Ⅰ型反应一样，在化学诱导的Ⅱ型细胞毒性反应中，化学物也以半抗原的形式发挥作用。当化学物与靶细胞膜结合后，会引起细胞膜决定簇改变，进一步可以引起与上文所述的半抗原有所不同的细胞表面某些构象的变化。随后，它诱导机体发生一系列改变并最终产生抗体。决定簇可以诱导多种免疫监督反应，包括 CM 细胞毒性反应、粒细胞募集或细胞膜内免疫复合物沉积。目前已知的治疗药物中有多种可以诱导 II 型反应的发生，特别是连续给药时，这些药物包括抗生素和心血管药物。

III 型免疫复合物反应是由抗原-抗体免疫复合物调节的局部反应，主要由微生物激发，涉及补体的激活。全身（血清病）和局部（阿蒂斯反应）免疫复合物疾病，感染相关的免疫复合物疾病（风湿热）和职业病（机会性肺真菌感染）都会诱导补体-抗体-抗原复合物的形成，进一步引发细胞因子释放，粒细胞募集，最终导致血管通透性增加和组织坏死。

IV 型（迟发型）细胞介导的超敏反应涉及抗原特异性 T 细胞的激活，反应开始于皮内或黏膜激发（致敏阶段）。$CD4^+T$ 细胞识别抗原呈递细胞（如朗格汉斯细胞）表面的 MHC-II（主要组织相容性复合体 II）抗原并分化为 $T_H1$ 记忆细胞。致敏阶段的发生需要机体与药剂长时间局部接触，时间从几天到几周不等。当机体再次接触抗原时，已分化的 $T_H1$ 记忆细胞释放细胞因子，刺激吞噬细胞和粒细胞迁移，吞噬细胞释放溶酶体酶最终导致局部组织坏死。例如，长时间暴露于天然产物和金属引起的接触性超敏反应是由皮肤分泌物中的亲油性化学物质引起的，化学物质在其中发挥半抗原的作用。

### 3. 特异性反应

特异性反应通常是由遗传易感性引起的机体对化学品或药物的异常反应，典型的特异性反应是琥珀酰胆碱（一种去极化神经肌肉阻滞剂）引起的以骨骼肌松弛为特征的超敏反应。在某些患者体内，血浆胆碱酯酶先天不足，因此琥珀酰胆碱失活率降低，进一步可以导致琥珀酰胆碱积累，最终引起手术之后呼吸功能不能恢复正常。类似地，在药物代谢所必需的血浆酯酶先天不足的情况下，可卡因的心脏毒性增强。总之，在实验动物和人类中，循环酶的缺乏会导致难以控制的交感神经介导的效应。

### 4. 速发型超敏反应与迟发型超敏反应

与免疫超敏反应相反，机体接触化学物质引起的效应可以是急性发生的，也可以是延迟发生的，它与化学物质的毒性机制有关。当动物或人类体内含有高浓度镇静催眠药时，会产生急性作用——呼吸抑制而导致死亡。但是，某些致癌物质的作用可能要经过几代人的时间才会发生，或仅在啮齿动物中暴露数年后才会发生。20 世纪 50 年代育龄女性的己烯雌酚暴露与后代产生阴道透明细胞腺癌有关的案例，便与化学物质的迟发效应有关。

5. 可逆与不可逆作用

一般来说，大多数化学品或药物的作用是可逆的，直到达到其临界点即生命机能受损或发生致突变、致畸或致癌作用。事实上，化学物质的致癌作用如烟草烟雾中化学物质的致癌作用，可能会延迟数十年，直至发生不可逆转的细胞转化。在此过程中，使用拮抗剂，增强代谢或延缓吸收，以有利于降低毒性血液浓度的毒理学过程，或终止暴露都可以实现化学物质急性作用的可逆性。

6. 局部与全身作用

如下所述，化合物的局部或全身作用取决于暴露方式。环境中的化学物质常经皮肤和肺吸收。此外，经口暴露的化学物质在引起全身效应之前常发生吸收和重分配。Ⅰ型和Ⅳ型超敏反应通过致敏阶段的局部免疫反应引起，而化学诱导的Ⅱ型反应则通过口服或胃肠外给药引起。

7. 致突变和致癌作用

第 11 章详细讨论了化学物质暴露的致突变和致癌作用。

## 2.2　生化特性

1. 化学结构

毒性试验方案的重要组成部分包括化学品的鉴定、分类、合成和毒性筛选。由于化学品和药物开发与母体化合物密切相关，因此结构相似化合物的合成是一个复杂的过程。可以根据化合物的化学结构对它的不利影响进行合理的预测。根据分子结构分类的试剂的例子有：有机磷杀虫剂、重金属、苯二氮平类（镇静催眠药）和咪唑啉类（镇静剂）。

2. 作用机制

此外，还可以根据有毒化合物的生理或生化指标对其进行整理分类，具体包括诱变剂、肝毒性化合物、产生高铁血红蛋白的试剂和乙酰胆碱酯酶抑制剂。

## 2.3　暴　　露

在特定情况下，任何化学品都有可能具有毒性。例如，在化学品剂量一定时，机体经口暴露时没有毒性，但如果吸入或肠胃外给药时则会产生毒性。因此，在确定物质的毒性大小时，必须考虑暴露的途径和位置。此外，适用于成人的治疗剂量对于婴儿或儿童可能有毒。当化学物质的浓度未达到临界阈值之前，不会对机体产生不利影响。当化学品在机体内蓄积达到阈值时，会对机体产生毒性作用。最后，在特定时间内重复给药也会影响毒性的大小。下文详细地介绍了化学物质暴露方式和剂量对其毒性大小的影响。

### 1. 暴露方式

### 1) 口服给药

口服是最常见的化学物质暴露途径之一。在口服给药的情况下，化合物必须穿过或避开生理屏障，才能进入血液（图 2.1）。口腔、咽部和食道的黏膜层由层状鳞状上皮细胞组成，可以保护上消化道（GI）内膜使其免于接触物理和化学物质。具有消化、分泌和吸收功能的胃和肠绒毛主要由柱状上皮细胞组成。上皮细胞下面是固有层，即富含血管和神经的黏膜层。与黏膜相关的淋巴组织也在该层内，淋巴结中含有吞噬细胞和粒细胞。唾液腺和肠腺可以通过分泌唾液和消化液来促进消化过程。黏膜下层、肌层和浆膜共同形成胃肠道的外膜。胃肠道内分泌和外分泌细胞可以分泌激素，此外，在胃中还有胃酸和胃脂肪酶分泌。

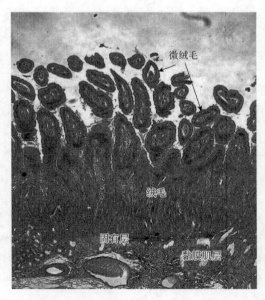

图 2.1　肠绒毛（上述圆形结构）纵剖面和横断面的组织学玻片。小肠的解剖结构表明腔内容物与微绒毛交界面由覆盖绒毛表面的简单柱状上皮细胞构成。微绒毛膜的存在使肠道的表面积增加了 600 倍，可以满足分泌和吸收的需求

资料来源：照片由 Diane Hardej 博士提供

　　胃的主要功能是机械性和化学性消化食物，次要功能是吸收。一些因素可以通过影响胃中化学品的转运和稳定性，进而影响胃排空时间（GET）。但是食物的存在会延缓化学物的吸收并稀释胃内容物，减少后续的化学转运。胃相对 pH 的增加会导致胃反流和运动的负反馈抑制，延缓胃排空过程。能减缓胃蠕动的因素都会增加化学物质在胃中的停留时间，从而延长 GET。因此，GET 越长，化学品在胃中的存留时间也越长，也更容易发生胃酶降解和酸水解，这与 pH 增加关系不大。此外，GET 延长会影响化学物通过肠道的时间以及肠道内吸收。

　　2）鼻腔给药

　　鼻吸入法是皮质类固醇和拟交感胺类治疗药物的一种普遍使用方法，也是非法使用可卡因和阿片类药物的常用方法。在治疗时，通常将药物在鼻吸入器中雾化后再吸入。在非法使用的情况下，经鼻孔直接吸入细粉或粗粉状的天然药物（嗅吸）。由于鼻咽内黏膜固定层中分布有大量的毛细血管，因此在这两种情况下，药物都能迅速被吸收。经鼻吸入的吸收率与经肺吸入的吸收率是不同的。

　　3）吸入

　　上呼吸道和下呼吸道的表面积很大，经呼吸道吸入的粉末、颗粒、气溶胶和气体被迅速吸收。图 2.2 显示了肺泡薄壁，它可以防止空气中的颗粒进入毛细血管膜。一旦药物进入肺泡，就会通过肺泡上皮内层迅速进入毛细血管，并被快速吸收。

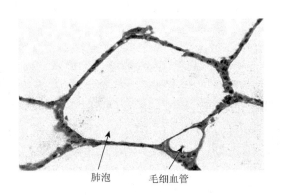

肺泡　　毛细血管

图 2.2　毛细血管-空气界面

资料来源：Barile，Frank A.，Clinical Toxicology：Principles and Mechanisms，2nd edition，CRC Press，2010

　　4）皮肤途径

　　皮肤是能与外部环境进行生理接触的表面积最大的器官。可以通过化学品和药物皮肤外用的方式来进行疾病治疗，最常见的方式是皮肤局部给药。目前，表皮、皮内和经皮注射——上皮注射也被看作局部给药中的一种。

　　图 2.3 显示了皮肤的分层：最外层的表皮，以及真皮层和皮下层（下皮）。在

非肠道吸收途径中，表皮和上皮注射的吸收能力最弱，其主要原因是循环受限。因此，皮内注射和表皮注射仅用于引发皮肤表面的某些反应，如检验免疫反应[①]。但是，与非脂溶性药物相比，脂溶性药物经皮给药时的吸收较强，主要原因是真皮层中脂类含量丰富。因此，脂溶性化学品可以很容易地经表皮层的非离子通道被吸收。例如，富含油脂的乳膏、洗剂和软膏就是根据这种药代动力学模型来配制的。此外，更新的给药方法，如局部给药系统（贴片），可以通过皮肤传递脂溶性化学品和药物。通过延长接触时间、控制药物释放率和增加表面积，可以精确地控制化合物通过表皮屏障进入毛细血管中的量。

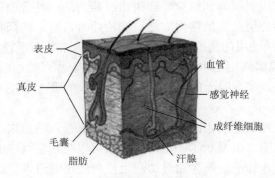

图 2.3　皮肤表皮和基底层结构

资料来源：Artificial Skin，News Features and Articles，NIH，NIGMS，2003

5）肠外途径

肠胃外给药方式包括皮下、肌肉内、腹膜内和静脉（Ⅳ）注射。一般来说，在非肠道途径给药的方式下，发生酶降解或化学中和较少，较多药物可以通过上皮屏障，此外，药物还可以通过更深层的皮肤和皮下层进入小静脉和小动脉。皮下注射时，药物会先储存在皮下脂肪组织，随后逐渐渗漏到体循环中，此外，大部分注射液也可以进入小动脉和小静脉。肌肉注射时，药物可以更快地进入骨骼肌血管中，因此它比皮下注射时的暴露更快。Ⅳ注射是化学暴露最快的方法，在这种方式下，药物直接迅速进入循环系统[②]。因此，与暴露剂量一样，暴露途径对毒性的影响也很大。

2. 时间和频率

1）急性暴露

一般来说，急性暴露指的是少于或等于 24h 的暴露。对大多数有毒气体（一

---

① 结核病和皮肤过敏测试是测定皮内反应性的免疫诊断治疗注射的实例。

② 尽管（上文所述）吸入途径可与凭借肺泡大区的毛细血管和巨大的表面积进行的 Ⅳ 注射相媲美。

氧化碳、氰化氢），暴露不足 24h 即可发生毒性作用。但是，在大多数试验中，暴露 72h 也可以认为是急性暴露，如连续低剂量暴露肝毒剂。此外，化学品的单次 IV 注射也属于急性暴露。亚急性暴露通常是指连续或反复接触化学品超过 72h 但少于一个月。

2）慢性暴露

慢性暴露指的是暴露于同一化学品的时间超过急性暴露的连续或重复暴露。亚慢性暴露的暴露时间介于急性和慢性之间。亚慢性暴露一般为 1～3 个月。但是，在试验和临床毒性研究中，亚慢性暴露的重复暴露时间有时会超过 3 个月。因此，运用这些术语时的灵活性较强。此外，当分类暴露期时，有时判断相当重叠。此外，在判断暴露期时，也会存在一些争议和不同看法。

给药频率包括暴露期间重复暴露药物或毒素的剂量。在急性或慢性期，重复施用相同剂量的化学品通常会有很大可能导致不良反应。类似地，连续反复接触毒素会产生较大的潜在毒性，特别是在急性期。

3. 累积

剂量、持续时间、频率和暴露途径都会影响化合物在机体的积累，进而影响化学品的毒性大小。根据化学物质在血浆中的半衰期（$t_{1/2}$）（即血浆水平降低到测量或估算浓度一半时所需的时间）和其预期影响，来确定正常剂量方案。因此，如果给药频率在化学品的 $t_{1/2}$ 内，则其在机体中的浓度会逐渐增加甚至超过所需水平。化学物质在机体内的累积可能会导致过载。

1）根据生理区室

生物系统整体一般被认为是单室模型。在理想情况下，化学品在暴露期间能够在体内均匀分布并保持稳态水平。假定消除速率恒定，化合物的血液水平[①]也可以匀速降低。然而，真实的机体并不是一个均质室。化学物质一旦被吸收，可以分布在机体的许多生理部位中的一个或多个。总的来说，化学品的分布在很大程度上取决于其物化特性（参见第 3 章，有关吸收、分布、代谢和消除的详细描述）。

机体内的区室包括全血、血清和血清蛋白、血浆和血浆蛋白、脂肪组织、间质和细胞外液、肺泡气腔和骨髓。此外，化学品可以蓄积在任何组织或器官中。例如，许多治疗药物如华法林（维生素 K 拮抗剂抗凝血剂）可以非特异性结合循环血浆蛋白，导致其在血液中的浓度降低[②]。重金属主要在脂肪组织、肾脏和骨骼中蓄积。由于化合物在暴露已经停止多年后仍可以从区室中缓慢释放，因此它们

---

① 尽管血液和血浆是不同的解剖区室，但血液水平和血浆水平通常可互换使用。

② 与循环血浆蛋白结合的药物或化学品通常不具有药理活性，在结构上不能与受体结合，并且优先通过肾小球发生滤过。

的毒性可能会长期存在。根据化学品的表观分布容积（$V_d$）、化学品的给药总剂量及一定时期内血浆中化学品的浓度可以估算化学品的蓄积程度。一般来说，$V_d$越大，化学物在生理区室中累积的可能性就越大[①]。

2）根据化学物质结构

化学品的结构及其与生理区室的相互作用也会影响化学品的积累。这种现象与化学品在体液中的主要存在状态有关，化学物在体液中通常以离子或非离子的形式存在。通常，在生理 pH 下，脂溶性化合物会保持其非离子状态，与组织和器官的膜发生结合并在其中蓄积。相反地，水溶性化合物在血液生理 pH 下为离子态。因此它们不易与组织结合，而容易经肾脏代谢（详见第 3 章）。

# 2.4 化 学 作 用

## 1. 增强作用

当一种化学品的毒性作用在其他物质存在下增加即发生了毒性增强作用。这种情况可以用数字描述为 0＋2＞2，其中相对无毒的化学品一般对目标器官有很少或没有毒性作用（0），但它的存在可以增强另一种共同使用的化学物质的毒性（2）。例如，在异丙醇存在下，四氯化碳的肝毒性大大增强。

## 2. 加和作用

当两个或更多的化学品组合时，对机体的作用等于其分别使用时的作用之和，这种现象为加和作用。其具体的例子是镇静催眠药和乙醇（嗜睡、呼吸抑制）同时使用。数字总结为"2＋2＝4"。

## 3. 协同作用

通过定义很难区分协同效应与增强作用，但是某些参考文献中提到，协同作用中的两种化学品都必须具有一些细胞毒性。数值上，当两种化学品的作用之和大于加和作用时则发生协同作用，如乙醇和抗组胺剂（1＋2＞3）同时使用。协同作用和增强作用都是常用的术语。

## 4. 拮抗作用

在非必须同时给药时，两种或多种化学药剂对机体的相反作用被认为是拮抗作用。其具体类型如下：

---

① 化学物质的累积内剂量的标准量度是体内积存量，它是指存储在一个或几个生理区室或整个体内的化学品的量。

功能拮抗：化学品的生理作用相反，如中枢神经系统兴奋与抑制。

化学拮抗：两种化学物结合，使得有毒物质减少，如螯合剂在金属中毒时的解毒作用。

配置拮抗：一种药剂对另一种药剂的吸收、分布、代谢或排泄产生干扰。活性炭、苯巴比妥和利尿剂是干扰吸收、代谢和排泄的药剂的实例。

受体拮抗：竞争性或非竞争性占据毒理学或药理学受体，如在预防由雌激素诱导的乳腺癌中使用的他莫昔芬。

## 2.5　剂量-反应关系

### 1. 一般性假设

将化学物质暴露剂量与机体效应之间进行关联之后，必将会考察暴露剂量与效应之间的具体关系，这种关系被称为剂量-反应关系[①]。其中效应是指任何可测量的、可量化的或可观察的指标。效应取决于一定时期内化学品暴露或给药的数量和途径。剂量-反应关系有两种，具体取决于受试者的数量和暴露剂量。

### 2. 剂量-量反应关系

剂量-量反应关系描述了个体试验对象与化学品用量增加之间的关系。图 2.4

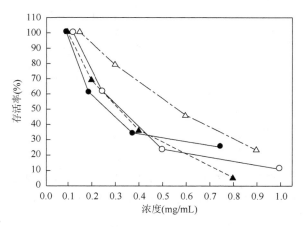

图 2.4　盐酸咖啡碱（○）、盐酸氯霉素（●）、硫酸阿托品（△）和苯酚（▲）的剂量-量反应
关系曲线。曲线图表示了化学品浓度与细胞培养体系中人肺细胞的存活率之间的关系

资料来源：Yang A. et al.，Toxicol. in vitro，16，33，2002

---

① 在某些毒理学领域，特别是机制和体外系统中，剂量-反应更准确地被称为浓度效应。这种改变强调在体内与血浆浓度相对应的可测量参数的具体影响。

说明了化学品的剂量增加对体外细胞增殖的影响。化学品的浓度与细胞培养体系中存活细胞的数量成反比。

3. 剂量-质反应关系

另一种是剂量-质反应关系，它强调的是暴露剂量的增加对试验对象群体的效应。这种通常可以分为"全或无效应"，其中试验系统或生物可以分为反应者或无反应者两类。典型的剂量-质反应关系曲线如图 2.5 中 $LD_{50}$（半数致死量）所示。$LD_{50}$ 是统计学上导致 50%被试动物死亡的化学品的剂量。给药剂量可以维持在或不在一定水平上，其产生的效应通常是死亡、总体损伤、肿瘤形成或其他可以确定标准偏差或截断值的效应。事实上，其他决定性因素如治疗剂量或毒性剂量是根据剂量-质反应关系曲线来确定的，从中可以分别得出 $ED_{50}$（半数有效剂量）和 $TD_{50}$（半数中毒剂量）。

量反应和质反应曲线是根据假设确定的。对反应进行测量的时间是根据经验或毒理学实践而确定的。例如，可以根据物质的有毒或致命剂量来确定试验时间，一般来说效应可以发生在数小时或数天内。然后可以对特定时期的 $LD_{50}$ 或 $TD_{50}$[①]进行测定。在试验对象适应环境后，可以根据单次给药剂量来确定给药频率。

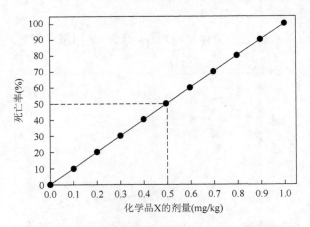

图 2.5　剂量-质反应关系曲线显示了 $LD_{50}$ 的来源

资料来源：Barile，Frank A.，Clinical Toxicology：Principles and Mechanisms，2nd edition，CRC Press，2010

4. 浓度

当实验流程和操作均规范，且测量或观察到的效应主要是由化学品决定时，普遍认为所得到的结论是正确的。如果要根据剂量-反应曲线得出有效的结论，要

---

① 这一时期通常设定为 24h 以测定 $LD_{50}$。

先明确因果关系。另外，也可假设目标化学品主要存在于受体位点或细胞的靶作用位点上，则细胞或器官水平的浓度测量结果支持该假设。事实上，如果这个假设成立，那么随着靶区室化学品浓度的增加，其对机体的效应必定有所增加或减少。因此，一些参考文献提出用浓度-作用曲线来替代剂量-反应曲线。他们认为浓度-作用曲线对因果关系的描述更直接，且能更准确地反映所测量的参数，特别是在体外实验中。

5. 效应

目前，人们对免疫学效应中剂量-反应关系中的"效应"的理解已经逐渐发生了改变。当剂量-反应关系中效应的产生原因不明确时，以未知效应为特征，这个术语就变成了一个目标导向的、主题明确的概念。例如，为了开发一种系统的方法来了解小分子与生物系统特别是环境之间的相互作用，或化学品对基因组变异的影响，美国国立卫生研究院环境健康科学研究所开发了"生物系统化学效应"（CEBS）计划。作为公共资源，CEBS 数据库收集了从事毒理学研究的环境卫生科学家和其他关注毒理基因组学的毒理学家感兴趣的研究结果和数据[①]。目前，CEBS 已经收集了科研、工业和政府实验室的数据。它旨在展示生物学和研究设计的有关数据，以及对跨学科数据进行整合的 Meta 分析。

CEBS 数据字典（CEBS-DD）旨在使用结构明确且直观的形式来描述毒理基因组学研究中的术语。该字典不仅有助于归纳并显示有关毒理基因组学的数据，而且将分子事件与毒理学/病理学表型联系起来，这与各个实验中所观察到的现象相符。CEBS-DD 的开发重点是急性毒性研究，但其设计可以扩展应用到毒理学和生物学的其他领域。

因此，CEBS 等计划的目标是创建一个有利于研究环境化学品及其影响的毒理基因组学信息系统。目前，该数据库已经收集了动物模型中与毒理学相关的重要基因、基因组、单核苷酸多态性、突变和敲除表型的描述性数据，这些基因型与人类疾病和健康密切相关。具体地说，CEBS 数据库已经使环境毒理学的假设验证和探索研究成为可能。

6. 受体和受体位点

药效动力学和毒效动力学[②]分别是指有关药物和毒素的生物化学和生理作用及其作用机制或毒性的研究，其目的是了解化学药物与靶细胞之间的生化或物理

---

① 研究基因组对环境刺激和有毒物质的反应。毒理基因组学应将遗传学、mRNA 表达（转录组学）、细胞和组织蛋白的表达（蛋白质组学）、代谢产物（代谢组学）和生物信息学与常规毒理学结合起来，以便了解基因-环境相互作用在疾病中的作用。

② 为方便起见，该术语在本书中可互换使用。

相互作用，并对其作用的顺序、范围、时间分布及说明进行描述。因此，完整的药效动力学和毒效动力学研究为合理使用药物，明确其作用机制，中毒后治疗干预，预测药物与药物、食物、环境之间的相互作用及疾病的潜在病理依据提供了基础。

受体一般为细胞大分子，当化学药剂与之结合后，可以触发、维持或阻断受体的作用。可以根据化学药剂作用的受体大分子结构、作用位点、调节作用、功能质量、结构-性能关系和定量分析对化学药剂进行表征。此外，对于需要与受体相互作用的药剂，也可以根据其固有的化学品作用来区分。本章末尾列出了一些相关的推荐阅读和参考文献，对药物与受体的相互作用及剂量-反应关系的毒理学基础进行了讨论。

### 7. 定量标准

除了致死率之外，还应该选择一些可测量或可观测的指标。理想的生物标志物可以准确地反映细胞或分子位点处是否有化学品，或明确显示出化学品对靶器官的毒性作用。总之，应该根据目标化学品已知或可能的毒性机制及化学式来确定最终的指标。此外，一些生物标志物的选择也具有主观性，如组织分型、麻醉程度的计算、疼痛、活动度或行为变化等。因此，在实验开始之前就应该明确最终指标的量化标准。

## 推 荐 阅 读

Acquavella J, Doe J, Tomenson J, et al. Epidemiologic studies of occupational pesticide exposure and cancer: regulatory risk assessments and biologic plausibility. Ann Epidemiol 2003; 13: 1.

Ashby J. The leading role and responsibility of the international scientific community in test development. Toxicol Lett 2003; 140: 37.

Carnevali O, Maradonna F. Exposure to xenobiotic compounds: looking for new biomarkers. Gen Comp Endocrinol 2003; 131: 203.

Eaton DL, Gilbert SG. Principles of toxicology. In: Klaassen CD, ed. Casarett and Doull's Toxicology: The Basic Science of Poisons, 7th edn. Ch. 2 New York: McGraw-Hill, 2007.

Fostel J, Choi D, Zwickl C, et al. Chemical effects in biological systems-data dictionary (CEBS-DD): a compendium of terms for the capture and integration of biological study design description, conventional phenotypes, and 'omics' data. Toxicol Sci 2005; 88: 585.

Olsen CM, Meussen-Elholm ET, Hongslo JK, Stenersen J, Tollefsen KE. Estrogenic effects of environmental chemicals: an interspecies comparison. Comp Biochem Physiol C Toxicol Pharmacol 2005; 141: 267.

U.S. National Institute of Environmental Health Sciences(NIEHS), National Institutes of Health(NIH), Chemical Effects in Biological Systems (CEBS). [Available from: http://www. niehs.nih.gov/research/resources/databases/cebs/index.cfm] [Last accessed May 2012].

Yang A, Cardona DL, Barile FA. Subacute cytotoxicity testing with cultured human lung cells. Toxicol In Vitro 2002; 16: 33.

# 参 考 文 献

Afshari CA, Hamadeh HK, Bushel PR. The evolution of bioinformatics in toxicology: advancing toxicogenomics. Toxicol Sci 2011; 120: S225.

Basketter DA, Evans P, Gerberick GF, Kimber IA. Factors affecting thresholds in allergic contact dermatitis: safety and regulatory considerations. Contact Dermat 2002; 47: 1.

Bolt HM, Kiesswetter E. Is multiple chemical sensitivity a clinically defined entity? Toxicol Lett 2002; 128: 99.

Collings FB, Vaidya VS. Novel technologies for the discovery and quantitation of biomarkers of toxicity. Toxicology 2008; 245: 167.

Dewhurst IC. Toxicological assessment of biological pesticides. Toxicol Lett 2001; 120: 67.

Edler L, Kopp-Schneider A. Statistical models for low dose exposure. Mutat Res 1998; 405: 227.

Efroymson RA, Murphy DL. Ecological risk assessment of multimedia hazardous air pollutants: estimating exposure and effects. Sci Total Environ 2001; 274: 219.

Feron VJ, Cassee FR, Groten JP, et al. International issues on human health effects of exposure to chemical mixtures. Environ Health Perspect 2002; 110: 893.

Foster JR. The functions of cytokines and their uses in toxicology. Int J Exp Pathol 2001; 82: 171.

Furtaw EJ Jr. An overview of human exposure modeling activities at the U.S. EPA's National Exposure Research Laboratory. Toxicol Ind Health 2001; 17: 302.

Gaylor DW, Kodell RL. Dose-response trend tests for tumorigenesis adjusted for differences in survival and body weight across doses. Toxicol Sci 2001; 59: 219.

Goetz AK, Singh BP, Battalora M, et al. Current and future use of genomics data in toxicology: opportunities and challenges for regulatory applications. Regul Toxicol Pharmacol 2011; 61: 141.

Goldman LR. Epidemiology in the regulatory arena. Am J Epidemiol 2001; 154: 18.

Goldberg A, Zurlo J. TestSmart high production volume chemicals: an approach to implementing alternatives into regulatory toxicology. Toxicol Sci 2001; 63: 6.

Hakkinen PJ, Green DK. Alternatives to animal testing: information resources via the Internet and World Wide Web. Toxicology 2002; 173: 3.

Hanson ML, Solomon KR. New technique for estimating thresholds of toxicity in ecological risk assessment. Environ Sci Technol 2002; 36: 3257.

Hastings KL. Implications of the new FDA/CDER immunotoxicology guidance for drugs. Int Immunopharmacol 2002; 2: 1613.

Hattan DG, Kahl LS. Current developments in food additive toxicology in the USA. Toxicology 2002; 181: 417.

Herbarth O, Fritz G, Krumbiegel P, et al. Effect of sulfur dioxide and particulate pollutants on bronchitis in children: a risk analysis. Environ Toxicol 2001; 16: 269.

Isbister GK. Data collection in clinical toxinology: debunking myths and developing diagnostic algorithms. J Toxicol Clin Toxicol 2002; 40: 231.

Jarup L. Health and environment information systems for exposure and disease mapping, and risk assessment. Environ Health Perspect 2004; 112: 995.

Kenna LA, Labbe L, Barrett JS, Pfister M. Modeling and simulation of adherence: approaches and applications in therapeutics. AAPS J 2005; 7: E390.

Kimber I, Gerberick GF, Basketter DA. Thresholds in contact sensitization: theoretical and practical considerations. Food Chem Toxicol 1999; 37: 553.

Konsoula Z. Chemical and drug receptor interactions. Chapter 11 In: Barile FA, ed. Clinical Toxicology: Principles and Mechanisms, 2nd edn. New York, London: Informa HealthCare Publishers, 2010.

Krishnan K, Johanson G. Physiologically-based pharmacokinetic and toxicokinetic models in cancer risk assessment. J Environ Sci Health C Environ Carcinog Ecotoxicol Rev 2005; 23: 31.

Maurer T. Skin as a target organ of immunotoxicity reactions. Dev Toxicol Environ Sci 1986; 12: 147.

McCarty LS. Issues at the interface between ecology and toxicology. Toxicology 2002; 181: 497.

McCurdy T, Glen G, Smith L, Lakkadi Y. The national exposure research laboratory's consolidated human activity database. J Expo Anal Environ Epidemiol 2000; 10: 566.

Melnick RL, Kohn MC. Dose-response analyses of experimental cancer data. Drug Metab Rev 2000; 32: 193.

Moschandreas DJ, Saksena S. Modeling exposure to particulate matter. Chemosphere 2002; 49: 1137.

Moya J, Phillips L. Overview of the use of the U.S. EPA exposure factors handbook. Int J Hyg Environ Health 2002; 205: 155.

Mueller SO. Xenoestrogens: mechanisms of action and detection methods. Anal Bioanal Chem 2004; 378: 582.

Palmer JR, Hatch EE, Rosenberg CL, et al. Risk of breast cancer in women exposed to diethylstilbestrol in utero: preliminary results (U.S.). Cancer Causes Control 2002; 13: 753.

Pennington D, Crettaz P, Tauxe A, et al. Assessing human health response in life cycle assessment using ED10s and DALYs: part 2, Noncancer effects. Risk Anal 2002; 22: 947.

Schneider T, Vermeulen R, Brouwer DH, et al. Conceptual model for assessment of dermal exposure. Occup Environ Med 1999; 56: 765.

Strickland JA, Foureman GL. U.S. EPA's acute reference exposure methodology for acute inhalation exposures. Sci Total Environ 2002; 288: 51.

Tanaka E. Toxicological interactions between alcohol and benzodiazepines. J Toxicol Clin Toxicol 2002; 40: 69.

Waters M, Stasiewicz S, Merrick BA, et al. CEBS-Chemical Effects in Biological Systems: a public data repository integrating study design and toxicity data with microarray and proteomics data. Nucleic Acids Res 2008; 36: D892-900. [Available from: http://www.ncbi.nlm.nih.gov/pubmed/17962311]

Wexler P, Phillips S. Tools for clinical toxicology on the World Wide Web: review and scenario. J Toxicol Clin Toxicol 2002; 40: 893.

# 第 3 章　毒代动力学

## 3.1　引　　言

### 1. 与药代动力学的关系

药代动力学主要研究机体中药物的分布和代谢。毒代动力学主要研究外源化合物（异生物质）及与其浓度相关的不良反应、在机体中的运输途径以及代谢方式。房室毒代动力学包括化学品或药物暴露后，其在中心区室（血浆和组织）的平衡，以及随后分布到外周区室。因此，药代动力学和毒代动力学的原理历来可以互换使用。

### 2. 一室模型

一室模型主要用于描述外源物质的一级血管外吸收，其吸收速率恒定（$k_a$），并且外源物质可以进入中央区室（血浆和组织）。在下一段中对一级消除（$k_{el}$）恒定进行了解释。一室模型的具体反应如下所示。总的来说，只有少量化合物遵循一室模型，如肌酸酐，它可以在机体中快速平衡，随后均匀分布在血液、血浆和组织中，其消除非常迅速。

$$反应 1：化学品 \xrightarrow{k_a} 一室 \xrightarrow{k_{el}} 排泄$$

药物或毒素消除过程通常遵循零级或一级动力学。一级消除和一级动力学主要用于描述与药物浓度成比例的药物消除速率：化学品浓度的增加导致消除速率增加。一级消除通常发生在药物浓度较低时。零级消除时，消除速率与药物浓度无关：化学品血浆浓度的增加不影响消除速率。当机体中的生物转化酶饱和时，通常发生零级消除，这也是临床上发生药物蓄积和中毒最常见的原因。当化合物的代谢包含这两种过程时，会发生 Michaelis-Menton（米氏）动力学。例如，在低浓度下，乙醇通过一级动力学（剂量依赖）代谢，随着血液乙醇浓度增加，其主要通过零级（剂量无关）消除代谢。

### 3. 二室模型

二室模型中，异源化学物质通常需要更长的时间才能达到组织和血浆的浓度平衡。因此，在二室模型中，化学物质基本上以恒定的速率（$k_a$）进入中心区室，且也可以通过一级消除（$k_{el}$）进行代谢。但是，当化学品通过一级速率常数（分

别为 $k_{d1}$ 和 $k_{d2}$）进行分配——进入和离开外周区室时，会发生一些平行反应（反应 2），且分配速率与药物的消除有关。大多数药物和异源物质的代谢方式是二室或多室模型。

$$反应2：化学品 \xrightarrow{k_a} 第一室 \xrightarrow{k_{el}} 排泄$$

$$k_{d1} \Updownarrow k_{d2}$$

$$第二室$$

### 4. 多室模型

明确机体区室中化学品的分布和浓度是很有必要的，在一定程度上它是由药剂的分布容积和血浆容量决定的。然而，在生理情况下，机体并不是一个简单的模型，因此需要建立复杂的系统来解释药物和化学品的分布。对于靶器官和（临床）药理反应终末器官相同的药物，二室模型便可以满足需要。但是，对于非静脉途径给药的大多数药物，靶器官的位置离血浆很远，或者因终末器官中发生反应生成的因子而分离。因此，多室模型主要适用于靶器官效应因时间或作用强度的影响而与吸收部位分离的化学品。反应 3 显示了典型的多室毒作用系统。例如，化学品在肠道中的分布受生理吸收能力的调节，这是第一个区室，它会影响化学品的分布过程，但并不一定是决定药物吸收速率的关键步骤。对于口服药物，由于吸收速率较低，故终末器官反应时间有所延迟。经肠道吸收的吸收速率较高，有助于药物在中央区室快速分布。

$$反应3^{①}：化学品 \xrightarrow{k_a} 多室 \xrightarrow{k_{el}} 排泄$$

$$k_{d1} \Updownarrow k_{d2}$$

$$中间区室$$

### 5. 毒理学试验中的应用

将动力学理论应用于药物吸收、分布、代谢和排泄（ADME）中，对于了解化学品的毒理学作用有重要意义。应用区室系统，特别是二室模型或多室模型应用于评估化合物的作用，可以基于系统内的分布和平衡规律来预测药物对机体的副作用。此外，还可以利用化学品中毒的动力学理论进行治疗干预。下面将利用实例对影响化学品去向的 ADME 因素及这些化学品的处理方法进行讨论。

---

① 毒代动力学多室模型的说明：$k_a$ 为吸收速率常数；$k_{el}$ 为消除速率常数；$k_{d1}$ 和 $k_{d2}$ 分别为进入和离开中央区室的速率常数。

# 3.2 吸 收

### 1. 离子和非离子原则

一种化学品的离子或非离子形式如何与吸收有关？真核生物的细胞膜是一种有弹性的半透膜，它可以阻止化学物质、离子和水通过细胞膜，从而维持细胞内的稳态环境。图 3.1 显示了真核细胞膜的结构。细胞膜由磷脂极性头部、糖脂、膜外的整合蛋白（亲水区），以及膜内（疏水区）的非极性尾部和胆固醇组成。细胞膜的其余部分散布有跨膜通道蛋白和其他内源蛋白。细胞膜的流动性主要取决于胆固醇和整合蛋白的存在。磷脂极性基团和非极性尾部与甘油三酯有关。在一定程度上，细胞膜磷脂双分子层的功能活性取决于磷酸和羧基部分（头部）及相对非极性饱和长碳链（尾部）所形成的极性环境。

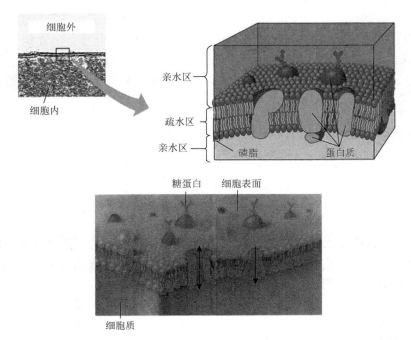

图 3.1 真核细胞膜的流动镶嵌模型，图中可以看出极性头部（亲水区）和非极性尾部（疏水区）。其他结构如跨膜蛋白和表面糖蛋白，有助于膜的流动性和选择渗透性

资料来源：图片由 Mr Trevor Gallant 提供，http://kvhs.nbed.nb.ca/gallant/biology/biology.html

细胞膜具有选择透过性，化学品能否结合或穿过细胞膜由其极性，即水溶性或脂溶性决定。相反地，化学品的极性受溶液酸碱度的影响，而溶液的酸碱度与化学

品解离或结合有关。根据 Brönsted-Lowry 酸碱理论，酸性化合物可以解离提供一个质子；一个碱性分子可以接受一个质子。酸的解离常数可以根据以下公式概括：

$$K_a = \frac{[H^+][A^-]}{[HA]}$$

式中，$K_a$ 为酸的解离常数；$[H^+]$、$[A^-]$ 和 $[HA]$ 分别为氢离子、共轭酸和未解离的酸的浓度。对上式取负对数得到 $pK_a$，计算如下：

$$pK_a = -\log K_a$$

因此，药物的 $pK_a$ 指的是 50% 的化合物电离时的 pH。类似地，$pK_b$ 是碱解离常数（$K_b$）的负对数。一般来说，可以根据一定 pH 下酸和碱的解离情况对其进行分类。酸的 $pK_a$ 越低，酸性越强，其与 pH 无关。碱的 $pK_a$ 越低（或 $pK_b$ 越高），碱性越强。与在溶液中解离能力差异较大的化学品不同，治疗药物通常是弱酸、弱碱、中性或两性化合物。

一般来说，化学品的酸性和碱性分别是由溶液中羧基阴离子和胺基的相对存在量决定的。例如，苯甲酸的 $pK_a$ 为 4，容易解离，解离后留下羧基阴离子。由 $pK_a$ 计算出解离常数（$K_a$）等于 $1 \times 10^{-4}$，因而苯甲酸是强酸性化合物。类似地，苯胺是 $pK_b$ 为 10 并且 $K_b$ 为 $1 \times 10^{-10}$ 的高度质子化物质（$pK_a + pK_b = 14$；因此，尽管它具有胺基，但苯胺的 $pK_a$ 也为 4）。碱的解离常数小表明 $H^+$ 离子紧密地与胺中的氮相结合使其具有强碱性。

### 2. Henderson-Hasselbach 方程和电离度

弱酸性药物的 $pK_a$ 和溶液 pH 之间的关系可以用 Henderson-Hasselbach 方程精确地表明。该方程可以在给定 pH 下预测化合物的非离子和离子状态。公式如下：

酸：$pH = pK_a + \log([A^-]/[HA])$

碱：$pH = pK_a + \log([HA]/[A^-])$

方程主要根据上述解离常数公式的对数表达式得出。在弱酸性或弱碱性药物 $pK_a$ 附近的 pH 的微小变化会显著影响其电离程度。通过 Henderson-Hasselbach 方程的变换式可以更清楚地看出这一点：

酸：$pK_a - pH = \log([HA]/[A^-])$

碱：$pK_a - pH = \log([A^-]/[HA])$

当一种酸性化合物进入胃时，在平衡建立之前（例如，胃的平均 pH = 2 时，$pK_a = 4$），Henderson-Hasselbach 方程预测酸性化合物的非电离与已电离的相对比例是 100 : 1，即在胃酸性环境中化合物主要以非离子形式存在，更具亲脂性。亲脂性化合物在该区室内更容易被吸收[①]。

----

① 注意：胃的吸收率是有限的，并且次于其消化和搅拌功能。

在近端小肠中，十二指肠和空肠的 pH 约为 8，化合物主要以电离态存在。非电离物质与已电离物质的相对比例为 $1:10^4$。因此，在近端肠道的弱碱性环境中，强酸性药物的亲脂性较低，电离度更高，吸收较慢。

相反，对于胃中 $pK_a = 4$（$pK_b = 10$）的强碱性化合物，Henderson-Hasselbach 方程计算得出电离与非电离态的比例为 $100:1$。因此，碱性化合物电离度更高，亲脂性较低，并且在胃中吸收较慢。然而，在近端肠道的碱性环境（pH = 8）中，已电离与非电离物质的比例为 $1:10^4$，亲脂性较强，更易吸收。

了解化学品的 $pK_a$ 有利于预测其在身体区室中的吸收情况。此外，如下文所述，该信息有助于了解化学物质在机体的分布和排泄情况。表 3.1 和表 3.2 对酸性、中性和碱性化学品的化学性质及其在胃和小肠中的电离电位等进行了总结。在空腹的极酸性环境中，酸/碱或发生完全非电离，具有高亲脂性，或者完全电离具有亲水性。在小肠的碱性环境中，尽管存在一些电离作用，但中性（弱酸）化合物的吸收比酸性化合物更好。

表 3.1　胃（pH = 2）中酸性、中性和碱性化合物的化学性质

| 化合物性质 | 酸性 | 中性（弱酸性） | 碱性 |
| --- | --- | --- | --- |
| $pK_a$ | 3 | 7 | 10 |
| 非离子：离子比例 | $10:1$ | $10^5:1$ | $1:10^8$ |
| 酸性/碱性性质 | 游离酸，高亲脂性 | 非离子，亲脂性 | 质子化，亲水性，极低的亲脂性 |
| 吸收 | 有利 | 有利 | 不利 |

表 3.2　小肠环境（pH = 8～10）中酸性、中性和碱性化合物的化学性质

| 化合物性质 | 酸性 | 中性（弱酸性） | 碱性 |
| --- | --- | --- | --- |
| $pK_a$ | 3 | 7 | 10 |
| 非离子：离子比例 | $10^{-5}:1$～$10^{-7}:1$ | $10^{-1}:1$～$10^{-3}:1$ | $10^{-2}:1$～$1:1$ |
| 酸性/碱性性质 | 质子供体，极低的亲脂性 | 弱酸部分电离，低亲脂性 | 部分电离，亲脂性 |
| 吸收 | 不利 | 通过肠道长度部分吸收 | 有利 |

需要注意的是，有关化学物质吸收的毒代动力学原理并不总是决定化学物质毒性作用的重要因素。其毒性作用还取决于有毒化学物的暴露情况。因此，在下文中列举了在治疗环境中影响化学物质吸收的一些因素，包括给药途径、肠道中食物的存留时间及胃排空时间。此外，还包括物质组成、物质的化学和物理特性、药物相互作用、并发胃肠道疾病、各类毒素暴露及能改变其作用的特殊情况等。在后面的章节中将对这些情况进行具体讨论。

### 3. 给药途径

如第 2 章所述，口服给药的吸收较少。胃的主要功能是机械性和化学性消化食物，而吸收是其次要功能。某些因素会影响化学物质在胃中的转运和稳定性，从而影响物质在胃中的停留时间。自然地，这个时间因素会引起化学物质与胃之间动态的相互作用并引发一些反应以适应内容物的变化。例如，内容物通过胃运送至十二指肠所需的时间被称为 GET。食物的存在会减慢胃的蠕动行为，激活搅动和消化，稀释胃的内容物，以便增加与食物的接触。最终，使得化学物质运输延迟并增加了 GET——净效果是减少后期肠道的最终吸收。此外，胃的相对 pH 增加，引发胃搅动和胃动力的复合负反馈抑制，最终也会导致胃排空延迟。因此，GET 越长，化学品在胃中的存留时间越长，对胃酶降解和酸水解的敏感性越高。此外，GET 延迟会使得化学品进入肠道延迟，减缓肠道吸收。

### 4. 鼻和呼吸道黏膜吸收

#### 1）鼻黏膜

鼻腔和鼻咽的前庭覆盖有嗅上皮。这种黏膜内层由广泛的毛细血管网络和散布着杯状细胞的假复层柱状上皮组成。吸入的空气会进入鼻甲，毛细血管中循环的血液会对其进行加热，杯状细胞分泌的黏液会润湿空气并捕获空气中的颗粒物。因此，这几个因素综合起来会使得经鼻暴露的化学物质吸收迅速：①毛细血管循环和黏膜中上皮细胞提供了巨大的表面积；②鼻黏膜能够捕获溶解性和颗粒物质；③鼻黏膜的磷脂分泌物（维持相对中性的 pH）。

与电离状态相比，非电离状态的药物在鼻中的吸收速度更快。

#### 2）呼吸道黏膜

上呼吸道和下呼吸道一直从鼻腔延伸到肺，其中通气部包括咽、喉、气管、支气管、细支气管和末端细支气管；气体交换部包括呼吸细支气管、肺泡管、肺泡囊和肺泡。大部分的上呼吸道和下呼吸道都覆盖有纤毛分泌上皮细胞。

除了鼻上皮之外，细支气管对空气中物质的吸收较少。随着细支气管不断深入肺部，上皮层从单层立方变为单层鳞状，这提高了黏膜的表面吸收能力。0.5μm 的呼吸膜大约由 3 亿个肺泡组成，其中含有丰富的毛细血管（图 2.2）。这种解剖学构造使得气溶胶中的气体释放或潮湿空气中携带的化学物质在其中扩散迅速。

### 5. 通过眼睛、胎盘、阴道和直肠途径吸收和运输

特有的区室和膜，如眼膜和胎盘膜、阴道和直肠，这些吸收途径都遵循离子/非离子分布原理。例如，胎盘在怀孕第三个月发育完全，由胚胎绒毛膜（合胞体

滋养层）和母体子宫内膜（底蜕膜）组成，气体、维生素、氨基酸、少量糖、离子及排泄物可以扩散至胎盘并储存于其中。此外，脂溶性的病毒和有机化学物质也可以进入胎儿体内。因此，适用于化学物质吸收的离子化原理也适用于这些屏障中的化学物质的吸收和分布。非电离的脂溶性物质比电离的水溶性物质更容易通过。有趣的是，经胎盘膜的吸收和运输与胎儿胎盘层的数量无关。此外，在这些组织中，胎盘的生物转化性质很独特，此外，它还具有解毒作用（参见 3.4 节"生物转化"）。

### 6. 分子转运

化学品的吸收遵循可传递分子穿过细胞膜和液体屏障的基本机制。其转运方法包括扩散、主动运输、易化扩散和过滤。

分子转运最简单的方式为扩散，主要指跨越半透膜的分子转运。最常见的扩散途径是被动转运，即分子从高浓度区域向低浓度区域沿浓度梯度转运。这个过程不消耗能量，不会产生电荷梯度。亲脂性分子、离子和电解质不受细胞膜磷脂双分子层排斥，一般经被动扩散通过细胞膜。大多数被动扩散过程都不具有分子选择性。

与被动转运相反，极性物质如氨基酸、核酸和碳水化合物通过主动运输进行转运。主动运输时离子物质可以从低浓度溶质区域转运到高浓度溶质区域，即逆浓度梯度转运。主动运输的过程需要消耗能量，且需要分子载体。这两个条件使得该过程易受代谢抑制影响，因此也会受毒理学或药理学影响。此外，主动运输过程的载体数量有限，具有竞争性和选择性。

易化扩散与主动运输类似，其不同之处在于物质转运不是逆浓度梯度的，且不依赖于能量。例如，大分子载体会促进葡萄糖通过胃肠道上皮向下层毛细血管转运。

滤过即溶质伴随水分子穿过上皮黏膜屏障，其动力是静水压力。通常，与水一起输送的溶质的截留分子量 100～200 个 mw 单位。在正常情况下，机体中某些膜上含有平均直径为 4Å 的孔隙，这些孔隙可以透过大分子。这些特殊的膜可以对亲脂或亲水物质进行粗略过滤。例如，肾小球中的交错足突细胞形成的滤孔和鲍曼囊可以阻止细胞和 45kD 以上的溶质通过。在正常情况下，大多数较小的分子可以通过过滤器，然后可以在近端和远端肾小管和收集小管中再吸收。

许多器官都有作为水传递基础过程的被动过滤能力。在肠道中，水常常与溶解的营养物一起经过粗过滤后在肠腔吸收。在组织水平上，毛细血管灌注的动力是心脏系统的肌力作用。形成肺泡壁的薄内皮和上皮膜是气体扩散到肺泡腔中的唯一障碍。

# 3.3　分　　布

## 1. 液体区室

从解剖学上来说,身体不是一个同质均匀的实体,其中水占机体总体重的70%左右——生理水区室,其在化学物质分布和化学品的最终归宿中起重要作用。表 3.3 说明了以水为基础的区室在体重中所占的比例。化合物进入这些区室的能力与影响化合物后续归宿的因素有关。物质在靶器官中的分布影响该物质的代谢和排泄,因此可以根据某些特征对目标物质的代谢和排泄情况进行评估和预测。这些特征包括:①物质的理化性质,如脂溶性和离子或非离子状态;②与大分子结合的情况;③血流生理学和毛细血管灌注。这些因素一起决定了化合物的相对生物利用度。接下来进一步对这些概念进行讨论。

**表 3.3　区室及其占总体重的比例**

| 区室 | 说明 | 占总体重的比例（%） |
| --- | --- | --- |
| 血浆水（PL） | 血液中的非细胞水组分 | 10 |
| 间隙水（IS） | 与组织间隙（空间）相关的液体 | 15 |
| 细胞外液（EC） | PL + IS | 25 |
| 细胞内液（IC） | 细胞内的溶剂（细胞内） | 45 |
| 总体水量（TBW） | EC + IC | 70 |
| 固体 | 组织结合力 | 30 |
| 总体重 | 固体 + TBW | 100 |

## 2. 离子和非离子原理

分子通过半透膜的吸收机制决定了该化合物的生物利用度。非离子状态的化合物亲脂性更高,穿透磷脂膜的能力更强。因此,该物质可能更容易分布于肝脏、肾脏、肌肉、脂肪和其他内脏器官。与此相反,由于穿过带电膜的能力有限,因此血浆中高度极化的分子较少进入器官和组织。在物质的吸收过程中,pH 和 $pK_a$ 可以影响物质的电离。类似地,表观容积（$V_d$）可以用于表示特定时期内机体内（mg/kg）相对于血浆（mg/L）的化学物质的量。公式如下:

$$V_d(L/kg) = 剂量(mg/kg)/血浆浓度(mg/L)$$

因此,$V_d$ 可用于估算物质在体内的分布范围。表 3.4 按升序方式显示了 25 种化学品的人体 $V_d$ 值。结果表明 $V_d$ 值高（如盐酸右丙氧芬的 19.0）的化合物具有高亲脂性，更容易分布在整个组织区室中。这也解释了为什么盐酸右丙氧芬对中枢神经系统有特殊的亲和力。此外，$V_d$ 值高的化合物的血浆浓度较低。相反，$V_d$ 值低（如咖啡因的 0.4）的化合物可以与循环血浆蛋白结合，因此其血浆浓度可以达到全身平均剂量的 2.5 倍。

表 3.4　25 种毒性已明确的物质的人体 $V_d$（按升序排列）

| 化学品 | $V_d$ | 化学品 | $V_d$ |
| --- | --- | --- | --- |
| 阿司匹林 | 0.2 | 林丹 | 1.0 |
| 三氧化二砷 | 0.2 | 马拉硫磷 | 1.0 |
| 咖啡因 | 0.4 | 氯化汞 | 1.0 |
| 苯巴比妥 | 0.55 | 草酸钠 | 1.0 |
| 异丙醇 | 0.6 | 尼古丁 | 1.0 |
| 甲醇 | 0.6 | 苯酚 | 1.0 |
| 氟化钠 | 0.6 | 硫酸铊 | 1.0 |
| 苯妥英 | 0.65 | 地西泮 | 1.65 |
| 硫酸锂 | 0.9 | 盐酸维拉帕米 | 4.5 |
| 四氯化碳 | 1.0 | 盐酸奥芬那君 | 6.1 |
| 二氯甲烷 | 1.0 | 地高辛 | 6.25 |
| 六氯酚 | 1.0 | 盐酸右丙氧芬 | 19.0 |
| 氯化钾 | 1.0 | | |

估算生物利用度的另一个方式是计算血浆浓度与时间曲线下的面积（阴影面积，AUC，图 3.2）。静脉注射剂量的 AUC 除以口服剂量的 AUC，乘以 100% 得

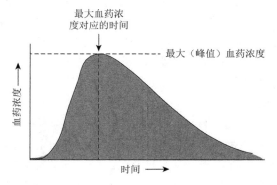

图 3.2　药物 X 的血浆浓度对时间的曲线。阴影区域表示曲线下的面积

资料来源：Barile，Frank A.，Clinical Toxicology：Principles and Mechanisms. 2nd edition. CRC Press，2010

到生物利用度。该值可以用于反应指定时间内经肠道吸收的化学物到达循环系统中的比例。其他因素，如首过消除、快速蛋白摄取和快速清除，都可能影响计算结果。在这些因素的影响下，目标物质向靶组织分布的能力由 $V_d$ 决定。下面进一步对此概念进行解释。

应用更多特定的单位去描述 AUC 具有相似的设计构思，从这些设计构思中可以追踪化合物的动力学（图 3.3）。例如，对化学品浓度的对数与时间作图便可以得到浓度-时间曲线，其中 $K_a$ 为吸收速率常数；$\alpha$ 为代谢或分布速率；$\beta$ 为消除速率。该图更充分地表明了口服或延迟给药后化合物的毒代动力学。

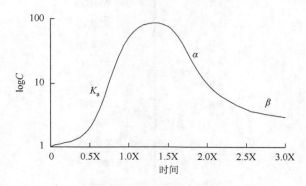

图 3.3　化学品 X 的浓度对数与时间曲线

$K_a$ 为吸收速率常数；$\alpha$ 为代谢或分布速率；$\beta$ 为消除速率

### 3. 血浆蛋白结合

循环蛋白质表面的极性氨基酸可以诱导许多结构不同的小分子与之发生非特异性的可逆结合。循环蛋白可以通过循环将化学品转运到靶受体位点。这些蛋白质包括人血白蛋白、含铁血红蛋白、α1 球蛋白（如结合类固醇激素和甲状腺素的皮质素传递蛋白）、α2 球蛋白（如结合各种离子的血浆铜蓝蛋白）、β1 球蛋白（如结合铁的转铁蛋白）、脂蛋白及红细胞等。蛋白质的结合能力取决于自由基的非离子和离子力，蛋白质与分子的结合大多数是可逆且可置换的，其原因是结合力大多数是非共价键、氢键、离子键或范德瓦耳斯力。与蛋白结合之后的分子不可吸收并且不能与靶受体位点结合。

人血白蛋白可以高亲和力地结合酸性药物如华法林等，因此其对化学品和药物的毒代动力学和药代动力学有很大的影响。分子与循环转运蛋白结合后可以形成化学品-蛋白质复合物，其结合键的强度可以影响化学物品的活性、代谢、消除速率及化学物质在各个区室之间的扩散分布。总之，化学品-蛋白质复合物解离的速率决定了化学品的毒理学、药理学和代谢归宿。

随着心脏的不断搏动输出，化学品的血浆浓度最终会趋于稳定。只有游离的化学品才能扩散到组织进而进入靶点、受体或进行生物转化，其原因是化学品-蛋白质复合物不能通过半渗透性细胞膜。随着游离的化学分子被排泄，化学品-蛋白质复合物的解离增加，平衡向游离化学品的方向移动。此变化不断重复，直到游离化学品浓度与血浆和组织中的浓度（即稳定状态）相等。因此，化学品-蛋白质复合物可以充当仓库，不断地释放化学品。

与循环或组织蛋白质结合的化学品具有很大的毒理学风险，其毒性作用远远超过了急性暴露。例如，慢性和亚慢性铅暴露时，由于铅能长期储存于骨骼中，可以引起显著的长期神经毒性。临床上，当另一种酸性药物如乙酰水杨酸（阿司匹林）将华法林从循环白蛋白结合位点置换下来时，华法林的稳态浓度便会被扰乱。华法林可以结合多种蛋白质（97%），在发生仅 1%置换时便可以使与靶器官相互作用的华法林数量加倍，从而导致机体毒性。因此，可以结合蛋白质的化学品的置换会导致血浆中游离化学品浓度增加，不仅使化学品的毒理学和药理学作用增加，还会增强新陈代谢[①]。

### 4. 脂质

在一定程度上，化学品在机体内的分布由其脂质/水分配系数决定。安非他命（9.8）和氯丙嗪（9.3）的 $pK_a$ 相似，在非电离形式时它们具有不同的脂质亲和力，在碱性 pH（8～9）下，两种化学品完全未电离。然而，在 pH = 10 或以上，氯丙嗪在有机溶剂（$K_d = 10^{6.3}$）中的分配系数比安非他命（$K_d = 10^{1.8}$）的分配系数高 $10^{3.5}$ 倍，因此前者在肠道内的吸收更强。类似地，多氯联苯和杀虫剂如 DDT 具有高脂溶性，可溶于中性脂肪，因此容易积聚在脂肪组织中。

### 5. 肝脏和肾脏

肝脏和肾脏不仅可以结合和浓缩毒物，而且循环和代谢活动频繁，因此这些器官对化学品的侵袭非常敏感。下文中将进一步讨论肝脏和肾脏在化学物质脱毒中的代谢作用。

### 6. 血脑屏障

血脑屏障（BBB）由毛细血管内皮细胞的紧密连接、基底膜和包裹的神经胶质细胞组成，具有屏障作用。虽然经常被误解为解剖学结构，但它主要是具有一定生理功能的实体。它可以选择性地让一些水溶性分子、离子和葡萄糖（通过主

---

[①] 要注意的是化合物在受体位点的生物利用度受扩散速率（$V_d$）的影响大于受解离速率。特别是表观 $V_d$ 较小的酸性化学物质进行置换时。

动运输）透过，但是大多数化合物（包括高分子量蛋白质和化学品）都不能透过血脑屏障。脂溶性成分如氧气、二氧化碳、乙醇、麻醉剂和阿片类镇痛剂通过完整的 BBB 可以较容易地进入中枢神经系统。当 BBB 失去其屏障功能时，如细菌或病毒性脑炎发生时，很多物质可以较容易地透过它。

### 7. 胎盘

胎盘在怀孕三个月时完全发育成熟，由胚胎绒毛膜（合胞体滋养层）和母体子宫内膜（底蜕膜）组成。气体、维生素、氨基酸、少量糖、离子及排泄物可以通过扩散储存于胎盘膜中，但其中病毒和脂溶性化学品相对容易接触胎儿。因此，与化学品吸收相关的电离原理也适用于胎盘。非电离脂溶性物质比电离水溶性物质更容易透过胎盘。此外，穿过胎盘膜的通路不依赖于胎儿成熟时形成的胎盘层的数量，而是由母体和胎儿之间的循环途径决定。胎盘的生物转化特性见下文。

### 8. 影响分布的其他因素

药物或化学品的生理分布受各种因素的相互作用及达到平衡时的动态性质影响。无论药物的浓度如何，当其分子量相对较小、水溶性强时，有利于药物在机体中的吸收和分布。但是，如果分子大小和溶解度是唯一重要的决定因素，那么大多数药物在穿过细胞膜时将不需要载体蛋白或主动运输。此外，药物分子的电荷会影响电离、缔合和解离，最终影响其透过生物膜。因此，表 3.5 列出了影响化学品分布于生理区室的其他因素并进行了简略说明。这些因素包括 pH 分配原理、电化学电势和 Donnan 分配作用、结合和储存，以及非平衡和再分配。这些原则有助于我们了解分布动力学。有关这些因素的详细讨论见本章末推荐阅读和参考文献。

表 3.5　影响分配的其他因素

| 因素 | 说明 | 结果 |
|---|---|---|
| pH 分配原理 | 区室之间的 pH 差异会影响弱酸性或碱性药物的非离子扩散 | 非电离状态的化学物均匀分布于两个隔室，而电离部分的浓度取决于 pH 差异 |
| 电化学电势 | 带正电的外膜和带负电的内膜会影响电离物质的移动 | 较高浓度的阳离子，进入细胞并保留在其中后，会沿着电化学梯度（电化学电势）运动 |
| Donnan 分配作用 | 细胞膜一侧不透膜的带电大分子的存在会影响其他带电粒子的渗透 | 由于相同电荷之间的互相排斥（或 Donnan 平衡），与不透膜大分子电荷相同的分子会进入膜的相反侧 |
| 结合和储存 | 结合到细胞内或循环大分子上的药物不能在生理区室之间进行移动 | 只要药物的浓度不超过 $K$，其与生物大分子之间的分离取决于结合能力和结合常数（$K$） |
| 非平衡和再分配 | 在生理上，区室之间的分配绝对平衡是不存在的；血浆和其他区室（如脂肪、肝脏、肌肉）之间的平衡速率不同 | 这种非平衡存在的原因是某些区室（如脂肪）有速率限制，并且受生物转化、消除和给药间隔等实际情况的影响 |

# 3.4　生　物　转　化

## 1. 解毒原理

生物转化指的是对生物系统[①]中内生或外源化学品（异源物质）进行修饰。异源物质的转化对于化学物质暴露时体内稳态的维持至关重要，其主要通过将脂溶性（非极性）不可排泄的异源物质转化为极性水溶性化合物，使其易于从胆汁和/或尿液中排泄来实现。生物转化的结果包括促进排泄，将有毒母体化合物转化为无毒代谢物（解毒），以及将无毒或非反应性母体化合物转化为有毒或反应性代谢物（生物活化）。

有毒物质与胆汁结合进而实现解毒的过程是首过现象的一部分。该过程中外源化学品与胆汁酸共轭发生失活，共轭化学品可以选择性地排泄到胆囊中。表 3.6 列出了在胆汁中被选择性捕获、共轭和排泄的药剂。一般来说，口服暴露的胆汁与血浆比例较高的化合物（B 类，表 3.6），最终更容易分布于胆汁酸中。

**表 3.6　代表性异源物质的胆汁与血浆比例**

| 类别 | 胆汁与血浆比例 | 代表性异源物质 |
| --- | --- | --- |
| A 类 | $1:1 \rightarrow 10:1$ | $Na^+$，$K^+$，葡萄糖 |
| B 类 | $10:1 \rightarrow 1000:1$ | 砷，胆汁酸，利多卡因，苯巴比妥 |
| C 类 | 小于 $1:1$ | 白蛋白，金属（锌、铁、金、铬） |

## 2. Ⅰ相反应

Ⅰ相反应包括化学品的水解、还原和氧化，最终产生亲水性更强的物质。Ⅰ相反应的水解反应中最重要的酶包括羧酸酯酶、偶氮和硝基还原酶及醌还原酶。羧酸酯酶可以裂解羧酸酯、酰胺或硫酯。偶氮和硝基还原反应涉及两种酶：来自肠道的偶氮还原酶（—N＝N—）和肝细胞色素 P450 还原酶。醌还原反应涉及醌还原酶和 NADPH 细胞色素 P450 还原酶。前者涉及双电子还原反应（解毒），后者涉及单电子还原反应（生物活化）。

氧化酶包括脱氢酶和细胞色素 P450 氧化酶。这些常见的酶负责进行各种外源物质的解毒。例如，乙醇脱氢酶（ADH）和乙醛脱氢酶分别将醇类转化为相应的醛和酸。

---

① 当外来物质进入生物系统时，外源性化学品通常称为异源物质。

在Ⅰ相生物转化酶中，细胞色素 P450 酶（特指为 CYP）超家族是最通用而且普遍存在的，占药物和化学品生物转化的 60%。酶系统主要由单加氧酶，含血红素蛋白组成，并且主要与平滑肌内质网的肝微粒体（肝匀浆部分）及线粒体相关联。根据其氨基酸序列，酶被分类为家族、亚家族或亚家族的亚型。它们分别催化一个氧原子结合进入底物，或促进一个氢原子从底物中除去。P450 系统中包含的其他类型的酶是羟基酶、脱氢酶、酯酶、N-脱烷基化和氧转移酶。Ⅰ相反应的实例列于表 3.7 中。

表 3.7　主要生物转化途径及其底物

| 生物转化途径 | 反应 | 药物或化学品底物 |
|---|---|---|
| Ⅰ相反应 | 氧化 | 阿米替林，红霉素，右美沙芬，吲哚美辛，巴比妥类药物，环孢素，氯苯那敏（扑尔敏），APAP，安非他命 |
| | 脱烷基化作用，脱氨基作用，N-氧化反应 | 地西泮，他莫昔芬，茶碱 |
| | 还原 | 氯霉素 |
| | 水解 | ACE 抑制剂，局部麻醉剂（如可卡因、利多卡因、普鲁卡因） |
| | 脱卤 | 卤化全身麻醉剂，芳烃类气体（如防水剂） |
| Ⅱ相反应 | 醛糖酸化 | 磺胺类抗生素，APAP，吗啡，THC，氯霉素 |
| | 硫化 | 雌激素，甲基多巴，APAP |
| | 乙酰化 | 磺胺类抗生素，普鲁卡因胺，磺胺类药物，异烟肼，氯硝西泮 |
| | 与谷胱甘肽反应 | APAP，ROS/RNS |

注：ACE，血管紧张素转化酶；APAP，乙酰对氨基苯酚（对乙酰氨基酚）；RNS，活性氮自由基；ROS，活性氧自由基；THC，四氢大麻酚。

3. Ⅱ相反应

Ⅱ相反应通常指的是继Ⅰ相反应之后进行的醛糖酸化、硫酸化、乙酰化、甲基化和分子共轭。这些反应通常通过氨基酸与Ⅰ相反应代谢产物之间的相互作用而发生。Ⅱ相反应的酶主要作用于母体化合物或Ⅰ相反应代谢产物上的羟基、巯基、氨基和羧基官能团。因此，如果母体化合物上存在这些官能团，那么该物质代谢时便可以不经过Ⅰ相反应过程[①]。

Ⅱ相生物转化酶包括 UDP-葡萄糖醛酸基转移酶、磺基转移酶、乙酰转移酶、甲基转移酶和谷胱甘肽 S-转移酶。除了乙酰化和甲基化反应之外，Ⅱ相反应及辅酶因子与不同的官能团相互作用可以增加亲水性。醛糖酸化是最常见的Ⅱ相反应，

———————————
① 例如，吗啡中有羟基，它可以直接经Ⅱ相反应转化为吗啡-3-葡糖苷酸，而可待因则必须经Ⅰ相和Ⅱ相反应的转化才能代谢。

它可以将非极性脂溶性化合物转化为极性的水溶性代谢产物。硫酸化反应主要通过将硫酸基团从 PAPS[①]转移到异源物质上，最终产生硫酸酯经尿液排泄。

谷胱甘肽（GSH）共轭主要用于异源物质的解毒（或生物活化）。GSH 共轭物可以从胆汁进行排泄，或经肾脏转化为硫醇尿酸，然后进入尿液。

表 3.7 中列出了主要经Ⅰ相和/或Ⅱ相生物转化进行代谢的药物和化学品。表 3.8 列出了主要通过细胞色素 P450 酶系统代谢的其他常用的治疗性和非治疗性药剂。

**表 3.8　Ⅰ相反应中发生的化学变化**

| 反应类型 | 过程 | 底物 | 代谢产物 |
|---|---|---|---|
| 氧化 | 芳环羟基化 | $R\text{—}C_6H_5$ | $R\text{—}C_6H_4\text{—OH}$ |
| | 脂肪族羟基化 | $R\text{—CH}_3$ | $R\text{—CH}_2\text{—OH}$ |
| | 环氧化 | $R\text{—CH}=\text{CH—}R'$ | $R\text{—CH}_2\text{—O—CH}_2\text{—}R'$ |
| | N-羟基化 | $C_6H_5\text{—NH}_2$ | $C_6H_5\text{—N(H)—OH}$ |
| | O-脱烷基化 | $R\text{—O—CH}_3$ | $R\text{—OH} + \text{HCHO}$ |
| | N-脱烷基化 | $R\text{—N(H)—CH}_3$ | $R\text{—NH}_2 + \text{HCHO}$ |
| | S-脱烷基化 | $R\text{—S—CH}_3$ | $R\text{—SH} + \text{HCHO}$ |
| | 脱氨基 | $R\text{—CH(NH}_2)\text{—CH}_3$ | $R\text{—C(=O)—CH}_3 + \text{NH}_3$ |
| | S-氧化 | $R\text{—S—}R'$ | $R\text{—S(=O)—}R'$ |
| | 脱氯 | $CCl_4$ | $CHCl_3$ |
| | 胺氧化 | $R\text{—CH}_2\text{—NH}_2$ | $R\text{—CH=O} + \text{NH}_3$ |
| | 脱氢 | $R\text{—CH}_2\text{—OH}$ | $R\text{—CH=O} + \text{H}^+$ |
| 还原 | 偶氮- | $R\text{—N}=\text{N—}R'$ | $R\text{—NH}_2 + R'\text{—NH}_2$ |
| | 硝基- | $R\text{—NO}_2$ | $R\text{—NH}_2$ |
| | 羰基- | $R\text{—C(=O)—}R'$ | $R\text{—CH(OH)—}R'$ |

① 3-磷酸腺苷-5-磷酰硫酸。

续表

| 反应类型 | 过程 | 底物 | 代谢产物 |
|---|---|---|---|
| 水解 | 酯- | $\underset{O}{R-C-O-R'}$ | $\underset{OH}{R-C=O} + R'-OH$ |
| | 酰胺 | $\underset{O}{R-C-NH_2}$ | $\underset{OH}{R-C=O} + NH_3$ |

注：R = 芳烃、烷基或其他长链烃。

### 4. 酶系统

#### 1）P450 酶途径

在 I 相生物转化酶中，细胞色素 P450 系统较常见，主要的酶是单加氧酶，它是一种含血红素的蛋白质，主要位于肝微粒体和线粒体中。此外，可以根据氨基酸序列对细胞色素 P450 酶进行分类。酶可以催化底物，使其加上一个氧原子，或减少一个氢原子。此外，P450 系统中还包含羟化酶、脱氢酶、酯酶、N-脱烷基化和氧转移酶等。

II 相生物转化酶包括 UDP-葡萄糖醛酸基转移酶、磺基转移酶、乙酰转移酶、甲基转移酶和谷胱甘肽 S-转移酶。除了乙酰化和甲基化反应之外，II 相反应中有酶辅因子的参加，它可以促进不同官能团之间的相互作用，从而增加亲水性。II 相反应的主要反应是醛糖酸化，它可以将非极性脂溶性化合物转化为极性水溶性代谢产物。硫酸化反应主要通过将硫酸基团从 PAPS 转移到异源物质上，最终产生水溶性的硫酸酯，经尿液排泄。

#### 2）谷胱甘肽共轭和其他氧化还原反应系统

GSH 共轭主要对异源物质进行解毒（或生物活化）。GSH 共轭物可以经胆汁排泄，或经肾脏转化为硫醇尿酸，最后经尿液排泄。

I 相水解反应的其他酶包括羧酸酯酶、偶氮和硝基还原酶及醌还原酶。羧酸酯酶可以裂解羧酸酯、酰胺或硫酯。偶氮和硝基还原反应主要需要两种酶：来自肠道的偶氮还原酶（—N＝N—）和肝细胞色素 P450 还原酶。醌还原反应主要需要醌还原酶和 NADPH 细胞色素 P450 还原酶，前者主要参与双电子还原反应（解毒），后者主要参与单电子还原反应（生物活化）。

氧化酶包括 ADH 和细胞色素 P450 氧化酶。例如，ADH 和乙醛脱氢酶分别将醇类转化为相应的醛和酸。

# 3.5　排　　泄

### 1. 经尿液排泄

经尿液排泄是体内化学品、药物和废物排泄最重要的途径。肾小球滤过率

（GFR，110～125mL/min）由肾小球上的内皮穿孔（小孔）决定。小孔与其上面覆盖的肾小球基底膜和肾蒂的滤孔结合，形成的三层膜可以透过非细胞物质，其分子截留量为 45～60K，滤液收集于鲍曼囊中，然后近端肾曲小管、Henle 环和远端肾曲小管可以对滤液进行重吸收。集合管的重吸收和分泌能力有限。分子是重新吸收进入毛细血管循环还是排泄出体外主要取决于重吸收和分泌过程。

与化学品经生物膜的吸收和在生理区室中分布一样，毒物经尿液排泄也与离子和非离子原理有关。$Na^+$和葡萄糖可以经主动运输或协同转运穿过近端小管，但是其他极性较大的化合物则难以经过重吸收进入毛细血管循环中，最终它们会经尿液排出体外。非离子非极性化合物可以穿过磷脂膜进而被转运和重吸收。但是在临床上，这些原则中的部分易受到某些化学品减毒处理的影响。例如，长期以来一直认为，碳酸氢钠可以有效地治疗巴比妥过量（$pK_a$ 值在 7.2～7.5）。理论上，这种治疗干预的机制依赖于尿液碱化作用，其可以使酸性药物离子水溶性更强，更容易排泄。但是实际上，血浆具有很强的缓冲能力，能与大剂量的镇静剂或安眠药结合，进而起到治疗疾病的作用。

肾小管可以主动分泌某些有机离子。有机阴离子转运体（oat）蛋白（有机酸转运蛋白）和有机阳离子转运体（oct）蛋白（有机碱转运蛋白）都可以将极性分子从毛细血管主动分泌到近曲小管内腔，其典型的实例包括 oat 蛋白对氨基马尿酸的肾小管主动分泌，且分泌途径相同的磺胺类抗生素和甲氨蝶呤之间有竞争作用。丙磺舒是一种用于治疗痛风的促尿酸排泄剂，其治疗机制包括与 oat 蛋白结合，当剂量较小时，该药物可以通过干扰细胞分泌来抑制尿酸的排泄，但增大剂量后，其可抑制尿酸的重吸收，进而使尿酸排泄增加，血清尿酸浓度水平降低。与此类似的是，小剂量的丙磺舒可以减少青霉素的肾脏排泄，因而需要调整抗生素的给药方案。

### 2. 粪便排泄

除了考来烯胺、胆固醇结合药物和除草剂百草枯外，粪便中的不可吸收的非转化异源物质含量很少。这是因为在肝脏中形成的化合物的许多代谢产物可以通过胆汁排泄到肠道内。此外，有机阴离子和阳离子通过类似于肾小管的载体机制被生物转化并主动转运到胆汁中。

经口摄入的化学品可以进入肝门静脉系统和肝窦，然后经肝脏代谢消除。这种毒代动力学现象被称为肝脏首过消除。根据其消除原理，可以根据化合物的胆汁∶血浆（B∶P）对其进行分类，表 3.5 列出了基于每类的代表性化学品。高 B∶P 比的物质在胆汁中容易被消除，药物如苯巴比妥可以经肝脏代谢，这解释了为什么尽管完全吸收了，但这些药物的口服生物利用度仍然较低。其他化合物，如局部麻醉剂利多卡因，可以通过首过消除过程被广泛清除，因此不宜口服给药。低 B：P 比的化合物不受这种现象的影响，可以维持相对较高的血浆浓度。

### 3. 经肺排泄

大多数气体、雾化分子和挥发性液体都可以通过呼气发生简单扩散，进而排泄。肺部消除的速率与化合物的血液溶解度成反比。因此，血液溶解度较低的化合物如双氧化乙烯的蒸气压水平较高，容易挥发且随肺部废液排出体外。相反，血液溶解度水平高的化合物如乙醇、四氯化碳和氯仿蒸气压较低。它们经肺排泄时更依赖于浓度而非溶解度。类似地，脂溶性全身麻醉剂由于其蒸气压低和血浆溶解度高而具有较长的血浆半衰期。

### 4. 乳腺分泌

乳腺是可以在哺乳期分泌富含脂质的分泌物（母乳）汗腺腺体。腺体的小叶由一层或两层固定于发育良好的基底膜上的上皮和肌上皮细胞包围腺泡而形成。与 BBB 和胎盘不同，这些细胞不会对分子的运输产生很大的阻碍。此外，母乳是含有很多脂质成分的水分泌物。因此，水溶性和脂溶性物质都可以通过母乳传输。在母乳的弱酸性或碱性环境中（pH 6.5～7.5），容易发生碱性化学品积聚。因此，通过母乳，婴儿几乎可以接触到母体中存在的所有物质。

### 5. 其他分泌物

唾液、眼泪、毛囊和汗腺（含水）或皮脂腺（油性）对化学品的排泄也会影响化学品的血浆浓度。此外，肝脏代谢、穿过肠道、肺部系统以及局部腺体分泌也会影响化学品的排泄。此外，黏液、眼部和皮腺的化合物分泌对物质排泄的影响并不大。然而，在法医毒理学中，无法对化学品的血浆水平直接进行检测，此时，可以对毛囊和指甲中的微量化学品进行检测。例如，测量与毛囊结合的金属可以用于检测慢性砷和铅中毒。

## 推 荐 阅 读

Kauffman FC. Sulfonation in pharmacology and toxicology Drug Metab Rev. 2004；36：823.

Klaassen CD，Slitt AL. Regulation of hepatic transporters by xenobiotic receptors. Curr Drug Metab 2005；6：309.

Medinsky MA，Valentine JL. Principles of toxicology. In：Klaassen CD，ed. Casarett and Doull's Toxicology：The Basic Science of Poisons，6th edn. Ch. 7 New York：McGraw-Hill，2001.

Norinder U，Bergstrom CA. Prediction of ADMET properties. Chem Med Chem 2006；1：920.

Rodriguez-Antona C，Ingelman-Sundberg M. Cytochrome P450 pharmacogenetics and cancer. Oncogene 2006；25：1679.

Strolin-Benedetti M，Whomsley R，Baltes EL. Differences in absorption，distribution，metabolism and excretion of xenobiotics between the paediatric and adult populations. Expert Opin Drug Metab Toxicol 2005；1：447.

Urso R，Blardi P，Giorgi G. A short introduction to pharmacokinetics. Eur Rev Med Pharmacol Sci 2002；6：33.

Wijnand HP. Pharmacokinetic model equations for the one-and two-compartment models with first-order processes in which the absorption and exponential elimination or distribution rate constants are equal. J Pharmacokinet Biopharm 1988；16：109.

# 参 考 文 献

Barile FA，Dierickx PJ，Kristen U. In vitro cytotoxicity testing for prediction of acute human toxicity. Cell Biol Toxicol 1994；10：155.

Bell LC，Wang J. Probe ADME and test hypotheses：a PATH beyond clearance in vitro-in vivo correlations in early drug discovery. Expert Opin Drug Metab Toxicol 2012；8：1131-55.

Bodo A，Bakos E，Szeri F，Váradi A，Sarkadi B. The role of multidrug transporters in drug availability，metabolism and toxicity. Toxicol Lett 2003；140：133.

Buchanan JR，Burka LT，Melnick RL. Purpose and guidelines for toxicokinetic studies within the National Toxicology Program. Environ Health Perspect 1997；105：468.

Cascorbi I. Genetic basis of toxic reactions to drugs and chemicals. Toxicol Lett 2005；162：16.

Castellino S，Groseclose MR，Wagner D. MALDI imaging mass spectrometry：Bridging biology and chemistry in drug development. Bioanalysis 2011；3：2427.

Dalvie D. Recent advances in the applications of radioisotopes in drug metabolism，toxicology and pharmacokinetics. Curr Pharm Des 2000；6：1009.

El-Tahtawy AA，Tozer TN，Harrison F，Lesko L，Williams R. Evaluation of bioequivalence of highly variable drugs using clinical trial simulations Ⅱ. Comparison of single and multiple-dose trials using AUC and Cmax. Pharm Res 1998；15：98.

Gamage N，Barnett A，Hempel N，et al. Human sulfotransferases and their role in chemical metabolism. Toxicol Sci 2005；90：5.

Henchoz Y，Bard B，Guillarme D，et al. Analytical tools for the physicochemical profiling of drug candidates to predict absorption/distribution. Anal Bioanal Chem 2009；394：707.

Hsieh Y，Chen J，Korfmacher WA. Mapping pharmaceuticals in tissues using MALDI imaging mass spectrometry. J Pharmacol Toxicol Methods 2007；55：193.

Ikeda M. Application of biological monitoring to the diagnosis of poisoning. J Toxicol Clin Toxicol 1995；33：617.

Ioannides C，Lewis DF. Cytochromes P450 in the bioactivation of chemicals. Curr Top Med Chem 2004；4：1767.

Ishii K，Katayama Y，Itai S，Ito Y，Hayashi H. A new pharmacokinetic model including in vivo dissolution and gastrointestinal transit parameters. Biol Pharm Bull 1995；18：882.

Krzyzanski W，Jusko WJ. Mathematical formalism for the properties of four basic models of indirect pharmacodynamic responses. J Pharmacokinet Biopharm 1997；25：107.

Lacey LF，Keene ON，Duquesnoy C，Bye A. Evaluation of different indirect measures of rate of drug absorption in comparative pharmacokinetic studies. J Pharm Sci 1994；83：212.

Lin JH. Species similarities and differences in pharmacokinetics. Drug Metab Dispos 1995；23：1008.

Lock EA，Smith LL. The role of mode of action studies in extrapolating to human risks in toxicology. Toxicol Lett 2003；140：317.

Luo Y，Liu C，Qu Y，Fang N. Towards single-cell analysis for pharmacokinetics. Bioanalysis 2012；4：453.

Mahmood I, Miller R. Comparison of the Bayesian approach and a limited sampling model for the estimation of AUC and Cmax: a computer simulation analysis. Int J Clin Pharmacol Ther 1999; 37: 439.

Matthies M. Exposure assessment of environmental organic chemicals at contaminated sites: a multicompartment modelling approach. Toxicol Lett 2003; 140: 367.

Meineke I, Gleiter CH. Assessment of drug accumulation in the evaluation of pharmacokinetic data. J Clin Pharmacol 1998; 38: 680.

Myllynen P, Pasanen M, Pelkonen O. Human placenta: a human organ for developmental toxicology research and biomonitoring. Placenta 2005; 26: 361.

Perri D, Ito S, Rowsell V, Shear NH. The kidney: the body's playground for drugs: an overview of renal drug handling with selected clinical correlates. Can J Clin Pharmacol 2003; 10: 17.

Plusquellec Y, Courbon F, Nogarede S. Consequence of equal absorption, distribution and/or elimination rate constants. Eur J Drug Metab Pharmacokinet 1999; 24: 197.

Poulin P, Theil FP. Prediction of pharmacokinetics prior to in vivo studies II. Generic physiologically based pharmacokinetic models of drug disposition. J Pharm Sci 2002; 91: 1358.

Ramanathan M. Pharmacokinetic variability and therapeutic drug monitoring actions at steady state. Pharm Res 2000; 17: 589.

Repetto MR, Repetto M. Concentrations in human fluids: 101 drugs affecting the digestive system and metabolism. J Toxicol Clin Toxicol 1999; 37: 1.

Rogers JF, Nafziger AN, Bertino JS Jr. Pharmacogenetics affects dosing, efficacy, and toxicity of cytochrome P450-metabolized drugs. Am J Med 2002; 113: 746.

Sugiura Y, Setou M. Imaging mass spectrometry for visualization of drug and endogenous metabolite distribution: toward in situ pharmacometabolomes. J Neuroimmune Pharmacol 2010; 5: 31.

Trim PJ, Francese S, Clench MR. Imaging mass spectrometry for the assessment of drugs and metabolites in tissue. Bioanalysis 2009; 1: 309.

van den Berg H, van den Anker JN, Beijnen JH. Cytostatic drugs in infants: a review on pharmacokinetic data in infants. Cancer Treat Rev 2012; 38: 3.

# 第 4 章　风险评估和管理毒理学

## 4.1　引　　言

美国食品药品监督管理局（USFDA）只有确定药物在试验条件下使用安全后才会对被批准的药物负责。这些条件（指示）与药物说明书一致，与药物的有效性有关。其他监管机构，如消费品安全委员会（CPSC）和环境保护局（EPA）负责安全、生产、销售和非治疗化学品的整体暴露，以及与这些商品相关的环境和工业标准的监测。因此，风险管理的概念是建立在制药和化学工业、医疗保健专业人员、监管机构及患者和消费者的基础上的，它们都与风险最小化有关。风险管理取决于已确立的产品的性质。一般来说，对于美国制造的药品，风险管理过程有四个关键因素：①风险评估（RA）；②风险量化；③开发和实施风险管理工具；④评估这些工具的有效性。因为 RA 适用于大多数消费品的安全性和功效性的评估，特别是与毒理学风险评估相关的产品，因此本章将主要阐述 RA。此外，RA 还涉及环境和职业条例的维护。因此，下面将对 RA 进行分类讨论：①危害识别；②剂量反应评估；③暴露评估；④风险表征。

## 4.2　风 险 评 估

RA 是一个复杂的过程，旨在确定、评估和预测暴露于化学品及其副产品的危害。化学品在公共区域的应用范围由对这种化学品的需求、替代化学品的性能，以及在一定的条件下化学品的应用对经济的影响决定。

例如，在过去几十年中，农药和除草剂的使用量和频率呈指数增长，特别是在农业和商业行业。并且，这些化学品的使用已经对商业、家庭和工业企业产生了显著的影响，尤其是减慢野生植物的生长和减少害虫对农产品产量影响方面。事实上，现在食品已经实现了更持续的生产，可以大量供给。然而，不断出现有关于化学品的安全、使用有效性和其人群风险的新评估，其目的是确定农药和杀虫剂的发育、致癌、内分泌或其他毒理学危害。

定量风险评估是对毒素暴露浓度或剂量的估计，暴露浓度和剂量与有毒物质引起的不良后果的发生率相关。用于做定量风险评估的数据主要来源于回顾性和前瞻性数据。实际上，RA 是由于化学物对人类或动物毒性数据相对缺乏，因此在已有数据的基础上对化学物的潜在毒性进行估算。收集用于预测人类和动物健康风险的可靠且有效的毒性数据对定量 RA 评估过程至关重要。具体步骤如下：①危害识别；②剂量效应评估；③暴露评估（暴露可能性）；④风险表征（对风险的描述）。

### 1. 危害识别

为了确定是否存在健康风险，危害识别用定性方法对化学或物理成分的不良健康影响进行评估。用于评估危害识别的数据库信息主要来源于相关的回顾性流行病学研究和病例对照研究。此外，对照动物和体外研究（包括致畸性、致突变性和致癌性研究）的数据还可以用于 RA 评估。

从这些实验研究中收集的数据有助于了解暴露的水平和途径、给药时间、靶器官毒性等。但是，为了得到有关人类风险的正确可靠的结论，将毒性数据外推至评估人类风险时需要进行细致的推理。正如在动物毒理学试验（第二部分）中所叙述的，动物试验对于人类 RA 外推尤为重要。

### 2. 剂量效应评估

RA 的第二个目标是测定给药剂量与预期/观察效应（剂量效应评估）之间的关系。不良反应与剂量之间的关系主要有以下几种。

质-反应关系：群体中发生毒作用的试验对象或个体数量与暴露程度之间的关系（图 2.5）。

量-反应关系：试验对象或个体表现出的损伤程度与剂量成正比。

持续关系：生理学或生物指标（如体重）与给药剂量之间的关系。

剂量-反应关系反映了剂量与强度和频率之间的相关关系。影响剂量-反应关系的一个重要因素是动物研究及人群研究中得到的化学品阈值。该阈值限定了人群中可接受的暴露水平。那么，剂量-反应关系是如何用于预测人类或动物 RA 呢？过去认为以下标准在群体风险预测中非常有价值：选择适当的动物种类；确定试验中所需的动物数量；化学物质暴露水平；估计药剂暴露的持续时间和频率；使用适当的体外筛选技术[①]估算体内实验的阈值。

目前许多毒理学研究的书籍信息或摘要可以提供模型系统。但只有相对较少的研究有充足的有关剂量-反应关系的信息。EPA Gene-Tox 数据库、EPA/IARC 遗传活动资料库和毒理学活动资料库是以数千种化学品为基础的各种检测系统的标准范例。它们可以用于对毒剂进行分类。Waters 和 Jackson（2008）在进行危害识

---

① 使用试管或细胞培养的体外方法与动物替代试验有关。这些试验可以用于毒物毒性作用的初步筛选，可以从一开始避免大量动物的牺牲。

别和 RA 时使用了相关的剂量反应评估数据库。Woodall（2008）表明可以用实验研究中获得的毒理学结果来完善剂量反应评估数据库。这些模型可以实现各种类型的剂量反应分析的高水平自动化。

3. 暴露评估

暴露评估是估计人体暴露的强度、频率和持续时间或暴露于环境中存在的有毒物质的可能性。通过评估可以确定暴露于化学物质的强度、持续时间、组成明细和途径等。进行暴露评估时，还需要确定暴露程度及化学品释放的周围的环境情况。暴露评估时所需要的参数应该包括可用的毒性数据、当前环境污染限值，以及当前或预计的暴露剂量。以这种方式收集的信息有助于解决与暴露评估和 RA 中结果的不确定性。

评估模型：图 4.1～图 4.4 表明了通过环境范例追踪污染物运动的建模情况。例如，地下水模型量化地下水的运动，并可以给地下污染物迁移模型提供信息（图 4.1）。这种模拟提供了地下水和污染物运动的信息，并可以用于定量评估环境决策。地表水模型（图 4.2）模拟了湖泊、溪流、河口和海洋环境中的污染物的运动和聚集。该模型可以使监管机构了解污染物是如何影响水生环境的。同样，模仿食物链中可能存在的污染的模型可以帮助追踪水生和陆地环境中的污染情况，而环境污染会导致化学品在生物体内累积。此外，该模型还可以用于评估化学品暴露的植物、原核和真核生物的影响（图 4.3）。最后，如图 4.4 所示，多媒体模型可以用于追踪通过大气、土壤、地表水中的污染物。污染物在环境中是同时存在并有序运动的，因此多介质计算机模拟的一个优点是能够监控和量化暴露的影响。

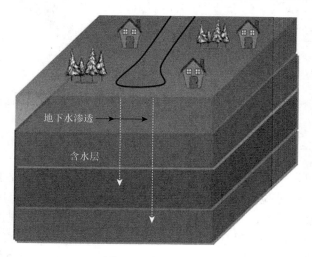

图 4.1　地下水模型

资料来源：改编自 U.S. EPA public website，http://www.epa.gov/ceampubl

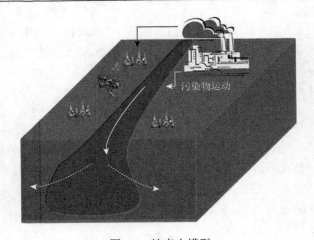

图 4.2　地表水模型

资料来源：改编自 U.S. EPA public website，http://www.epa.gov/ceampubl

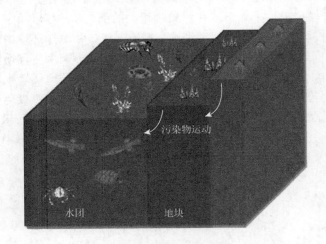

图 4.3　食物链模型

资料来源：改编自 U.S. EPA public website，http://www.epa.gov/ceampubl

**4. 风险表征**

风险表征可以用于估计各种暴露条件下人类不良健康影响发生的可能性。风险表征中包含了经过验证的人类数据库和动物研究信息。EPA 将风险表征描述为特定情况下的暴露风险。目前，风险表征已经从最初的 RA 管理说明逐渐演变成决策过程。在最终的决策过程中，需要考虑信息的显示、暴露时间、效力（单位风险）、证据的性质和重要性、组成部分的不确定性和人口风险的分布情况。总体而言，风险表征通过有目的地综合风险考量将评估的优势和劣势转化为一体的合理分析。因此，风险表征是 RA 的最后一步，用于传达风险评估者对人类健康或生态风险的判断。危害识别、剂量反应评估、暴露评估和风险表征组成了完善的风险评估系统。

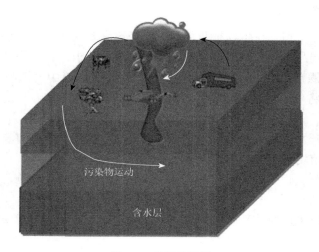

图 4.4　多媒体模型

资料来源：改编自 U.S. EPA public website，http://www.epa. gov/ceampubl

### 5. 阈值关系

目前来说，对低剂量暴露水平及其对人群健康的影响进行估计很困难。阈值指的是人类在环境中或在没有不良健康影响的职业环境中能容忍的最低暴露水平。但是，在低浓度时，剂量-反应关系的相关性不好。因此尝试模拟人体在环境中接触化学物的实际情况即低剂量暴露时，剂量-反应关系很可能并非是线性的。因此，在用数据进行阈值估计之前，必须对体内慢性暴露和体外有效接触研究中获得的数据进行仔细检查。表 4.1 对 RA 应用时使用的阈值关系和相关的毒剂分类进行了总结。

表 4.1　阈值和相关毒剂分类

| 分类 | 类型 | 说明 | 应用 | 计算方法 |
|---|---|---|---|---|
| 阈值 | 非零阈值 | 低于这个水平时,不可能发生不良健康影响 | 全身器官毒性;生殖细胞突变; 发育、生殖毒性 | 安全系数法（不确定度） |
| 无阈值 | 零阈值 | 在在任何剂量水平下不良健康影响均有可能发生 | 诱变和致癌作用 | 风险分析方法 |

## 4.3　管理毒理学

### 1. 管理系统

管理系统，特别是在生物制药行业，已经逐渐发展成为全球性组织。全球管理机构主要为产品研发提供战略性指导和政府监管要求。这些系统一方面运用管理知识来确保服从性，另一方面还要在高度监管的环境中创造机会。这些系统的主要目标是将化学品或药物应用于生物制药行业中。简略地说，主要包括以下内容。

（1）产品开发：促进制定策略，与管理机构协调政策，并审查递交。此外，产品开发包括市场上产品的制造、注册和维护。

（2）化学制造和控制：参与制定生产计划和流程，检查设施，并根据制造流程制定相应的文件。

（3）管理情报：监控新趋势、政策、法规和指导方针，并负责监管情报和参与机构情况。

（4）管理递交：负责出版和汇编数据，技术管理，将资料以文件的形式提交给管理机构等。

（5）产品标签：开发产品的标签需要与营销和专业描述相符合，确保合规性和准确性。此外，还负责药品说明书书写和印刷、容器标签及包装、更新产品信息和标签内容审查等部分。

（6）促销和广告：负责准备有竞争力的合规的促销材料，规范促销复印件和出版物的审查，并且负责管理机构与促销和广告材料厂家的沟通。

在美国，一些行政管理机构负责制定和执行与安全有效的使用化学品和药物相关的规定和条例。表 4.2 列出了相关管理机构及其监管行为。

**表 4.2　管理机构及其管辖的法案概要**

| 机构 | 法案 | 监管职责 |
| --- | --- | --- |
| NRC | 1974 能量重组法案 | 成立 NRC；发展和生产核武器，促进核电等能源的发展 |
| EPA | 清洁空气法案 | 空气质量，空气污染 |
| | 清洁水法案 | 水污染，废物处理管理，有毒污染物 |
| | CERCLA | "超级基金"；清理释放到空气、土地和水中的有害物质 |
| | FIFRA | 杀虫剂的安全管理 |
| | RCRA | 危险废物的生成、运输和处置 |
| | 安全饮用水法案 | 饮用水标准；建立 MCLs |

续表

| 机构 | 法案 | 监管职责 |
|---|---|---|
| | 有毒物质控制法案 | 潜在危险化学品的生产、加工、进口、测试和使用；测试 HVHE 和 HPV 化学品 |
| FDA | 联邦食品药品和化妆品法案 | 食品、着色剂、医疗器械、上市药品及化妆品的安全和/或功效 |
| DEA | 受管制药品法案 | 麻醉剂、兴奋剂、镇静剂、致幻剂和合成代谢类固醇的制造、分销、配药、注册及处理；对非法生产的化学品进行管制 |
| CPSC | 消费品安全法案 | 消费品安全标准 |
| | FHSA | 对有毒、腐蚀性、放射性、可燃性的危险物品进行密封和标识 |
| | PPPA | 危险日用品的包装 |
| OSHA | 职业安全与健康法案 | 设定适用于工作条件的职业安全卫生标准和有毒化学品暴露限制 |

注：CERCLA，环境保护赔偿责任法；CPSC，消费品安全委员会；DEA，缉毒局；EPA，环境保护局；FDA，食品药品监督管理局；FIFRA，联邦杀虫剂、杀菌剂和杀鼠剂法；FHSA，联邦危险物品法案；HPV，高生产量；HVHE，高容量高暴露化学品；MCLs，最高污染物水平（饮用水）；NRC，核管理委员会；OSHA，职业安全与健康管理局；PPPA，防毒包装法案；RCRA，资源保护和回收法案。

## 2. 核管理委员会

核管理委员会（NRC）是 1974 年由能源重组法案确立的一个独立机构，由五人委员会领导，其主要职能是对民用核材料进行管理[①]。NRC 的主要任务是保护公众健康和安全并使其免受来自核反应堆、材料和废弃设施辐射的影响。此外，它还对国防情况进行监管，防范辐射的威胁。NRC 通过制定相关政策，保护工人免受辐射危害，制定标准、检查设施、调查案例、研究与开发、采购储存和使用辐射材料的许可证以及相应的违规裁决来执行其职能。

## 3. 环境保护局

环境保护局主要由总统任命的管理人员进行领导，其职能是保护人类健康和保护自然环境。该机构拥有 18000 多名工程师、科学家、环保专家及员工，并且拥有专门的办公区域和实验室。

环境保护局是根据旨在保护人类健康和环境的联邦法律建立的，它主要通过建立环境政策对自然资源、人类健康、经济增长、能源、交通运输、农业、工业和国际贸易进行监管。环境保护局还在环境科学、研究、教育和评估工作方面发挥领导作用，并与其他联邦机构、州和地方政府及印第安部落紧密合作，实现法

① 1954 年的《原子能法》成立了一个名为原子能委员会的机构，该机构主要负责制造和生产核武器以及民用核材料的发展和安全管理。1974 年颁布的法令将这些职能分开了，并将制定和生产核武器和其他与能源有关的工作的职责分配给了能源部，同时给 NRC 分配了管理工作。

规的制定和执行。环境保护局制定相应的国家标准，并授权于各州和部落，令其强制执行法规，对违反法规进行制裁。它对各种自发进行的污染防治项目和节能工作进行监管，尤其是在工业中。

### 4. 食品药品监督管理局

20 世纪初，芝加哥畜牧场的废料泄漏事件震惊全美国，人们开始意识到，应该采取一定的措施对工业经济中有害的产品进行防护。因此，1906 年，美国国会通过了《食品和药品法》，禁止进行假冒和掺假的食品和药物贸易，并对 Upton Sinclair 的畅销书 *The Jungle* 做出了回应。

美国农业部化学处根据法律成立了 FDA。1906 年的《食品和药品法》是 200 多项法律中首个（这些法律的其中一部分在这里进行了讨论）构成全面有效的公共卫生和消费者保护网络的法案。FDA 的任务是确保市场上产品的安全性和有效性，并对其安全进行持续的监控以促进和保护公共卫生。

总的来说，FDA 每年要处理价值大约 1 万亿美元的产品。FDA 由卫生和公共服务部（HHS）管辖，由 9 个中心组成：生物制品评估和研究中心、设备安全和放射线保护健康中心、药品评估和研究中心、食品安全和应用营养中心、兽用药品中心、国家毒理学研究中心、理事办公室和法务厅。

《美国联邦法规》（CFR）是美国政府执行部门和机构在联邦公报上公布的规则的法规。CFR 分为 50 章（卷），代表受联邦监管的领域，其中环境法规主要记载于第 40 章。CFR 管制的产品包括食品和食品添加剂（除了肉类、家禽和某些蛋制品）；医疗和手术器械；治疗药物；生物制品（包括血液、疫苗和移植组织）；动物药物和饲料；以及辐射性的消费和医疗产品。FDA 还采取了一定的行动来预防管制产品的污染，改善药物的可用性，以及预防或治疗由生物、化学和核药剂引起的损伤。

1938 年在合法销售的毒性酏剂杀死了 107 名儿童和成年人之后，《联邦食品药物和化妆品》（FD&C）法案颁布。FD&C 法案授权 FDA 要求新药物具有安全证明才能上市、发行食品标准，并对工厂进行检查。

1962 年，受欧洲沙利度胺悲剧的启发，颁布了 Kefauver-Harris 修正案。这些修正案加强了有关药物安全的规定，并要求制造商提供有关药物有效性的证明[①]。

1976 年，在劣质医疗器械造成 1 万人受伤，其中 731 人死亡的事件发生后，美国参议院颁布了《医疗器械修正案》，该修正案制定了有关医疗器械的安全和有效性准则。

---

① FDA 对临床病例进行监测后，阻止沙利度胺进入美国市场。

## 5. 缉毒局

在国务卿和 HHS 的政策指导下，成立了缉毒局（DEA），它主要由管理人员进行领导。其使命是执行与受管制物质有关的法律和法规，并对参与非法生产或控制非法物质的生产、制造或分销的个人和组织进行起诉。此外，它还支持旨在减少在国内和国际市场上非法管制物质使用的非强制方案。DEA 的主要职责包括：①对在州际和国际层面实行的管制物质法律的违法者进行起诉及调查；②起诉罪犯和毒品团伙；③与联邦、州、地方和国外官员协作，对国家毒品情报计划进行管理，以收集、分析和传播有用的毒品情报信息；④没收、溯源或扣押打算用于非法贩毒的资产；⑤在进行合法管制物质的制造、分销和配药时执行受管制药品法案（见下文）的条款；⑥在缉毒工作中，与联邦、州和地方执法部门协调合作，包括减少非法滥用药物的可用性、铲除作物及培训外国官员。

1970 年颁布的《受管制药品法案》（CSA）是综合药物滥用预防和控制法的第二卷，它对许多法律法规进行了进一步的巩固。它对麻醉品、兴奋剂、镇静剂、致幻剂、类固醇类药物、受管制的化学品的制造和分销进行了规定。根据治疗重要性、毒性和滥用或成瘾的可能性，CSA 将所有受管制物质分为五类。表 4.3 对这五类进行了描述并列举了相应的实例。DEA 或 HHS 启动的监管程序可能会对药物或其他物质的清单进行添加、删除或更改。其他部门，包括药物制造商、医疗和药剂协会或组织，涉及药物滥用的公益团体、州和地方政府及个人等，也可以提议对 DEA 清单进行修改。

### 表 4.3　管制物质清单和说明

| 清单 | 管制物质的说明 | 一些列入清单的物质 |
| --- | --- | --- |
| I | 药物或物质滥用的可能性很大，目前在美国未用于医疗用途，医疗监督下使用的安全性不足 | 苄吗啡、埃托啡、海洛因、DMT、大麻、LSD、麦司卡林、皮约特、裸盖菇素、可卡因、THC |
| II | 药物或物质滥用的可能性很大，目前在美国的治疗中，无论是否被严格限制，都有用于医疗用途，可能导致严重的心理或身体依赖 | 芬太尼、左美啡美沙酮、鸦片和衍生物 |
| III | 药物或物质滥用的可能性低于清单 I 和 II，目前在美国的治疗中有使用，可能导致中度或低度的身体依赖或高度的心理依赖 | 苯丙胺、苯甲酸甲酯、苯环利定、纳洛芬、合成代谢类固醇 |
| IV | 药物或物质相对于清单III中的药物或物质具有较低的滥用可能性，目前用于医疗用途，可能导致一定的身体依赖或心理依赖 | 枸橼酸、水合氯酸、甲苯磺酸、苯巴比妥 |
| V | 药物或物质滥用的可能性很低，目前在美国的治疗中有使用，可能导致一定的身体依赖或心理依赖 | 不大于 200mg/100mL 的可待因；每个剂量单位不大于 2.5mg 的苯乙哌啶和不小于 25mcg 的硫酸阿托品（Lomotil®）[a] |

注：DMT，二甲基色胺；LSD，麦角酸二乙酰胺；THC，四氢大麻酚。

a. 每个片剂或 5mL 液体制剂含有 2.5mg 苯乙哌啶和 0.025mg 阿托品。

CSA 还为得到经销管制物质许可的人员建立了一个封闭的分配系统。该系统首先对经 DEA 授权经销这些物质的人员进行注册。所有注册的个人和企业都需要确保所有管制物质交易的记录完整准确，此外，还需要确保管制物质的储存安全。

### 6. 消费品安全委员会

1972 年，国会根据《消费品安全法案》创立了 CPSC，它是一个独立的联邦管理机构[①]，旨在通过地方和全国媒体报道、发布小册子和产品警报、网站、电话热线、国家伤害信息交换中心、新闻中心及对信息自由法案进行回应等方式向公众传播有关产品危害的情况，从而保护公众免受大约 15000 种消费品相关的伤害和死亡风险。

CPSC 通过制定行业标准，并在没有标准可以充分保护公众的情况下发布和执行强制性标准来实现其目标。CPSC 可以对产品进行召回或修改处理。此外，它还对具有潜在危害的产品进行研究，对消费者进行宣传教育，并对消费者的咨询进行回应。表 4.4 列出了 CPSC 管辖范围内的一些产品指南。

表 4.4　一些 CPSC 管辖的消费品及已建立的安全和监测指南实例

| | | | |
|---|---|---|---|
| 地面运动车辆安全 | 家用加热装置 | 消费者产品安全审查 | 中毒预防 |
| 艺术和工艺安全 | 家用产品安全 | 婴儿床安全与 SIDS 减少 | 泳池与温泉安全 |
| 自行车安全 | 室内空气质量 | 电气安全 | 公用产品 |
| 儿童安全 | 老年消费者安全 | 消防安全 | 娱乐与运动安全 |
| 儿童家具 | 室外电力设备安全 | 一般信息 | 报告 |
| 服装安全 | 游乐园安全 | 假期安全 | 玩具安全 |

注：SIDS，婴儿猝死综合征。

1970 年，CPSC 颁布了《危险物品包装法案》（PPPA）。PPPA 要求对危险日用品进行儿童安全包装。自从该法案颁布以来，有关儿童摄入有毒家用物质导致死亡的人数大幅下降。但是，据估计，有毒物质控制中心仍然有超过一百万次的事件记录在册，事件发生的主要原因是五岁以下儿童无意中接触到药品和家用化学品。此外，有 85000 多名儿童在急诊室进行了相关检测，每年有近 50 例儿童死于此类暴露[②]。

---

① CPSC 的领导是三名担任委员的总统候选人（其中一名是主席）。委员由参议院确定，任期为 7 年。委员负责制定政策。CPSC 不属于任何其他政府部门或机构，其中国会事务、平等就业和少数民族企业、总法律顾问、监察长、秘书和组织执行董事由总统直接进行管理。
② 国家电子伤害监测系统（跟踪急诊室来访的 CPSC 数据库）和美国毒物控制中心协会（2003）。

导致持续摄入有毒物质的原因包括：非儿童安全包装的处方药品和一般非处方药品容易获得；制造商质量控制不足，儿童安全盖质量拙劣；家中儿童安全包装药品的误用（未能更换或固定盖子，或将内容物转移到非儿童安全包装中）；以及卫生专业人员的违规行为。因此，CPSC 设计了一本教材来对健康专业人员进行教育，特别是药剂师和内科医生，使他们了解儿童安全包装程序。该教材可能纳入医学和药学学校课程中，以提高他们的法律责任意识。表 4.5 列出了 PPPA 条例涉及的一些物质。

**表 4.5　1970 年 PPPA 所涉及的物质**

| 治疗分类 | 药品和物质实例 |
| --- | --- |
| 镇痛药 | 阿司匹林、对乙酰氨基酚、水杨酸甲酯 |
| 管制药物 | 阿片样物质、S/H、兴奋剂 |
| 维生素和膳食补充剂 | 含铁药物和其他膳食补充剂 |
| 局部麻醉剂 | 利多卡因、地布卡因和米诺地尔 |
| 非处方 NSAIDs | 布洛芬、萘普生和酮洛芬 |
| 非处方抗组胺药 | 苯海拉明（Benadryl®）[a] |
| 非处方止泻药 | 洛哌丁胺（Imodium®） |
| 常规 | 人口服处方药（有一些例外和豁免） |

注：NSAIDs，非甾体类抗炎药；S/H，镇静/催眠药。

a. 每片或胶囊含有 25mg 苯海拉明；每片含有 2mg 洛哌丁胺。

### 7. 职业安全与健康管理局

1970 年，根据《职业安全和健康法案》成立了职业安全与健康管理局（OSHA），旨在确保工作条件安全健康，该目标通过检查员和辅助人员等共同完成。OSHA 授权予 26 个州，其共同合作执行该法案。此外，该机构还进行职业安全与健康方面的研究、信息、教育和培训。自 1971 年以来，美国就业人数从 5600 万人增加到 1.11 亿人，增加了一倍，但是职业死亡、职业伤害和疾病率降低了 40%～50%，由此可证明该机构和该法案的影响。

该机构主要通过制定一系列标准来完成其任务。例如，OSHA 普通工业和建筑铅标准要求雇主对暴露于空气中的铅且超过阈值水平的工人进行生物监测；雇主必须对铅和锌原卟啉（或游离红细胞原卟啉）的水平进行监测。此外，只有精确度符合 OSHA 规定的实验室才能对监测结果进行分析。OSHA 实验室清单中明确列出了精确度符合铅测定标准的实验室名单。这些实验室自愿向 OSHA 提供铅水平测试数据以便进行评估。

# 推 荐 阅 读

Clarkson TW. Principles of risk assessment. Adv Dent Res 1992；6：22.

Collins TF. History and evolution of reproductive and developmental toxicology guidelines. Curr Pharm Des 2006；12：1449.

Cross J，Lee H，Westelinck A，et al. Postmarketing drug dosage changes of 499 FDA-approved new molecular entities. Pharmacoepidemiol Drug Saf 2002；11：439.

Dietz FK，Ramsey JC，Watanabe PG. Relevance of experimental studies to human risk. Environ Health Perspect 1983；52：9.

Hays SM，Becker RA，Leung HW，et al. Biomonitoring equivalents: a screening approach for interpreting biomonitoring results from a public health risk perspective. Regul Toxicol Pharmacol 2007；47：96.

Luft J，Bode G. Integration of safety pharmacology endpoints into toxicology studies. Fundam Clin Pharmacol 2002；16：91.

Nicoll A，Murray V. Health protection: strategy and a national agency. Publ Health 2002；116：129.

Patterson J，Hakkinen PJ，Wullenweber AE. Human health risk assessment: selected Internet and world wide web resources. Toxicology 2002；173：123.

Ukwu HN. Global Regulatory Systems: A Strategic Primer for Biopharmaceutical Product Development and Registration. CenterWatch，2011. [Available from: http://store.centerwatch. com/p-287-global-regulatory-systems-a-strategic-primer-for-biopharmaceutical-product-development-and-registration.aspx]

# 参 考 文 献

Acquavella J，Doe J，Tomenson J，et al. Epidemiologic studies of occupational pesticide exposure and cancer: regulatory risk assessments and biologic plausibility. Ann Epidemiol 2003；13：1.

Baht RV，Moy GG. Monitoring and assessment of dietary exposure to chemical contaminants. World Health Stat Q 1997；50：132.

Barlow SM，Greig JB，Bridges JW，et al. Hazard identification by methods of animal-based toxicology. Food Chem Toxicol 2002；40：145.

Bernauer U，Oberemm A，Madle S，Gundert-Remy U. The use of in vitro data in risk assessment. Basic Clin Pharmacol Toxicol 2005；96：176.

Boyes WK，Dourson ML，Patterson J，et al. EPA's neurotoxicity risk assessment guidelines. Fundam Appl Toxicol 1997；40：175.

Buchanan JR，Burka LT，Melnick RL. Purpose and guidelines for toxicokinetic studies within the National Toxicology Program. Environ Health Perspect 1997；105：468.

Bull RJ，Conolly RB，De Marini DM，et al. Incorporating biologically based models into assessments of risk from chemical contaminants. J Am Water Works Assoc 1993；85：49.

Carere A，Benigni R. Strategies and governmental regulations. Teratog Carcinog Mutagen 1990；10：199.

Casciano DA. FDA: a science-based agency. FDA Consum 2002；36：40.

Cimino MC. Comparative overview of current international strategies and guidelines for genetic toxicology testing for regulatory purposes. Environ Mol Mutagen 2006；47：362.

Clewell HJ 3rd，Andersen ME，Barton HA. A consistent approach for the application of pharmacokinetic modeling in cancer and noncancer risk assessment. Environ Health Perspect 2002；110：85.

Conolly RB. The use of biologically based modeling in risk assessment. Toxicology 2002；181：275.

Cornfield J，Rai K，Van Ryzin J. Procedures for assessing risk at low levels of exposure. Arch Toxicol Suppl 1980；3：295.

Creton S，Billington R，Davies W，et al. Application of toxicokinetics to improve chemical risk assessment：Implications for the use of animals. Regul Toxicol Pharmacol 2009；55：291.

Dorato MA，Engelhardt JA. The no-observed-adverse-effect level in drug safety evaluations：Use，issues，and definition(s). Regul Toxicol Pharmacol 2005；42：265.

Eason C，O'Halloran K. Biomarkers in toxicology versus ecological risk assessment. Toxicology 2002；181：517.

Indans I. The use and interpretation of in vitro data in regulatory toxicology：cosmetics，toiletries and household products. Toxicol Lett 2002；127：177.

Jensen J，Pedersen MB. Ecological risk assessment of contaminated soil. Rev Environ Contam Toxicol 2006；186：73.

Kowalski L，Denne J，Dyer R，et al. Overview of EPA Superfund human health research program. Int J Hyg Environ Health 2002；205：143.

Lathers CM. Risk assessment in regulatory policy making for human and veterinary public health. J Clin Pharmacol 2002；42：846.

Hansson SO，Ruden C. Evaluating the risk decision process. Toxicology 2006；218：100.

Hayashi Y. Designing in vitro assay systems for hazard characterization： basic strategies and related technical issues. Exp Toxicol Pathol 2005；57：227.

Liebsch M，Spielmann H. Currently available in vitro methods used in the regulatory toxicology. Toxicol Lett 2002；127：127.

Lorber M. Indirect exposure assessment at the United States Environmental Protection Agency. Toxicol Ind Health 2001；17：145.

Lu FC，Sielken RL Jr. Assessment of safety/risk of chemicals：inception and evolution of the ADI and dose-response modeling procedures. Toxicol Lett 1991；59：5.

Pirkle JL，Sampson EJ，Needham LL，et al. Using biological monitoring to assess human exposure to priority toxicants. Environ Health Perspect 1995；103：45.

Temple R. Policy developments in regulatory approval. Stat Med 2002；21：2939.

U.S. Environmental Protection Agency，Environmental Management，Risk Assessment，Exposure Assessment Programs. 2012. [Available from：http://www.epa.gov/ebtpages/enviriskassessmentexposure assessment.html]

U.S. Environmental Protection Agency，Risk Assessment and Management：Framework for Decision-Making. 1984.

Environmental Protection Agency，Risk Characterization Handbook，Science Policy Council，Publication No. EPA 100-B-00-002（2003）；2012. [Available from：http://www.epa.gov/ OSA/spc/pdfs/rchandbk.pdf]

Van Ryzin J. Quantitative risk assessment. J Occup Med 1980；22：321.

Weed DL. Weight of evidence：a review of concept and methods. Risk Anal 2005；25：1545.

Waters M，Jackson M. Databases applicable to quantitative hazard/risk assessment-Towards a predictive systems toxicology. Toxicol Appl Pharmacol 2008；233：34.

Woodall GM. An exposure-response database for detailed toxicity data. Toxicol Appl Pharmacol 2008；233：14.

# 第 5 章　描述性动物毒理学试验

## 5.1　与人类暴露的相关性

### 1. 人体风险评估

从描述性动物毒理学试验中得到的信息可用于确定化合物对人类和动物的潜在毒性。这些试验的目的是在开发、销售、分销的早期阶段识别有毒化学品，特别是对于已经商业化的化学品。无论化学物质是合成的还是天然存在的，都可以用动物试验与体外试验来评估化学性诱导风险。

此外，管理机构还将这些综合试验用于筛查或预测人体毒性作用中，旨在建立一个监测环境化学品威胁、治疗时的不良反应以及职业毒性的标准。风险评估及其在预估人体潜在毒性中的应用见第 4 章。

### 2. 毒性预测及外推至人体毒性

预测人体毒性及其安全阈值是动物试验中最重要的任务。在确定动物毒理学试验结果与人类暴露的相关性时，需要仔细选择动物试验的参数，包括选择与人类生理相似的物种；选择适当的化学物质剂量、频率、暴露持续时间和给药途径等。此外，动物房、对动物的照料、成本效益、兽医方面的研究以及实验室饮食等看似很微小的事情，也是需要考虑的重要问题。因此，这些因素也应该计入毒理学试验过程中。此外，应根据管理机构的指导方针系统地选择合适的试验。

## 5.2　动物福利和美国动物福利法案

美国《动物福利法案》（最初于 1966 年颁布）是根据联邦法规（第 7 章，第 2131～2156 条）颁布的。该法案授权予农业部长，让其管理拟用于研究或"用于其他目的"的动物的运输、销售和处理方面的事务，如狗、猫、非人灵长类动物、豚鼠、仓鼠和兔子。此外，还颁布了一些法案修正案，其中包括公法 91-579（1970），该修正案扩大了法案中涵盖的动物品种，其中包括所有用于或拟用于试验或展览的温血动物。

　　研究设施主要根据法案规定的标准进行建立。有关部门还制定了有关动物在商业、展览、试验和运输期间的保护、人文关怀和处理方面的条例。这些条例中还提及了检查、麻醉剂、止痛剂和镇静剂的使用。该法案的进一步修正案（公法 99-198，1985 年的《食品安全法案》，副标题 F：《动物福利》）是《实验室动物法案》的改良标准。在修正案中不仅阐明了"人文关怀"的含义，还详细说明了卫生、动物房和通风等情况。在该法案的指导下，农业部长制定了为狗提供运动条件的条例，并发布了相关条款以促进建立能保证非人灵长类动物心理健康的物理环境。它规定试验过程中，要减少动物遭受的疼痛和痛苦，并要求研究者思考动物试验的替代方法。此外，法案还对试验过程中动物受到的痛苦进行了定义。

　　1985 年法案还提到了构建动物护理和使用委员会（IACUC）并标明了其作用和组成，此外还对动植物卫生检验局的职责进行了规定。法案中还提到了在国家农业图书馆建立信息服务以防止重复研究的发生，提供员工培训，开发减少或取代动物试验的方法，以及探索减轻试验动物疼痛的方法。

　　美国农业部制定的现行法规明确了应该如何遵守《动物福利法案》及其修正案。《动物福利法案》可以划分为四个部分：定义、条例、标准、实践管理程序规则。其中，定义部分描述了法案中用到的术语。例如，术语"动物"特异地排除了研究中使用的大鼠（rattus）和小鼠（mus）。条例部分提到了研究设备的许可、注册和检查，主治兽医的责任以及兽医护理管理。此外，还颁布了与被盗动物、记录、遵守标准和持续期限以及其他问题如动物的没收和销毁，查阅、检查记录和财产有关的指南。

　　第三部分中的大部分内容都是关于动物物种分类的，如猫、狗、豚鼠、仓鼠、兔子、非人灵长类动物、海洋哺乳动物和其他温血动物，其中涉及设备和运营、卫生和畜牧系统以及运输等方面。在最后一节中，列出了根据《动物福利法案》第 19 节对行政诉讼做出裁决的实践管理程序规则（见本章末尾的推荐阅读和参考文献）。

　　其余部分主要是一般方法与体内毒理学试验的定义、描述和比较。此外，还概述了传统动物试验，大多数毒理学家和生物医学研究人员都是从这些试验中获得了有关该领域的知识。第二节主要阐述的是动物毒理学试验，包括与设计、执行和完成这些研究相关的基本原理、技术和方法。本节详细介绍的是动物试验技术。彻底了解这些章节可了解有关预防和避免动物滥用、过度使用和不必要浪费的内容。最后，第三节对体外方法（动物毒理学试验的替代方法）进行了描述。因此，本书能够有效地帮助研究生、初级调查员以及经验丰富的毒理学家选择各种不同的试验方法，从而探索重要毒理学问题的答案。

# 5.3 化 学 品

## 1. 化学品的选择

选择合适的化学品,然后应用这些化学品来完成研究的目标,是研究项目的基础。因此,在开展研究项目前,需要对备选的化学品进行详细了解,包括其物化性质、疑似或已知的毒性机制,以及其在公共部门的使用情况。

## 2. 溶解性

物化性质涉及化学品的物理状态,它不仅会影响化学品的商业性,而且还与具体的试验操作有关。例如,化学品的水溶性或脂溶性与介质的选择密切相关,水溶性较强的物质更容易溶解于含水介质中,包括缓冲液、电解质或饮用水。对于水溶性弱的化学品,需要采取额外的措施才能将适当浓度的化学品输送到试验对象中。因此,不应将水溶性差的化学品溶解于水中,因为这样会导致溶液浓度不准确;不溶于水的化学品不应采用肠胃道或口服的方式给药。

在配制脂溶性化学物质的储备液及其在体内转运时,都应该选择有机溶剂来溶解。将试剂溶解在有机溶剂中制备储备溶液可以使试剂暂时溶解,之后再确定其在水溶液中的溶解度,以便后期进行体内给药。所选择的有机溶剂必须是惰性的,并且在试验中应设置相应的溶剂对照组。此外,对于脂溶性化学物,在试验时还可以制备其悬浮液,此时,需要摇动使其均一,进行独立储存,注意保质期。总之,无论将药物溶于有机介质还是配制成悬浮液,都必须使其能用于口服、肠胃道或吸入途径给药。

## 3. 溶剂

对于水溶性较低的化学物质,需要用植物油或有机溶剂将其配制成乳液或悬浮液,形成均匀的制剂再用于试验。例如,可以使用的植物油溶剂有:玉米、橄榄、花生、向日葵和大豆油。与在水介质中传递的等效浓度相比,使用油作为溶剂通常会使口服给药时药剂的吸收量增加。因此,使用油作为溶剂进行口服给药时,化学品对靶器官的毒性风险更大。此外,随着溶剂和试验物质在体内进行代谢,其可能会对化学相互作用产生影响。当使用油作为溶剂,进行口服或非肠道给药时,一些有关农药、除草剂、聚乙二醇和乙醇的研究结果出人意料(见推荐阅读和参考文献)。

溶解在油性介质中的化学品非常适合于皮肤应用。使用油或有机溶剂作为溶质制备悬浮液或乳液,可以有效地渗透皮肤并增强皮肤吸收。但是,在动物试验中，这种皮肤给药的方式受到试验技术的限制。目前，已开发的几个经皮肤给药的动物模型参见第 8 章。

与胃肠道或肠胃外给药一样，在经鼻或呼吸道给药时，选择合适的溶剂也很重要。呼吸道给药的方式也有多种，例如，将高压气雾化或在独立封闭室内释放蒸气。对于水溶性较低的药剂，溶剂与肺组织之间的相互作用可能会影响化学物质的吸收或产生毒性。例如，油性溶剂会导致上呼吸道局部刺激从而引起呼吸道炎症反应。因此，在试验中，必须对化学物质引起的炎症与溶剂引起的炎症进行区分。又如，悬浮液或乳液中的不溶性固体颗粒会对试验结果产生影响，因此可能需要增加附加试验来进行区分。再如，溶剂的降解产物可能与试验化学品之间发生相互作用，或者可能误认为是化学物的体内代谢物。

### 4. 给药途径

选择适当的给药途径对于毒理学分析和毒性评估十分重要。一般来说，毒理学研究的目标是模拟人类或动物的暴露风险，试验动物的给药途径应尽量与人类实际接触化学品的途径相同或类似。例如，对于目的是为了解人类职业暴露的研究，在制定试验方案时，暴露方式应尽量包括口服摄入、皮肤接触和吸入等人类实际暴露的途径。

对于涉及农药、除草剂或杀真菌剂室内环境暴露的研究应使用吸入或皮肤接触动物模型。总之，开发用于毒理学试验的动物模型时，给药方式应尽量模拟人体实际的暴露途径。

### 5. 动物种类的选择

与设计毒理学研究时选择适当的给药途径类似，选择合适的试验动物类型之前应考虑以下几个标准：①根据人体暴露对有毒药剂进行分类（见第 2 章）；②动物物种与人类的解剖、生理及代谢是否相似；③动物的年龄、预期寿命和性别；④试验目的；⑤动物处理的便利性、栖息要求以及是否有对其日常护理的经验；⑥成本效益。

在选择动物模型时，应该充分考虑它们能否模拟化学品暴露对人类产生的影响。化学品的分类对给药途径、持续时间和剂量，以及动物物种的选择都有影响。对于急性毒性研究，最实用的动物模型是啮齿动物模型，其原因是管理方便，且可在短期内获得啮齿动物的生理参数。在进行动物试验时，必须根据啮齿动物的代谢率和已报道的毒理学资料对给药剂量进行调整。

虽然不存在完美的人类替代品，但每种物种都有不同的特征，这些特征与各种物种的生物和生理差异有关。目前人们普遍认为，动物和人类在化学品的吸收、分布、生物转化和排泄方面存在差异，因此需要对动物毒理学数据进行认真的分析解释。表 5.1 列出了毒理学研究中常用哺乳动物的一些特征，也列出了影响毒理学试验中动物选择的因素。

**表 5.1　常用于毒理学研究的哺乳动物与人类的比较**

| 特性 [a] | 物种 | | | | |
|---|---|---|---|---|---|
| | 小鼠 | 大鼠 | 兔子 | 狗 | 人类 |
| 成年体重（g） | 18～40 | 250～800 | 2.5～5kg | 16～18kg | 75kg |
| 寿命（yrs） | 1～3 | 2～3.5 | 5～10 | 16～18 | 78 |
| 染色体 | 40 | 42 | 44 | 78 | 46 |
| 体温 | 37.1～37.4 | 37.1～37.4 | 38～40 | 38～40 | 37 |
| 青春期年龄 | 18～49d | 20～50d | 8～22wks | 8～14mo | 12～15yrs |
| 妊娠（d） | 19～21 | 21～22 | 31～32 | 63 | 270 |
| 产仔数 | 4～12 | 6～14 | 4～10 | 2～12 | 约1 |
| 心率（bpm） | 310～840 | 320～480 | 150～300 | 70～130 | 60～90 |
| BP（舒张期/收缩期 mmHG） | 145/105 | 100/75 | 110/80 | 145/82 | 120/80 |
| 全血容量（mL/100g） | 5.8 | 5.6～7.1 | 6.0 | 6.0～7.0 | 6.5～7.5 |
| 呼吸速率(r/min) | 163 | 85～110 | 32～65 | 10～30 | 12～18 |
| 血浆 pH | 7.2～7.4 | 7.4 | 7.4 | 7.4 | 7.4 |
| 其他特征 [b] | 剥夺水源，体重减轻 | 与小鼠相似，胆囊，视力差 | 晨昏活动 [c]，抗血清生产，热原试验，CV 的研究 | 各种人类疾病模型（CV、糖尿病、行为） | 解剖学上类似啮齿动物 |

注：CV，心血管；d，天；mo，月；wks，周；yrs，年。
a. 雄性和雌性的平均值。
b. 群体饲养的动物（见文本）。
c. 黎明时分，暮色中最活跃。

众所周知，没有一个物种能准确地反映出人类生理和代谢活动。种间变异是普遍存在的，甚至在相同的物种中也存在差异，即便是对试验参数进行了充分调整，这种差异也存在。对重复研究的标准进行严格控制（动物处理的时间、动物的性别和数量），有利于减小种间变异。因此，在毒理学评估中使用动物模型的目标是得到可用的数据从而用于人类风险评估，并得到试验结果与研究目标之间的相关关系。如后续章节所述，如果研究的目的是评估人类风险，如疑似人类致癌物，那么在对动物试验结果进行解释时要以对动物模型与人类之间差异的理解为基础。

通过选择在屏障环境下饲养的动物进行试验也能使种间变异性最小化。为了降低试验中的变异，应选择具有以下统一特征的动物：①使用动物的近交系（同类）或远交系（异类）；②体重一致；③年存活率准确；④年龄相关疾病的发病率相似；⑤自发肿瘤形成的发生率类似；⑥对标准饮食的典型反应。

饲养者的知识以及对试验参数的严格控制有助于减少种间变异性。

### 6. 成本效益

选择动物物种最重要的标准之一是成本。动物试验比体外试验更昂贵。动物试验的预算必须包含以下几点：①动物的采购、饲养，以及动物护理；②食品、水和日常用品；③动物护理人员的聘用和培训；④工作人员或随叫随到的兽医；⑤正确处理标本和废物。

制定和进行动物毒理学研究还涉及各种成本和意想不到的费用。这些费用列于表 5.2 中，包括采购和运输费用、提供和维护饲养条件、动物饲料和用品、技术服务等。与建立和维护动物护理设施相关的间接费用可能令人望而却步，特别是对于较小的学术机构来说。有趣的是，动物毒理学试验的高成本在一定程度上促进了成本相对较低的体外替代方法的发展。

**表 5.2　动物毒性研究成本效益的评估**

| 毒性研究 | 描述 |
| --- | --- |
| 动物 | 采购、饲养、维修 |
| 每日动物需求量 | 食物、水、垫料 |
| 饲养费用 | 公用费用、动物护理 |
| 技术人员 | 技术和辅助动物护理、培训、劳务费用 |
| 医疗保健 | 兽医服务 |
| 废物处置 | 合约公司处理标本和废物 |
| IACUC | 与可行委员会相关的间接和直接成本 |

注：IACUC，动物护理和使用委员会。

啮齿动物是最常用的毒性试验模型。这主要是因为急性和慢性研究的成本，易于处理、饲养条件，以及可用于大多数化学品试验等。因此，使用啮齿动物进行试验更多的是因为成本而不是与人类的生物学相似性。根据以上所述，啮齿动物通常是毒理学试验的首选模型。然而，要注意的一点是，除了成本，试验还应该考虑动物模型的生物学参数、靶器官毒性、化学物质分类和毒物动力学。因此，选择啮齿动物作为试验模型，必须对其他动物物种的优缺点进行比较分析。

试验中选择动物数量时需要适当考虑成本。一项调查（U.S. Public Health Service，2006）显示，2005 年美国毒理学试验研究中使用了超过 5000 万只动物。虽然这个数字仅代表了一个统计数据，但是每个治疗组的动物数量取决于前面提到的因素。先前未列出的因素，表明有发生毒性损害的可能性。

人类发生毒性效应的概率与动物试验所需的动物数量成反比。也就是说，当人类发生毒性损害的概率较低时，需要更多的试验动物来证明这种风险的发生。对于大多数暴露于环境污染和市售化学品的人来说，毒性效应发生的概率小于0.01%。因此，这种 1∶10000 的比例往往需要几千只动物来证明暴露与毒性损害之间的因果关系。但在实际试验中，这个试验动物数量往往令人望而却步，一般急性或慢性研究中每个处理组选择的动物数为 10～25 只（实验组和对照组）。可以理解的是，在一定的给药剂量范围内，随着试验动物数量的减少，所检测到的不良反应（假阴性）可能未包含所有的可能性，从而引起研究结果的不准确。

### 7. 动物房

如上所述，动物饲养法规和其他动物护理要求在美国非常适用。《联邦条例》（1900 年修订）中包含《动物福利法案》。该法案概述了动物护理设施中动物居住条件的标准。在动物饲养条件的规定中，规定了每平方英尺（译者注：1 英尺≈0.3048m）的物理环境、照明等，动物数量需要根据动物和笼子大小以及动物护理人员的工作规范来确定。

### 8. 饮食

一般认为，长期限制卡路里（CR）是减缓老化速度，并增加短命物种平均寿命和最大寿命跨度的唯一途径。对于包括大鼠、小鼠、鼠尾草、虫、酵母菌，以及间接证据证明的人类在内的多种动物，CR 都可以起到延长寿命和延缓老年性慢性疾病发生的作用。虽然这种机制尚不清楚，但清楚的是，CR 可以减慢代谢率，减少氧化应激，改善胰岛素敏感性，并增强神经内分泌和交感神经系统功能。对啮齿动物的研究表明，CR 可以抑制许多与年龄相关的病理生理变化的发展，包括脑功能、学习和行为的不良改变。对猴子进行长期 CR 的影响与啮齿动物相似。有关长期 CR 对长寿类物种如灵长类和人类的影响目前正在研究。

现在普遍认为，与自由采食相比，限制啮齿动物的能量摄入减少 8%～20%，可以使其体重减轻、寿命延长，且各种疾病和器官功能受年龄的影响不明显。此外，自发性发病率降低和化学诱导肿瘤形成似乎与总热量摄入减少有关，而不是与任何单一微量营养素或大量营养素的摄入减少有关。因此，试验动物的饲养条件可以明显地影响毒理学研究的风险评估。事实上，目前有许多慢性毒理学研究的结果受到了质疑，其原因是试验过程中未对饮食因素进行控制。因此，有必要明确：动物在 CR 饮食时能降低慢性毒性效应吗？

营养对于毒理学生物试验和研究具有重要意义，因为饮食成分和给药条件会影响外源性试验物质的代谢和活性，并影响长期研究的结果和可重复性。随意喂养时不能很好地控制试验动物，使得结果的实验室间差异很大。事实上，美国食品药品监督管理局对动物饮食不受控制的问题很重视，并提出了应该适当控制动物饮食水平以使动物的生长符合标准化的生长曲线。

证据表明，当限制动物摄入能力时发生的适应反应主要是缺乏肾上腺皮质激素引起的有节奏的肾上腺皮质功能亢进。这种亢进会引起一系列的反应：①外周组织的葡萄糖摄取和代谢减少；②有丝分裂减慢；③反应减弱；④蛋白质和 DNA 的氧化损伤减少；⑤繁殖能力下降；⑥药物代谢酶的表达改变。

饮食限制研究的数据表明肥胖动物更容易发生化学诱导毒性，因此提出了信息可比性的问题。这在现在研究数据库与历史数据库的比较中尤其重要。几项采用了限制饮食摄入的试验的研究表明，在两年的研究中，饮食控制不仅增加了动物存活时间，而且提高了生物测定灵敏度。因此，设计毒理学试验方案时应该考虑饮食因素。特别是对年轻动物来说，它可以直接影响各种代谢因素。

从代谢上来说，以自由采食的大鼠为对照，可以发现 CR 会降低高胰岛素血症的发生，随后降低代谢酶的调节表达。CR 可以通过增强免疫抑制、降低测试化学品的代谢率或改变生物转化等方式来降低药物的急性毒性。此外，潜在的或已知的哺乳动物致癌物对 CR 动物中的癌症诱导率较低。CR 也会干扰正常的昼夜节律，因为啮齿动物在减少饮食后似乎会迅速消耗食物。有趣的是，CR 和摄食行为的改变会影响血清激素水平，如胰岛素、甲状腺激素和皮质酮的昼夜节律。总体而言，CR 能够抑制年轻动物中异源物质的代谢，在老年动物中有利于维持酶活性。

### 9. 试验动物保护和利用委员会

美国公共卫生服务（PHS）于 1986 年颁布了关于人道主义关怀和使用试验动物的政策，并实施了 1985 年的《健康研究扩充法案》（公法 99-158，题为《动物研究》）。美国试验动物福利研究所、国家卫生研究院负责有关 PHS 政策的管理和协调，为试验、研究和培训机构使用脊椎动物和照料提供指导和材料。PHS 政策要求相关机构采取适当的措施，以确保所有试验、研究培训和生物检测中使用的动物能够得到妥善的护理。参与 PHS 进行或支持的研究及活动中使用的动物都能得到适当的照顾。此外，涉及动物的任何研究等都必须有关于 PHS 的书面承诺，以确保遵守这项政策。该承诺书会提交到美国国立卫生研究院的 OLAW，由 OLAW 评估来确定 PHS 进行或支持的研究是否符合动物护理规定。总之，承诺书必须包括以下信息：①机构的所有分支和主要组成部分列表；②项目的职权和责任列表；③参与该项目的兽医的素质、职权和职责；④根据要求建立 IACUC 的成员名单；⑤IACUC 遵循的程序满足要求；⑥在实验动物设施内工作或与动物频繁接触的人员的健康；⑦动物保健与人性化训练，科学家或动物技术人员和其他涉及动物护理、治疗或使用的人员，应该采用合适的试验方法，以尽量减少动物的痛苦和试验动物的数量；⑧动物设施的总平方英尺数、所容纳的物种数、动物的数量及 OLAW 所要求的任何其他相关信息。

IACUC 的其他职能包括定期审查机构的程序、检查设施、准备报告、提交改进方案的建议和修订等。

# 5.4　方　法　学

下面的讨论介绍了建立毒理学试验动物模型所涉及的方法和技术等。下面的章节将更详细地对动物模型进行介绍。本节的目的是帮助研究者系统地确定研究主题，也就是说，通过了解组织背景材料，读者可以从上下文中更全面地获得研究准备和设计所需的知识。对于某些人来说，可能确定研究主题很重要，而对于其他一些人来说，可能需要更详细地了解信息研究。

## 1. 动物毒理学试验规程简史

全身毒性是指外源物质经生物体吸收和分布后在生物体内观察到的不良后果。通常从侵入途径开始监测这种效应。急性毒性是指在 24～72h 内一次或多次给药后出现的毒性效应（Klaasen，2008）。给药方式有口服、经皮或吸入等。因此，急性全身毒性试验是对物质急性暴露后的全身毒性效应进行评估。

传统的急性全身毒性试验使用的试验动物为哺乳类，最常见的给药方式是口服。传统的毒性评价主要基于 $LD_{50}$ 或半数致死剂量；也就是说，在试验条件下，估计能导致 50% 的暴露动物死亡的剂量（Barile，2008）。1927 年，首次引入 $LD_{50}$ 作为口服给药的研究终点（Trevan，1927）[①]。此后，许多国家监管机构，包括经济合作与发展组织（简称经合组织）（OECD；指南 401）[②]和环境保护局（EPA；指南 798.1175）的测试并建立了许多标准化的指南。该指南包括试验动物的选择，这种选择是根据管理形式而确定的，其中啮齿动物仍然是经口和吸入给药试验的首选物种，而大鼠或兔子是皮肤试验的首选。用于确定 $LD_{50}$ 值的动物数量 100～200 不等，主要取决于试验物质（Galson，2000）。2001 年，一项更为人道的、适用于体内毒性试验的 OECD 协议取缔了 OECD 指南 401。

OECD 指南包括以下内容：固定剂量程序（FDP）、急性毒性分类法（ATCM）、上下程序（UDP）、OPTS 870.1100（EPA；急性口服毒性）。

---

① 致死浓度或 $LC_{50}$ 是吸入给药时的研究终点，也是评估血清或器官药物浓度的研究终点（Gribaldo et al.，2005）。
② 包括美国、日本和欧盟几个成员国的国际贸易组织。

目前，使用致死剂量法进行毒性试验研究时，试验动物数量的问题引起了广泛关注。为了对体内研究中的试验动物数量进行减少、改进或替代，研究者们开发了几种与动物试验相结合的方法作为动物毒性试验的替代方法。

1992，经合组织采用了固定剂量法进行试验（FDP；OECD 指南 420：急性口服毒性）。与致死剂量法相反，FDP 的毒性终点是观察到明显的毒性效应，即"明显毒性"（OECD，2001）。该方法在给一组动物（5 只）用药前，用单只动物进行了测试，给药剂量为 5mg/kg、50mg/kg、300mg/kg 或 2000mg/kg。但是，采用这种试验方式会使得主观性增强；它在得到 $LD_{50}$ 范围的同时降低了结果的可信度。

此后不久，急性毒性分级法（ATCM）作为 FDP 的替代方法逐渐应用于试验。ATCM 在动物试验开始之前，使用物理化学数据进行生物统计学计算，来获得体内毒理学试验的起始剂量（OECD，1996）。ATCM 使用连续测试参数，每个步骤使用不同性别的动物各 3 只。在 FDP 试验过程中，会根据先前试验的结果来相应地调整后续剂量；如果在先前的低剂量组观察到了明显的毒性效应（OECD，2001a），则不需要进行进一步的试验。设计剂量水平的目的是使试验结果与国际分类系统相结合，如全球协调分类系统，以便对化学品进行合适的分类。

1998 年发展了一种上下程序（UDP）用作致死剂量试验的替代方法，该试验程序的基本原理是将动物进行单独暴露，然后根据上一个动物暴露后观察到的结果，调整下一个动物的暴露剂量，重复进行该过程直到计算出毒性剂量（OECD，1998）。目前，UDP 是接受程度最高的 $LD_{50}$ 的估计方法。因此，UDP 也是 EPA 急性口服毒性试验指南（OPTS 870.1100）的基础。后者需要对 $LD_{50}$ 的置信区间进行点估计，以便对化学品，特别是农药进行监管。

最后，对 FDP、ATCM 和 UDP 急性毒性试验的结果进行评估和统计学分析。虽然这些方法减少了毒性试验中的试验动物的使用数量和试验动物的痛苦，但目前监管机构也正在开发体外毒性替代方法以便于代替体内试验（本书的第三部分对体外方法进行了详细讨论）。

### 2. 暴露途径、暴露持续时间和暴露频率

试验方案中暴露途径、暴露持续时间和暴露频率需要根据试验目的来确定。因此，在接下来的章节中，将会进一步对试验设计中的剂量和管理等进行讨论。

### 3. 毒性指标

动物试验中，试验对象暴露于化学药品后出现的生物特性和表现出的毒作用效果是由动物和化学药品相互作用的毒物动力学决定的。图 5.1 概述了体内化学物质的毒物动力学（或药代动力学）过程及化学物质的代谢过程。

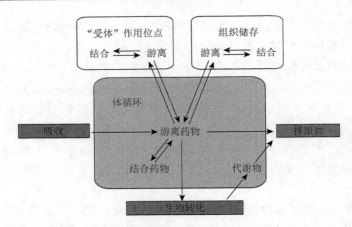

图 5.1　体内化学物质的毒物动力学及其代谢

在给药后的任何时间，可以在机体的任何房室中读取到这些相互作用。此外，化学物质对房室的影响可能是连续的。有毒物质作用于房室后会对其产生影响，进而影响到后续的房室与有毒物质的相互作用，在特定时间检测到的效果与化学物质和机体之间发生的许多作用有关。检测方法必须具有一定的灵敏度才能用于监测所发生的毒理学事件。要将定量检测方法应用于毒理学研究，需要在可靠的剂量范围内建立敏感的毒性指标。进行试验规划时需要考虑预期毒性效应和毒性监测的终点。

正如体外技术中所描述的（参见本书的第三部分），在整个试验中，动物试验中也需要有预试验、正式试验和验证试验。建立剂量-效应关系时需要明确试验终点、剂量（或浓度）和响应（效应）。因此，用一个成本效益合理的方法，选择适当的毒性指标和合适的试验动物数量进行试验可以获得有用的试验结果。从几个试验指标中获得的数据有助于对毒理学活性进行解释。

### 4. $LD_{50}$ 和急性全身暴露的两种途径

毒理学研究的试验设计过程中最有创造性的方面是初步试验方案的建立。例如，试验设计必须包括以下方面：①动物种类；②动物数量；③给药途径；④初始剂量（浓度）估算；⑤研究时间（尽管是急性研究）。

### 5. 动物种类

如上所述（"选择合适的动物物种"），在研究急性 $LD_{50}$ 时常选用啮齿动物。啮齿动物不仅具有与人类相似的生理和解剖特点，并且目前已经积累了丰富的毒理学数据，此外，啮齿动物还有其他的一些优点，这些都使得其成为优选的试验对象。例如，啮齿动物的试验成本适当，在国际上容易获得，在物种内个体变异最小，并且在技术上易于处理。因此，啮齿动物是毒理学研究的首选试验动物并不是偶然的。

### 6. 动物数量

在整个研究过程中，必须预先准备足够数量的动物以应对试验过程中可能发生的任何偶然情况。例如，要评估确定的和不确定的化学试剂毒性需要足够数量的动物。试验过程中发生意外毒性或过早死亡等都可能会导致试验数量减少，无法完成研究。此外，在试验结束时，试验动物数量较少可能会导致结果没有统计学意义。

### 7. 给药途径

试验中的给药途径应该模仿自然环境中化学物质的暴露途径。例如，对于口服或注射给药的治疗药物，建议试验中采用的暴露方式分别为口服或非肠外途径。同样，在环境或职业环境中的气态毒物，建议试验给药方式为吸入或皮肤途径。当确定暴露方式后，与动物和/或化学物质有关的一些因素可能会影响给药方式。例如，口服给药时可以是将化学物质混入固体食物中，将药剂溶解在液体或水中，或使用其他口服装置，如口服注射器或管等方式。根据研究目的、给药的便利性等因素，注射给药的药物可以通过静脉注射、肌肉注射或皮下注射来进行给药。最终，具体的给药方式选择取决于试验设计的细节。

### 8. 初始剂量估算

初始剂量或目标浓度通常用致死剂量测定法来确定。一般来说，每个剂量组使用的动物数量越大，试验得到的 $LD_{50}$ 更准确。然而，$LD_{50}$ 的值不需要非常精确，以及为了减少试验动物数量，没有必要为了得到非常精确的 $LD_{50}$ 而牺牲许多试验动物。在毒理学试验中，初始给药剂量与后续试验动物宰杀数量之间存在着一个平衡。前面讨论的方法学（"方法学"一节）概述了达到筛选剂量的人道主义方法，例如，将 $LD_{50}$ 用于后续测试。

### 9. 研究时间

毒理学研究中的急性试验是一种相对现象。对于不同的物种来说，时间为 24h、7 天或 30 天的试验都可能是急性试验。然而，EPA 要求，无论暴露途径是什么，一项研究必须包括 24h 的时间间隔的急性 $LD_{50}$ 研究。与人类相比，对于动物试验来说，暴露 24h 可能便是急性试验。例如，啮齿动物的寿命很短，24h 的暴露时间相对于其寿命所占的比例比人类或其他哺乳动物要大得多。因此，应该要求啮齿动物的暴露时间与人体暴露时间所占的比例相同。与其他物种相比，假设啮齿动物的寿命约为 2 年，24h 的暴露约占其寿命的 0.14%。人类平均寿命为 78 年，根据相同的比例计算，人类的暴露时间应为 40 天。因此，假设参数保持不变，啮齿动物暴露 24h 与人类暴露相同的化学物质一个多月是等效的。在啮齿动物的急性 $LD_{50}$ 试验时，通常不考虑在人类或动物的风险评估中进行的相对计算。然而，尽管暴露的种类或途径不同，传统上将 24h 作为急性研究中 $LD_{50}$ 测定的截止点。$LD_{50}$ 是一种化学试剂毒性的粗略估计，其解释价值是有限的，计算结果是相似的，但不幸的是，它目前已经逐渐不再应用于高级生物医学领域，但其在监管方面仍然是有价值的。

## 10. 慢性和亚慢性暴露

除了急性暴露外，慢性和亚慢性研究也包含几个暴露期。在有或没有重复给药间隔的情况下，亚慢性暴露的暴露时间通常为 90 天。慢性研究的设计和执行更困难，其不仅在组织方面更复杂，而且试验费用也更昂贵。这些研究大多是关于致癌性、诱变性试验或毒代动力学研究，其最终目标在于了解试验现象。慢性毒理学试验中最常选用的试验动物是啮齿动物。在慢性研究中，血液学分析、临床化学和组织学检查等具有很大意义。

## 11. 试验类型综述

表 5.3 对动物毒理学试验方法进行了概述，这些方法通常与 $LD_{50}$ 试验一起进行，或者为了特定的目标进行研究。包括眼刺激性、局部刺激性、致畸性、发育毒性、围产期和产后毒性、诱变性、免疫毒性和毒代动力学的方法和研究。虽然在本节和前几节中都简要地提到了这些试验，在后续章节中将对技术和其他毒性模型进行更细致和广泛的讨论。

**表 5.3　用于特定靶器官或客观试验的其他描述性动物技术**

| 方法 | 描述 | 试验动物 |
| --- | --- | --- |
| 皮肤试验 | 局部刺激性 | 豚鼠 |
| 眼刺激试验 | 眼刺激性 | 兔子 |
| 生育和繁殖试验 | 发育毒性 | 家兔和啮齿动物排泄物 |
| 免疫毒性研究 | 与免疫功能有关的毒性 | 啮齿动物 |
| 哺乳动物诱变试验 | 病变灶诱导[a]；皮肤肿瘤、肺肿瘤、乳腺癌的诱导 | 啮齿动物 |
| 哺乳动物致畸性，全胚胎培养 | 致畸性 | 兔子，啮齿动物 |
| 围产期及产后研究 | 发育毒性 | 兔子，啮齿动物 |
| 毒代动力学研究 | 对 A、D、M、E 的影响 | 啮齿动物和大型哺乳动物 |

注：A、D、M、E 分别表示吸收、分布、代谢、排泄。

a. 在啮齿动物肝脏中。

# 推 荐 阅 读

Bayne KA. Environmental enrichment of nonhuman primates, dogs and rabbits used in toxicology studies. Toxicol Pathol 2003; 31: 132.

Dirks AJ, Leeuwenburgh C. Caloric restriction in humans: potential pitfalls and health concerns. Mech Ageing Dev 2006; 127: 1.

Heilbronn LK, Ravussin E. Calorie restriction and aging: review of the literature and implications for studies in humans. Am J Clin Nutr 2003; 78: 361.

Keenan KP, Laroque P, Dixit R. Need for dietary control by caloric restriction in rodent toxicology and carcinogenicity studies. J Toxicol Environ Health B Crit Rev 1998; 1: 135.

U.S. Department of Agriculture, National Agricultural Library, Animal Welfare Information Center. [Available from: http://www.nal.usda.gov] [Last accessed June 2012].

# 参 考 文 献

Arts JH. Inhalation toxicity studies: OECD guidelines in relation to REACH and scientific developments. Exp Toxicol Pathol 2008; 60: 125.

Bakand S, Hayes A. Troubleshooting methods for toxicity testing of airborne chemicals in vitro. J Pharmacol Toxicol Methods 2010; 661: 76.

Barrow PC. Reproductive toxicology studies and immunotherapeutics. Toxicology 2003; 185: 205.

Borgert CJ. Evaluation of EPA's Tier 1 Endocrine Screening Battery and recommendations for improving the interpretation of screening results. Regul Toxicol Pharmacol 2011; 59: 397.

Bucher JR. The National Toxicology Program Rodent Bioassay: designs, interpretations, and scien-tific contributions. Ann NY Acad Sci 2002; 982: 198.

Cooper RL. Current developments in reproductive toxicity testing of pesticides. Reprod Toxicol 2009; 28: 180.

Faqi AS. A critical evaluation of developmental and reproductive toxicology in nonhuman primates. Syst Biol Reprod Med 2012; 58: 23.

Faulks SC, Turner N, Else PL, Hulbert AJ. Calorie restriction in mice: effects on body composition, daily activity, metabolic rate, mitochondrial reactive oxygen species production, and membrane fatty acid composition. J Gerontol A Biol Sci Med Sci 2006; 61: 781.

Harper JM, Salmon AB, Chang Y, et al. Stress resistance and aging: influence of genes and nutrition. Mech Ageing Dev 2006; 127: 687.

Hayes A, Bakand S. Inhalation toxicology. EXS 2010; 100: 461.

James ML. IACUC training: from new-member orientation to continuing education. Lab Anim (NY) 2002; 31: 26.

Leakey JEA, Seng JE, Allaben WT. Influence of body weight, diet, and stress on aging, survival and pathological endpoints in rodents: implications for toxicity testing and risk assessment. Reg Res Perspect 2004; 4: 1.

Lilienblum W, Dekant W, Foth H, et al. Alternative methods to safety studies in experimental animals: role in the risk assessment of chemicals under the new European Chemicals Legislation (REACH). Arch Toxicol 2008; 82: 211.

Merry BJ. Oxidative stress and mitochondrial function with aging the effects of calorie restriction. Aging Cell 2004; 3: 7.

Meyer O. Testing and assessment strategies, including alternative and new approaches. Toxicol Lett 2003; 140: 21.

Michael B，Yano B，Sellers RS，et al. Evaluation of organ weights for rodent and non-rodent toxicity studies：A review of regulatory guidelines and a survey of current practices. Toxicol Pathol 2007；35：742.

OECD Detailed Review Paper（DRP）number 31. "Cell transformation assays for detection of chemical Carcinogens"：main results and conclusions. Mutat Res 2012；744：8.

Pauluhn J. Overview of testing methods used in inhalation toxicity：from facts to artifacts. Toxicol Lett 2003；140：183.

Pitts M. A guide to the new ARENA/OLAW/IACUC guidebook. Lab Anim（NY）2002；31：40.

Rogers JV，McDougal JN. Improved method for in vitro assessment of dermal toxicity for volatile organic chemicals. Toxicol Lett 2002；135：125.

Silverman J. Animal breeding and research protocols：the missing link. Lab Anim（NY）2002；31：19.

Smialowicz RJ. The rat as a model in developmental immunotoxicology. Hum Exp Toxicol 2002；21：513.

Spielmann H，Grune B，Liebsch M，et al. Successful validation of in vitro methods in toxicology by ZEBET，the National Centre for Alternatives in Germany at the BfR（Federal Institute for Risk Assessment）. Exp Toxicol Pathol 2008；60：225.

Steneck NH. Role of the institutional animal care and use committee in monitoring research. Ethics Behav 1997；7：173.

Vasseur P，Lasne C. OECD Detailed Review Paper（DRP）number 31 on "Cell Transformation Assays for Detection of Chemical Carcinogens"：main results and conclusions. Mutat Res 2012；744：8.

Warheit DB，Donner EM. Rationale of genotoxicity testing of nanomaterials：Regulatory requirements and appropriateness of available OECD test guidelines. Nanotoxicology 2010；4：409.

Whitney RA. Animal care and use committees：history and current policies in the United States. Lab Anim Sci 1987；37：18.

# 第 6 章　急性毒性试验

## 6.1　急性毒性试验的目的

从急性动物毒理学研究中获得的信息对于确定化学品对人类和其他生命体的潜在毒性至关重要。急性研究的目的是发现市售或尚在开发中的化学品的潜在毒性。急性测试中使用动物的基本前提是该化学品作用于动物与应用于人类或其他哺乳动物时所产生的作用效果类似。动物试验中的短期测试与人类的急性暴露效果类似。

一般来说，在急性研究中，可以根据需要灵活地设计暴露时间、化学剂量、动物物种及试验参数等。一项合格的急性试验必须与人体接触该毒物的情况具有可比性。当经口服、局部、胃肠外或经吸入途径暴露化学物时，毒性作用的强弱与接触剂量密切相关。事实上，急性毒理学研究旨在描述化学物的暴露剂量与毒性作用之间的关系。

## 6.2　$LD_{50}$ 和急性毒性试验

美国食品药物监督管理局规定，在进行化学物和药物的动物试验时，必须明确 $LD_{50}$（半数致死剂量 50%）。$LD_{50}$ 表示在试验规定条件下，50%动物死亡时所对应的估计暴露剂量。对化学品进行 $LD_{50}$ 测试时必须包括至少两种暴露途径，通常为经口和消化道暴露。此外，根据化学物的性质，也可以选择吸入、皮肤或其他暴露途径。对于吸入或溶液形式的化学物，毒理学作用用半数致死浓度（$LC_{50}$）表示，它指 50%试验动物死亡时，所对应的估计环境暴露浓度。

$LD_{50}$ 数据表示致死率，不能反映化合物的急性毒性，也不能用于化学物分类。$LD_{50}$ 和不同作用机制的毒剂的毒性作用没有很好的关联性，特别是当药剂属于不同的毒理学类别时。只有当药物是同源的并且具有相同或相似的作用机制时，两者之间才有关联。事实上，$LD_{50}$ 将特定品系、年龄、物种在特定给药剂量时的数据转化为可以直接用于比较的毒理学指标。

$LD_{50}$ 的概念发展于 20 世纪初期，那时许多药物是不纯的生物衍生物及有毒的混合物、提取物或酊剂。急性毒性试验可用于对这些生物衍生药物的疗效进行标准化。理论计算得到的物质致死剂量可以帮助评估其治疗效果。因此，开发了 $LD_{50}$ 以便明确剂量-反应关系，从而进一步对生物制剂进行标准化。

一般来说，评估化学品的致死性（$LD_{50}$ 试验）对急性毒性试验安全评估的价值不大。任何药剂环境下、商业或临床产品的 $LD_{50}$ 都不足以解释其毒性或作用机制。考虑到生物技术发展的现状，进行 $LD_{50}$ 测试的作用逐渐减弱（The reasons for performing $LD_{50}$ protocols are no longer valid, considering the current state of advanced biotechnology）。根据特定试验指南得到的特定物种对某一化学物质的致命范围并不一定适用于其他物种（包括人类）。

了解由于暴露途径、剂量和暴露持续时间的不同而引起的化学损伤的差别是非常重要的。此外，从已知的结构-活性（structure-activity）关系中可以确定诱发这种反应时所需化学物质的暴露剂量。为了确保暴露后能进行安全处理、运输和治疗，应采取适当的保护和安全措施（目前仍与其他机制毒理学试验采取的措施类似）。因此，对其他动物进行研究和使用替代急性毒性试验作为筛选模型可以获得更多关于毒性暴露的病理生理学信息。

对于使用 $LD_{50}$ 作为毒理学评估方法是有争议的。$LD_{50}$ 发展较早，当时，很少有可用的毒性指标且灵敏度较低，且还没有新的生物技术被研发出来。此外，$LD_{50}$ 测试所需的动物数量很大，目前已经发现可以适当减少该方法所需要动物的方法。有关 $LD_{50}$ 测试的一些建议包括：①在估计起始用药剂量时可以使用较少数量的动物（第 5 章）；②不要考虑大多的接触途径；③可以在研究中应用化学知识以便获得更多的研究信息。此外，有关目前可用化学试剂的急性毒性试验数据有很多，但是不适用于化合物的衍生物，以及已知化学试剂的混合物。事实上，也有人提出了完全限制测试。

欧盟规定到 2009 年要逐步淘汰所有化学品的 $LD_{50}$ 测试（指令 OECD2001）。另外，随着动物试验的进一步完善和替代试验的开发，$LD_{50}$ 试验将不再使用。

## 6.3　研　究　组　织

从历史上看，研究选择实验用老鼠时更多地会考虑实际应用而不是是否与人类类似。使用啮齿动物比其他动物更经济，且种间的变异更小，易获得，可操作性强。此外，在饲养方面，啮齿动物比其他物种更容易饲养。

当大鼠和小鼠 $LD_{50}$ 值出现显著差异时，需要测定非啮齿动物的 $LD_{50}$。虽然不同的物种在吸收、分布、生物转化或毒物排泄等方面存在差异，这些信息可以通过机制研究得到，而不是 $LD_{50}$ 测试。使用非啮齿动物进行试验的缺点在于成本、处理和技术措施等方面。

获取和饲养动物的方案对于试验是否成功至关重要。应从可靠的饲养处购买动物，并在试验开始前放置在检疫区内 7～14 天，而且在试验适当的阶段对动物进行一般健康检查。检测方案为对随机选择的动物亚群施行安乐死，然后进行血液化学测试和病理学检查。此外，试验开始前需要多采购一些动物，因为筛选过程需要消耗一些动物。对动物进行保健护理可以减少动物对新环境的不适应，这很重要。

　　表 6.1 总结了毒理学研究中其他需要考虑的因素，包括研究前、研究中和研究后需要注意的与研究结果相关的因素。一般来说，实验室内或实验室间数据的重现性取决于方案开始之前对试验因素的控制（表 6.1），以及试验过程中的操作技术。

表 6.1　试验开始前采购和处理动物的必要步骤

| 组织 | 考虑 | 说明 |
| --- | --- | --- |
| 购买之前 | 动物种类、数量、性别、年龄 | 生物学和经济学计算，人类风险评估的可应用性，性别是否相同，饲养要求，额外的动物 |
| | 动物来源 | 育种者的声誉，成本，动物的可用性，技术支持 |
| | 研究类型 | 研究急性、慢性、全身性或靶器官毒性 |
| | 研究领域 | 基础研究或毒理学应用试验 |
| | 动物护理中心 | 筛选中心应提供：技术服务；动物房；实验室环境；备用发电机；非工作时间段的保障；妥善处置服务；兽医护理 |
| 购买后和试验开始之前 | 隔离筛查 | 动物检疫和筛选驯化（动物保健中心）；观察动物的一般健康或病理情况；减小动物压力 |
| | 体检 | 总体观察；血液化学和组织病理学分析 |
| | 准备 | 准备物资和技术援助；确保动物房要求 |
| 在开始试验之前 | 准备 | 溶液的配制，特殊饮食，易腐用品；时间分配 |
| | 体检 | 剔除不良动物 |
| 试验中 | 保持恒定的试验条件 | 确保充足的消耗品和技术服务外援情况；动物房条件维护；保持试验方案的一致 |

# 6.4　体内试验的 OECD 试验准则

　　OECD 试验准则是政府、行业和科研实验室用来确定化学品和化学制剂安全性试验方法的准则。这些试验方法是通过国际合作确定的，包括化学物质的物理化学性质、对人体健康及环境的影响，及其在环境中的降解和积累的相关试验方法。本节概述了动物试验的试验准则，包括急性、慢性和局部试验的检测。表 6.2对 OECD 体内动物试验指南（OECD "化学品测试指南"）进行了总结。表 6.3显示了与 OECD 化学品测试指南制定有关的工作文件和审查文件，表 6.4 阐明了化学品动物试验指南文件及其详细的审查文件（扩展标题）。

表 6.2　OECD 准则：指导化学品动物试验的准则（根据提交年份排列）

| 试验准则编号 | 提交日期（年） | 标题 | 描述 |
|---|---|---|---|
| 411 | 1981 | 亚慢性皮肤毒性：90 天研究 | 固体或液体检测物质对健康危害的皮肤分析 |
| 410 | 1981 | 重复剂量皮肤毒性：21/28 天研究 | 固体或液体检测物质对健康危害的皮肤分析 |
| 415 | 1983 | 一代生殖毒性研究 | 关于测试物质对雄性和雌性动物生殖能力影响的一般情况 |
| 478 | 1984 | 遗传毒理学：啮齿动物的致死试验 | 暴露于测试物质导致显性致死事件，导致胚胎或胎儿死亡 |
| 402 | 1987 | 急性皮肤毒性 | 通过皮肤途径短期暴露于固体或液体检测物质可能导致的健康危害 |
| 406 | 1992 | 皮肤致敏试验 | 皮内注射和/或表皮暴露于测试物质可能引起的健康危害 |
| 421 | 1995 | 生殖/发育毒性筛选试验 | 将不同剂量的测试物质用于若干组雄性和雌性 |
| 419 | 1995 | 有机磷延迟神经毒性物质：28 天重复剂量研究 | 有机磷类物质毒性作用的评估 |
| 486 | 1997 | 体内哺乳动物肝细胞的非程序 DNA 合成试验 | 化学物质损伤 DNA 后 DNA 修复物质的鉴定 |
| 408 | 1998 | 90 日啮齿动物重复剂量口服毒性研究 | 识别通过口服接触测试物质可能产生的健康危害 |
| 409 | 1998 | 重复剂量 90 天口服毒性研究 | 识别短期接触可能引起的健康危害 |
| 414 | 2001 | 产前发育毒性研究 | 旨在了解产前暴露对妊娠期的测试动物和生长发育期的生物体的一般影响 |
| 416 | 2001 | 二代繁殖毒性 | 两代再现测试旨在提供测试物质对雄性和雌性生殖系统的完整性和功能的一般影响 |
| 420 | 2002 | 急性口服毒性-固定剂量方案（见正文） | 仅使用中等剂量；应避免预期致死的剂量 |
| 404 | 2002 | 急性皮肤刺激/腐蚀 | 识别通过皮肤接触暴露于液体或固体测试物质后可能引起的健康危害 |
| 405 | 2002 | 急性眼部刺激性/腐蚀 | 识别通过在眼睛上施用而接触测试物质（液体、固体和气溶胶）时可能产生的健康危害 |
| 427 | 2004 | 皮肤吸收：体内试验 | 体内经皮吸收研究；在皮肤接触后又经口暴露 |
| 426 | 2007 | 发育神经毒性研究 | 发育神经毒性研究；在子宫内和出生早期反复接触测试物质后的效应鉴定 |
| 440 | 2007 | 啮齿动物子宫增重试验 | 基于子宫重量增加或子宫反应的体内短期筛选方法 |
| 407 | 2008 | 啮齿动物反复给药 28 天口服毒性研究 | 识别口服接触测试物质可能产生的健康危害 |
| 425 | 2008 | 急性口服毒性：上下法（见正文） | 估计 $LD_{50}$；根据全球统一分类和标签制度，对急性毒性物质进行分类 |
| 403 | 2009 | 急性吸入毒性 | 识别通过吸入而短期暴露于测试物品（气体、蒸气或气溶胶/颗粒物测试物品）可能产生的健康危害 |

续表

| 试验准则编号 | 提交日期（年） | 标题 | 描述 |
|---|---|---|---|
| 452 | 2009 | 慢性毒性研究 | 长期和反复接触测试物质后哺乳动物（主要是啮齿动物）的毒性表现 |
| 453 | 2009 | 慢性组合毒性联合试验/致癌性研究 | 识别慢性和致癌作用，并确定长时间和反复接触后的剂量-反应关系 |
| 441 | 2009 | 大鼠赫什伯格生物测定 | 一种体内短期筛选试验，用于评估化学品引起与雄激素激动剂、拮抗剂或 5′-还原酶抑制剂一致的生物活性的能力 |
| 436 | 2009 | 急性吸入毒性-急性毒性分类方法（见正文） | 通过短期吸入测试物品进行危害评估；可以根据全球统一的化学分类对物质进行分类 |
| 417 | 2010 | 毒代动力学 | 体内平衡、吸收、生物利用度、组织分布、代谢、排泄和其他毒代动力学研究 |
| 429 | 2010 | 皮肤致敏试验：局部淋巴结试验（LLNA） | 识别会引起小鼠耳郭淋巴结中淋巴细胞原发性增生的敏化剂 |
| 442A | 2010 | 皮肤致敏性：LLNA∶DA | 用非放射性修饰的 LLNA 方法识别测试物质潜在的皮肤致敏性；测量在耳郭淋巴结中诱导的淋巴细胞增殖 |
| 442B | 2010 | 皮肤致敏性：LLNA∶BrdU-ELISA | 一种识别潜在的皮肤致敏性测试物质的非放射性 LLNA 方法；测量其诱导耳郭淋巴结中的淋巴细胞增殖能力 |
| 443 | 2011 | 扩展的单代生殖毒性研究 | 评估产前和出生后化学物质暴露引起的生殖和发育影响及妊娠期和哺乳期雌性啮齿动物的全身毒性评估 |

**表 6.3　OECD 准则文件和化学品动物试验涉及的详细审查报告清单**

| 试验准则编号 | 提交日期（年） | 标题 | 描述 |
|---|---|---|---|
| 47 | 2004 | 用于检测内分泌活性物质的鱼类筛选试验的 DRP | 检测试验动物生殖系统的内分泌活性的鱼类筛选试验 |
| 46 | 2004 | 用于检测甲状腺活性的两栖动物变态反应的 DRP | 检测化学物质对两栖类甲状腺变态作用的模型 |
| 45 | 2004 | 关于使用多介质模型估算总体环境持续性的 GD | 使用多介质模型进行化学品风险评估和管理：POP；PBT |
| 44 | 2004 | 化学品危害/风险评估中的关键术语 | 化学品危险/风险评估中使用的国际通用和专业术语；有助于促进化学品评估的使用 |
| 36 | 2002 | OECD/UNEP 研讨会关于利用多介质模型评估 PBT/POP 整体环境的报告 | OECD/UNEP 关于利用多介质模式估算在 PBT/POP 评估范围内进行总体持续和长期运输的研讨会的报告，2001 年 10 月 |
| 35 | 2002 | 慢性毒性和致癌性研究分析与评估的指导意见 | 概述核心概念，避免参考教科书，同时仍提供了详细的信息来源 |
| 32 | 2002 | 重复剂量毒性分析和评价指南 | 对毒性试验物种重复暴露于农药和其他化学品的研究数据分析的总指导 |
| 7 | 2002 | 在水中直接转化化学品的 GD | 介绍光化学应用于光解的基本概念，以及现有的国家指导方针和标准 |

续表

| 试验准则编号 | 提交日期（年） | 标题 | 描述 |
|---|---|---|---|
| 5 | 2002 | SETAC/OECD 禽类毒性测试研讨会报告 | 介绍 1994 年在美国佛罗里达州彭萨科拉召开的有关禽类毒性测试研讨会的报告 |
| 4 | 2002 | OECD 环境危害/风险评估研讨会报告 | 1994 年伦敦的 OECD 环境危害/风险评估讲习班的环境专题报告 |
| 2 | 2002 | DRP 生物降解性测试 | 审查生物降解性试验，以确定是否需要修改现有的 OECD 测试指南或制定新的准则 |
| 1 | 2002 | 化学检测中 GD 对于 OECD 准则发展的影响 | 介绍试验准则发展的过程，包括试验准则计划的结构，所涉及人员的责任及应遵循的程序 |

注：DRD，详细审查文件；DRP，详细审查文件；GD，指导文件；GHS，全球协调一致系统；OECD，经济合作与发展组织；PBT，持久性和生物累积性毒素；POP，持久性有机污染物。

**表 6.4　化学品动物试验的 OECD 准则文件和详细审查文件清单**（扩展标题）

| 试验准则编号 | 提交日期（年） | 扩展标题 |
|---|---|---|
| 30 | 2002 | 混合物危害分类系统 DRD |
| 33 | 2002 | 特定靶器官系统毒性的危害分类系统 DRD |
| 42 | 2004 | 关于环境、职业和消费者暴露的 GD |
| 41 | 2004 | OECD 成员国对于水中释放的有毒气体物质和混合物的分类 DRD |
| | | OECD 成员国对引起呼吸道刺激和腐蚀的物质及混合物的分类 DRD |
| 38 | 2004 | 子宫增重试验的详细背景审查 |
| 37 | 2002 | 构成吸入危害的物质分类系统 DRD |
| 33 | 2002 | 化学物质和混合物造成人类健康和环境危害的综合分类系统 |
| 30 | 2002 | 混合物危害分类系统 DRD |
| 29 | 2002 | 水中金属和金属化合物的转化/溶解 GD |
| 28 | 2004 | 皮肤吸收研究 GD |
| 27 | 2002 | GHS 应用于水环境危险化学品分类的 GD |
| 26 | 2002 | 对从成员国收到的对急性经口毒性的数据分析的答复调查表进行修订 |
| 25 | 2002 | OECD 单次或重复给药后特定靶器官系统毒性危害分类系统的 DRD |
| 24 | 2002 | 急性口服毒性试验 GD |
| 23 | 2002 | 不同物质和混合物的水生生物毒性试验 GD |
| 21 | 2002 | 性激素干扰物测试方法的 DRP 评估 |
| 19 | 2002 | 识别、评估和使用临床标志物作为终点指标的试验动物安全评估的 GD |
| 18 | 2002 | OECD 关于改进工业化学品暴露评估中使用监测数据的研讨会报告 |
| 17 | 2002 | OECD 成员国的现有工业化学物质环境暴露评估战略 |
| 16 | 2002 | OECD 成员国皮肤刺激/腐蚀分类系统的 DRD |
| 15 | 2002 | OECD 成员国生殖毒性分类系统 DRD |

续表

| 试验准则编号 | 提交日期（年） | 扩展标题 |
|---|---|---|
| 14 | 2002 | OECD 成员国眼睛刺激/腐蚀分类系统 DRD |
| 13 | 2002 | OECD 成员国致敏物质分类系统 DRD |
| 12 | 2002 | OECS 成员国生殖细胞致突变性分类系统 DRD |
| 11 | 2002 | 水中农药和工业化学品试验方法的 DRP |
| 10 | 2002 | OECD 水中毒性数据统计分析研讨会报告 |
| 9 | 2002 | 职业性接触农药的研究 GD |
| 8 | 2002 | OECD 关于新型工业化学品评估信息交流研讨会的报告 |

注：DRD，详细审查文件；DRP，详细审查文件；GD，指导文件；GHS，全球协调一致系统；OECD，经济合作与发展组织。

## 6.5　OECD 急性毒性试验指南：范围测试

经试验预测得到的 $LD_{50}$ 值并不精确。Trevan 于 1927 年在试验方案中描述到，经常使用 50 只或更多数量的动物来确定化学品的毒性。$LD_{50}$ 指的是在一定试验条件下，50%动物生存时的染毒剂量；对于更高的染毒剂量，也可以经试验得到动物的存活率。但是，随着染毒剂量的增加，原本存活的动物可能死亡。因此，在试验中，有些动物在较低染毒剂量下便会死亡，但也有些动物在较高的染毒剂量下却存活下来了。为了避免这种异常现象，在试验中，染毒剂量应该尽量接近致死浓度。

或者，预试验时选择少数动物进行适当浓度的染毒，然后 24h 后仔细观察。在后续试验中，给予动物原始染毒剂量的 0.75～1.25 倍，这主要根据预试验中动物死亡或耐受性良好程度来选择。随着试验的进行，进一步调整染毒浓度，减少动物的损耗。传统试验中测定 $LD_{50}$ 的方案有多种，其目的是尽量减少试验动物的数量。以下为常用的试验方法：①上下法（UDP）或楼梯法（OECD425）；②固定剂量方法（FDP，英国毒理学协会，OECD420）；③急性毒性分级法（ATCM，OECD436）。

### 1. 上下法（UDP）

修改后的 UDP 试验方法（ICCVAM，NIH 出版物 02-4501）有三个组成部分：①与传统方法相比，减少急性动物试验预试验中的动物数量；②预期具有最低毒理学特性物质的极限试验；③添加了用于确定剂量-反应曲线斜率和置信区间（CI）的补充测试。

修改后的 UDP 试验，口服给药的剂量一定，一般初始剂量为 175mg/kg，动物观察时间为 14 天。如果动物在给药 48h 后存活，则给予第二批动物的口服剂量增加（间隔 0.5mg/kg）。如果第一次动物死亡，则适当降低第二次动物的给药剂量。当满足标准①后，停止给药，每次试验使用的动物约 6 只，最多不超过 15 只。

修改后的 UDP 极限测试中，动物给药的极限剂量为 2.0g/kg 或 5.0g/kg。如果试验动物死亡，则进行 UDP 初级测试。如果动物存活，则另取 2 只动物按照极限剂量同时进行给药。如果这 2 只动物都存活（即 3 只动物存活），则停止 UDP 极限测试。如果 2 只动物中的 1 只或 2 只死亡，则以极限剂量连续施用于其他的动物，直到 3 只动物存活或 3 只动物死亡，最多测试 5 只动物。如果 3 只动物存活，则 $LD_{50}$ 高于极限剂量。相反，如果 3 只动物死亡，则 $LD_{50}$ 低于极限剂量。

在确定斜率和 CI 的 UDP 补充测试中，对于 3 组动物，分别给予低于 $LD_{50}$ 10～30 倍的剂量，按照这个剂量持续给药，直到 3 组动物死亡。然后用统计模型对所有数据进行分析，包括在初级测试中获得的数据，最终该统计模型用于估计 $LD_{50}$ 的斜率和 CI。

### 2. 固定剂量法

1984 年，英国毒理学会首次提出了 FDP，现在它已是 $LD_{50}$ 常规试验之一（OECD 测试准则 401），主要用于确定急性口服毒性的替代方案。与 LD 试验相比，FDP 使用的动物较少，动物的痛苦也更少；并且可以获取有关急性毒理学方面的信息，然后根据欧盟危害分类系统对物质进行分类。1992 年，FDP 作为 OECD 测试准则 420 引入。1999 年，其逐步淘汰了 OECD 测试准则 401。为了进一步减少试验动物的使用，并按照联合国"全球化学品统一分类和标签制度"（GHS）的标准对化学物进行分类，对 FDP 进行了重新审查。

### 3. 急性毒性分级法

用于评估急性毒性的传统方法是将试验动物死亡作为预期终点。ATCM（OECD 测试准则 423）通过对不同剂量组的毒性临床体征进行检测，将该标准作为排他性指标，从而对试验材料进行分类。为了尽量减少受试动物的痛苦，目前已对该方案进行修改。经口 ATCM 每一步只使用 3 只同性别的动物，因此大大减少了动物数量。该方法还提供了化学品危险性质的信息，并且还可以根据引起急性毒性的性质对化学物质进行 GHS 分类。另一种特殊的 ATCM 被称为吸入性 ATC，该方法主要根据吸入毒性试验的具体要求进行。

---

① 标准包括以下几点：3 只动物在上限剂量下存活，或在任何 6 只动物中有 5 个发生逆转，或至少 4 只动物发生一次逆转，似然比超过统计临界值。

ATCM 逐步获得了许多测试物质的急性毒性信息，在此基础上，它可以对任何浓度下任何化学物质进行分类。该试验中有两组试验需要同时进行，两组使用不同性别的 3 只动物进行试验。如果证据表明某一个性别更易发生毒性损害，则后续试验使用该性别的动物。因此，该试验中，上一步接触化合物后的动物死亡率会对下一步产生影响：①不需要进一步测试；②只对最敏感的性别动物进行测试；③在下一个较高浓度或下一个较低浓度下对另外 3 只雄性和 3 只雌性动物进行试验。

当有迹象显示测试样品可能无毒时，下一步可以进行极限测试（参见"上下法"）。此外，ATCM 进一步概述了选择动物种类、动物房和饲养条件、动物准备和接触方式等标准和建议。

4. 经典 $LD_{50}$

在制定试验方案时，应考虑各种因素，其中并不是所有的因素都与计算 95% 的信任限度有关。对于 $LD_{50}$ 测试，大多数准备工作都相似，但也存在一些不同的地方，如下所述。

5. 口服 $LD_{50}$

表 6.5 总结了经典口服 LD 研究开始时要进行监测的一些参数和因素。这些因素包括但不限于以下几点：①动物的随机化；②动物体重均一；③每组的动物数量适当；④识别个体检测对象；⑤禁食；⑥水使用。剂量范围主要根据上述因素确定。预试验应尽量减少无致死率或保证动物 100% 致死，通过这种方法，可以减少总体研究中的动物使用量。此外，该方法也提高了 $LD_{50}$ 测定的精度。

表 6.5　口腔 $LD_{50}$ 研究中的注意事项

| 参数 | 考虑因素 |
| --- | --- |
| 动物的随机分布 | 组内无偏分布 |
| 体重均一 | 动物大小均匀分布 |
| 动物数目 | 经典 $LD_{50}$ 平均每组 10 只 |
| 识别动物个体 | 确保能进行个体观测和监测；允许成组饲养 |
| 禁食（16~24h） | 最适 GI 吸收 |
| 不限制饮水 | 预防脱水 |

6. 皮肤 $LD_{50}$

如果可能的接触途径是皮肤吸收，则应对有毒物质进行皮肤 $LD_{50}$ 研究。

与口服 $LD_{50}$ 一样，通常选择两种物种进行致死率评估，其中一种是非啮齿动物。此外，增加测试物质的剂量进行皮肤给药，每组使用一个剂量。皮肤 LD 测定相关的参数与口服 $LD_{50}$ 相同（表 6.5），表 6.6 对皮肤研究中的特殊因素进行了总结。

表 6.6　皮肤 $LD_{50}$ 研究中的注意事项

| 参数 | 考虑因素 |
| --- | --- |
| 配方 | 溶解在水或惰性的油性载体（二甲基固体制剂亚砜，丙二醇）；液体，糊状，软膏，补片 |
| 皮肤接触 | 测试前 24h 刮毛；统一应用：较小的动物为 2～3cm²，较大的动物为 3～5cm²（10%）；保持一致；暴露剂量 1～2mL/kg |
| 毒素吸收 | 取决于水溶性或脂溶性（后者更快速） |
| 溶解度 | 取决于水溶性或脂溶性（后者更快速），脂溶性液体更快吸收；水溶性液体吸收时间较长；必要时可以使用闭合性敷料 |
| 结果变化性 | 皮肤研究的变异性很大；确定 $LC_{50}$ |

　　皮肤 $LD_{50}$ 研究中的大多数变异都与这些参数有关。载体溶解性差，不能透过完整皮肤，会造成毒物吸收不完全，并且在皮肤给药时难以保证均匀，或者会造成皮肤 $LD_{50}$ 研究结果不一致。由于吸收不足，在吸收后对 $LC_{50}$ 进行测定，可用于代替不可靠的剂量测定。事实上，1g/kg 剂量是给药剂量的上限。此外，在试验开始至少 24h 前准备动物，并且身体接触面积按照动物总表面积的 10% 计算。申请程序和材料准备中的试验动物数量一致，进行统一规划，以尽量减少技术操作引起的变异。如果可能，在封闭的系统中进行试验。

　　7. 吸入 $LD_{50}$

　　对于暴露途径为气体、气溶胶、烟雾或空气中的有毒物质需要急性吸入 $LD_{50}$ 测定。如经典 $LD_{50}$ 所述，不同组别的啮齿动物和非啮齿动物暴露于不同浓度的有毒物质（每组 1 个浓度，至少使用 4 个剂量组和对照组），暴露时间为 4～24h。要实现试验吸入的良好控制，需要结合负压、动态吸入系统与空气流量的设置。目前使用的系统如图 6.1 所示，能够提供精确的测试样品浓度，连续监测暴露室中的有毒物质，包括排气管道能够通过通风导管分流室内的空气。此外，还有一些系统仅适用于全身或口鼻接触。采取不同的给药剂量能够得到相应的一系列毒性作用和死亡率，从而可以用于确定 $LD_{50}$ 或 $LC_{50}$ 进行急性毒性评估。

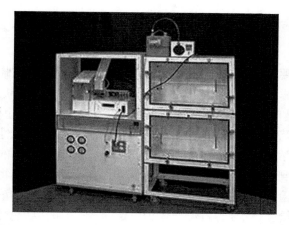

图 6.1　啮齿动物吸入（吸烟）毒性研究的暴露室照片。图片是 TE-10 吸烟机及其罩子
（hood unit）、空气压缩机、大鼠暴露室、仪表和控制器

资料来源：Davis，美国加利福尼亚州 Teague 企业

　　表 6.7 列出了吸入研究中的一些困难和问题。毒物浓度为通过吸入系统输送的测试物质相对于空气压力和空气体积的总量，由顶空气相色谱进行检测。试验中，要进行浓度的计算、监测和调整。然而，传递给动物的净毒性浓度受空气流速、粒度分布以及空气温度和湿度的影响，这些都可以通过可编程检测器进行监测。

**表 6.7　吸入 $LD_{50}$ 研究中需要考虑的参数**

| 参数 | 影响因素 |
| --- | --- |
| 测试剂浓度 | 流入暴露室的空气流速；空气温湿度；监测室内浓度；接触室的完整性 |
| 粒子大小 | 颗粒大小决定了其在靶器官的分布（下呼吸道或上呼吸道）；尺寸影响毒物在空气中的溶解度 |
| 呼吸速率 | 光照和黑暗的循环影响呼吸速率；接触刺激物会影响动物行为、分泌和炎症反应从而影响到暴露率 |
| 对照组 | 助溶剂、添加剂、气压的影响 |

## 6.6　测定 $LD_{50}$ 时的其他注意事项

　　充分规划试验方案可最大限度地减少试验错误和结果误差。如前所述，试验之前充分考虑可减少试验错误、优化结果分析，并最大限度地提高资源利用率。此外，除了体内研究，现在还鼓励实验室考虑使用体外毒性筛选方法。在动物毒性研究之前，体外研究有益于初步筛选物质毒性。它们可用于补充、减少或替代动物测试，并可以对 $LD_{50}$ 测定的结果进行验证。

## 1. 给药途径

给药途径主要根据预期的人类或动物接触的环境、职业或临床表现来选择。大多数物质的暴露途径是口服或局部途径（但不限于眼部、皮肤或肺部途径），如职业性接触，但是也有某些药物如治疗药物和生物制剂的给药途径是肠胃外途径。对于需要口服给药的物质，动物试验中常采用以下方式进行急性口服给药。①向饮用水中加入化学品，需要控制使用的水量以保证测试化学品的浓度适当。②将测试化学品添加到固体食物中。需要监测食物摄入量，胃内容物的存在对化学物质吸收减少的风险。③通过胃管经口喂食。将试剂溶解在载体溶剂中并通过圆头灌胃针和注射器给药。需要保持给药体积恒定（每次口服注射总体积 2～5mL/kg），剂量精确（mg/kg 体重）。④饮食补充。动物对将其他可混溶的液体化学物质，如醇和苦味、刺激性的有机液体直接添加到饮用水中有着天然的厌恶，动物在还没有达到给药剂量之前可能常发生脱水。在这种情况下，可以用市售的液体饮食或复配粉末配制液体饮食。然后在液体饮食中按体积（质量体积分数）添加测试成分，通过这种方式可以很好地控制给药剂量。在适应后，饥饿和口渴会使动物克服对添加的测试成分的天然厌恶。

皮肤毒性物质的应用也受溶解性影响，活性成分的形式溶解有多种：溶液、粉末、软膏、奶油和糊剂。其目的是确保目标物质能顺利通过生物屏障。在经皮给药时，可以对暴露区域进行覆盖实现封闭给药，实现在指定的暴露时间内持续给药，之后将该区域冲洗干净。

以气体、蒸气、颗粒物或气溶胶形式吸入暴露的化学物质，需要考虑的是吸入浓度是否准确。此外，吸入研究需要在不同时间将足够数量的动物放置在有毒物质的吸入室中，使动物适应该浓度。暴露时间从 2h 到 96h 不等，然后从暴露室中取出动物。

## 2. 持续时间

虽然 $LD_{50}$ 试验常用的暴露时间为最初的 24h，但是通过对暴露组生病或虚弱、濒死的动物进行安乐死而尽量避免不必要的痛苦。通过确定发病或死亡的时间，以及使用其他毒理学分析也可以获得有效的结果。

## 3. 动物的一般外观

虽然死亡率是 $LD_{50}$ 研究的主要目标，但也可以通过其他毒理学分析来优化试验数据。在整个研究期间应仔细观察治疗动物的以下方面：①整体外观（与对照组动物相比）；②中毒引起的发病、强度和持续时间；③在行为、活动、呼吸、食欲不振、流体摄入或食物保留方面的变化；④体重、进食量、水消耗、皮肤或皮毛方面的监测。

### 4. 标本采集与大体病理改变

根据动物种类的不同，在啮齿动物和非啮齿动物物种的试验过程中采集血液样本的方式也不同。微量血液样品采用穿刺方法或皮肤微创切口获得。对于较大的哺乳动物如啮齿动物，使用尾部或眼部静脉穿刺及耳静脉穿刺来采集血液样品。此外，尿液分析和粪便分析可以从代谢笼中收集适当的动物样本来完成。行为测试（转子、迷宫、学习强化活动）可以用于非侵入性神经评估。此外，该研究旨在随时进行病理学检查，包括组织标本的组织学检查和血液学分析。将选定的器官快速且精确地解剖为 $1 \sim 2cm$ 的切片并浸入适当的固定物中可用于进一步的组织学处理。

### 5. 生物差异

化学物质对随机选择的动物群体的代谢和毒性影响存在着种内和种间差异。在不同种类随机繁殖的动物群中观察到的反应不同，因此估计 $LD_{50}$ 值时存在重大错误的可能性。此外，同源近交动物中的剂量反应关系可能会有很大区别，尽管它们的毒作用反应类似。

此外，$LD_{50}$ 数据用于人体毒理学和致癌性外推后并不一定是线性的，其原因是人类可能比猴子、大鼠和小鼠更容易受到毒性影响，特别是致癌化学物质。已知有几种致癌物的种间差异明显；例如，大鼠是对毒素 B1 最敏感的物种。但是在小鼠中，毒素 B1 与谷胱甘肽的有效结合使得小鼠对毒素 B1 具有抵抗性。此外，豚鼠（更易受感染）和仓鼠（抗性最大）在除草剂和农药中毒时存在非常大的种间差异。因此，应该明确物种中存在的生物差异，并将这些信息应用于动物试验数据外推到人类的过程中。

### 6. 急性致死试验

如第 3 章所述，剂量与由其引起的特定反应之间的关系被称为剂量-反应（或浓度效应）关系。假设反应是暴露于化学物质的结果，可以通过计算的方法估算所观察到的结果。此外，反应还取决于给定时间内化学物质的接触量和使用量。有两种类型的剂量-反应关系用于反映反应与剂量之间的关系。分级剂量反应（图 6.2）描述了测试对象与化学剂量或浓度对数之间的关系。化学物质的浓度与试验体系中存活受试者的数量或发病率等参数成正比。

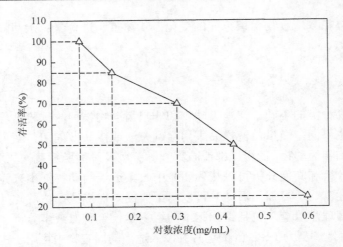

图 6.2　暴露化学品后的分级剂量-反应（或浓度效应）曲线。对于 $LD_{50}$ 研究，测量指标（对照百分比）是死亡率。该图显示了 $LD_{50}$（0.43mg/mL）及 $LD_{75}$（0.6mg/mL）、$LD_{30}$（0.3mg/mL）和 $LD_{15}$（0.15mg/mL）。后 3 个数表示 25%、70%和 85%对应的截断值

资料来源：Barile，F.A.，Clinical Toxicology：Principles and Mechanisms（2nd edition），
Informa HealthCare Publishers，London，2010

剂量-反应关系（图 6.3）由给药剂量与测试对象反应之间的关系所确定。这种关系通常可以分为全或无效应，在动物试验中为应答者或无应答者。图 6.4 显示了 $ED_{50}$（半数有效剂量 50%）与 $LD_{50}$ 的典型曲线。

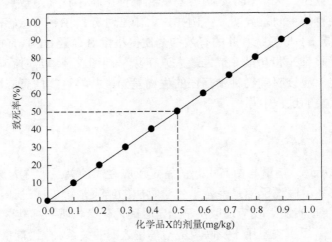

图 6.3　$LD_{50}$ 的剂量-反应曲线

资料来源：Barile，F.A.，Clinical Toxicology：Principles and Mechanisms（2nd edition），
Informa HealthCare Publishers，London，2010

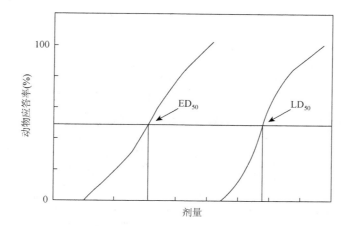

图 6.4　半数有效剂量的剂量-反应曲线（ED$_{50}$）和中值致死剂量（LD$_{50}$）

资料来源：Barile，F.A.，Clinical Toxicology：Principles and Mechanisms（2nd edition），
Informa HealthCare Publishers，London，2010

　　LD$_{50}$ 是经统计学方法估算的能导致 50% 被测动物死亡的化学物质的剂量，这是剂量-反应曲线的一个典型例子。剂量-反应曲线中所用的化学物剂量是连续不同的，并且所选用的效应通常是死亡率（也有用总体损伤、肿瘤形成或其他可测量的指标作为效应指标的）。

　　分级和量化曲线是在几个假设的基础上建立起来的。反应测量的时间主要根据经验选择或根据公认的毒理试验来进行选择。例如，可以使用疑似有毒或致命剂量的目标物质进行试验，并且在 24~96h 内检测反应，根据结果确定检测时间。在后续的 LD$_{50}$ 测定试验中按照预试验确定的检测时间进行检测。假设在受试者适应环境的情况下，给药频率一般是在试验开始前确定的。

　　确定 LD$_{50}$ 的另一个假设是观察到的效果是由化学物质的存在引起的。如果要从剂量反应曲线得出有效的结论，则建立这种因果关系至关重要。此外，还假设所涉及的化学物质存在于受该物质影响的受体部位或分子标靶上。通过测量器官水平或等离子体中测试化学物质的浓度，可以对这一假设进行验证。事实上，随着受影响区域化学物质浓度的增加，如果假设成立（术语"浓度效应"因此产生），则反应程度必定按剂量的增加而增加。

　　进行 LD$_{50}$ 测试要求化学品的反应呈正态分布——在半数剂量范围内反应程度最大。图 6.5 表示化学品的剂量增加与死亡率的累积百分比之间的正态频率分布图，柱状图代表每个剂量下死亡动物的百分比减去在下一个低剂量下死亡的百分比。如正态（高斯）分布所示，最低和最高剂量的动物死亡率最低，该结果证明存在生物差异性。

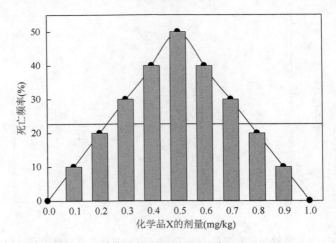

图 6.5　死亡频率与剂量的正态频率分布图

资料来源：Barile，F.A.，Clinical Toxicology：Principles and Mechanisms（2nd edition），
Informa HealthCare Publishers，London，2010

　　因此，进行 $LD_{50}$ 计算考虑了斜率和 95%的置信区间。其斜率表示目标化学品毒性强度的范围。例如，斜率较大表示随着化学品浓度增加，产生效应的比例增高，而斜率平缓表明随着剂量增加，产生毒性效应减少。置信区间是种群样本中存在的误差程度的相对度量，该值可以用于进行实验室内和实验室间的比较。第 8 章从统计学方面进一步描述了 $LD_{50}$ 的测定、效应百分比的计算、置信区间的确定、回归分析和相关系数，这些指标都是计算 $LD_{50}$ 需要用到的数据。

## 6.7　$LD_{50}$ 研究的应用

　　$LD_{50}$ 值是对特定情况下化学物质急性致死率的统计估计值，因此可用于评估类似或相同条件下化学物质的相对毒性。因此，$LD_{50}$ 主要应用于化合物的半定量毒性评估的比较，特别是啮齿动物的急性毒性比较。此外，该试验提供了一种毒性筛选方法，尤其适用于对新的未分类物质进行评估。然而，这一试验并非没有缺点。从目前的科学方法看来，$LD_{50}$ 已逐渐被淘汰，原因是它需要大量的动物，且无法获得有关毒性机制或靶器官的信息，不能进行毒性区分，同时它也受到接触途径和持续时间的限制。因此，其在毒理学试验中的常规使用已逐渐受到质疑。

### 推 荐 阅 读

Arts JH，Muijser H，Jonker D，et al. Inhalation toxicity studies：OECD guidelines in relation to REACH and scientific
　　developments. Exp Toxicol Pathol 2008；60：125.

Clode SA. Assessment of in vivo assays for endocrine disruption. Best Pract Res Clin Endocrinol Metab 2006；20：35.

Huxley A. Testing is necessary on animals as well as in vitro. Nature 2006；439：138.

Lamb JC，Brown SM. Chemical testing strategies for predicting health hazards to children. Reprod Toxicol 2000；14：83.

Travis KZ，Pate I，Welsh ZK. The role of the benchmark dose in a regulatory context. Regul Toxicol Pharmacol 2005；43：280.

# 参 考 文 献

Botham PA. Acute systemic toxicity：prospects for tiered testing strategies. Toxicol In Vitro 2004；18：227.

Brent RL. Utilization of animal studies to determine the effects and human risks of environmental toxicants（drugs，chemicals，and physical agents）. Pediatrics 2004；113：984.

Gelbke HP，Kayser M，Poole A. OECD test strategies and methods for endocrine disruptors. Toxicology 2004；205：17.

Hayes A，Bakand S. Inhalation toxicology. EXS 2010；100：461.

Kim JS，Song KS，Sung JH，et al. Genotoxicity，acute oral and dermal toxicity，eye and dermal irritation and corrosion and skin sensitisation evaluation of silver nanoparticles. Nanotoxicology 2012；Epub ahead of print.

Krishna G，Urda G，Theiss J. Principles and practices of integrating genotoxicity evaluation into routine toxicology studies：a pharmaceutical industry perspective. Environ Mol Mutagen 1998；32：115.

Landsiedel R，Ma-Hock L，Haussmann HJ，et al. Inhalation studies for the safety assessment of nano-materials：Status quo and the way forward. Wiley Interdiscip Rev Nanomed Nanobiotech-nol 2012；4：399.

Meyer O. Testing and assessment strategies，including alternative and new approaches. Toxicol Lett 2003；140：21.

Organisation for Economic Co-operation and Development（OECD）Guidelines for the Testing of Chemicals. [Available from：http://www.oecd.org/daf/internationalinvestment/guidelines formultinationalenterprises/][last accessed December 2012].

Pauluhn J. Overview of inhalation exposure techniques：strengths and weaknesses. Exp Toxicol Pathol 2005；57：111.

Rispin A，Farrar D，Margosches E，et al. Alternative methods for the median lethal dose（$LD_{50}$）test：the up-and-down procedure for acute oral toxicity. ILAR J 2002；43：233.

Rosenkranz HS，Cunningham AR. Lack of predictivity of the rat lethality（$LD_{50}$）test for ecological and human health effects. Altern Lab Anim 2005；33：9.

Rosolen SG，Rigaudiere F，Le Gargasson JF，Brigell MG. Recommendations for a toxicological screening ERG procedure in laboratory animals. Doc Ophthalmol 2005；110：57.

Schlede E，Genschow E，Spielmann H，et al. Oral acute toxic class method：a successful alternative to the oral $LD_{50}$ test. Regul Toxicol Pharmacol 2005；42：15.

Stallard N，Whitehead A. A statistical evaluation of the fixed dose procedure. Altern Lab Anim 2004；32：73-80.

The Revised Up-and-Down Procedure：A Test Method for Determining the Acute Oral Toxicology of Chemicals，2001，NIH Publication 02-4501. [Available from：http://iccvam.niehs.nih.gov/docs/docs.htm#udp] [last accessed December 2012].

Walker DK. The use of pharmacokinetic and pharmacodynamic data in the assessment of drug safety in early drug development. Br J Clin Pharmacol 2004；58：601.

Warheit DB，Donner EM. Rationale of genotoxicity testing of nanomaterials：regulatory requirements and appropriateness of available OECD test guidelines. Nanotoxicology 2010；4：409.

# 第 7 章　亚慢性和慢性毒性试验

## 7.1　引　言

如第 6 章所述，急性毒性研究的暴露时间较短，可以在短时间内对高剂量化学药物进行检测。这种急性接触可以发生在多种情况下，特别是紧急情况、职业、环境和家庭环境中。此外，临床毒理学表明药物滥用和药物急性暴露的治疗是国际上的主要关注点之一，药物意外或故意过量服用的治疗是临床上的一个重大挑战。然而，与急性毒性相比，长期暴露于非致死剂量的化学品中，化学品与人体相互作用可能会引起更大的毒性损害。

此外，很多化学物监管的重点是人类和动物的长期毒物暴露、职业性暴露，以及食品和膳食补充剂的慢性作用。因此，科学毒理学部门采取了一些奖励措施，鼓励开发能预测日常生活中相对慢性危害和化学物质暴露风险的检测方法。模拟人体的暴露情况，开发了几种类型的研究。

## 7.2　亚慢性和慢性毒性试验的类型

### 1. 目标和定义

一般来说，在动物和人类危险评估中，急性暴露和慢性暴露都是相对而言的。一般认为，任何长达 24h 的暴露都是急性的。许多有毒气体暴露（如一氧化碳、氰化氢）在 24h 内便会产生毒性。但是，对于某些物质来说，暴露 72h 仍然可能是急性暴露，如儿童持续低剂量接触对乙酰氨基酚，家庭宠物暴露于除草剂和杀虫剂。亚急性暴露是一个已逐渐被忽略的术语，之前定义为反复暴露超过 72h 但不到一个月的毒性试验。

慢性暴露中的慢性是一个相对的概念，慢性暴露指的是连续或重复暴露于一种化学物引起的毒性反应。为方便起见，慢性暴露的概念也适用于亚慢性暴露。亚慢性暴露也可以理解为暴露时间介于急性和慢性暴露之间。传统的亚慢性暴露时间为 1～3 个月。因此，所有这些术语都用于描述化学毒性作用，它们在暴露时间上可能有重叠。与急性研究相比，亚慢性研究的目的如下：①确定亚慢性暴露或慢性暴露反复给药对潜在靶器官的毒性作用；②在选择剂量范围和暴露时间时，使用各种指标建立剂量反应（或浓度效应）关系；③用试验确定重复暴露下不会引起毒性作用的最大剂量水平；④明确毒性机制，与化学品或药剂类的急性研究相辅相成。

下文对达到这些目标所需的信息进行了描述，并解释了试验方法与急性毒性研究的设计有何不同。需要注意的是试验结果是否具有可比性取决于试验标准是否相似。

### 2. 和慢性毒性相关的因素

#### 1）暴露频率

在一定时间内，毒物的暴露频率对毒性作用具有很大影响。因此，连续反复接触毒素，特别是在亚慢性或慢性期间，能产生较大的毒性。此外，剂量、持续时间、频率和接触途径会影响化合物在生理区域中的蓄积从而影响化学毒性。化学品的毒性分布与其在血浆中的半衰期（$t_{1/2}$）有关，即血浆水平降低到测量或估计浓度一半所需要的时间。如果暴露超过化学品的 $t_{1/2}$，则机体中的化学物浓度可能会超过阈值水平。因此，在与化学品的长期相互作用中，蓄积是由暴露频率等决定的。

#### 2）蓄积和分布

化学物质一旦被吸收，会与机体中的生理位点相结合。在很大程度上化学物质在体内的分布取决于其化学特性，化学物质在体内的分布区域包括：全血、血清和血清蛋白，血浆和血浆蛋白，脂肪组织，间质和细胞外液，肺泡，骨髓等。此外，化学物质会蓄积于组织或器官，如重金属在脂肪组织中蓄积一样。

在停止接触的几年后，化合物可以从组织器官中缓慢释放，引起长时间的毒性损害。因此，根据化学物质的分布量（$V$）可以预测累积量，即体内药物总剂量除以给定期间血浆中药物的浓度。一般来说，$V$ 越大，生理区室中化学物积累的可能性就越大。化学品体内累积量的衡量标准是身体负担，即在一个或几个生理区室或整个身体中化学物质的储存量。

#### 3）化学物质结构的影响

蓄积及其对慢性毒性的影响也取决于化学物质的结构及其与生理区室的相互作用，但主要取决于化学物质在机体中的存在状态即离子状态还是非离子状态。在生理 pH 下，脂溶性化合物一般为非离子状态，更容易结合、渗透并积聚在组织和器官中。相反，水溶性化合物在血液的 pH 下保持离子态，不易与组织结合，因此离子可经肾脏代谢。

### 3. 慢性毒性研究的目的

慢性毒性研究的目标与急性毒性研究相似，但也有一些不同之处。与急性研究相似的目标包括：①确定化学品的致死和毒性浓度及其对器官和组织的影响；

②确定一定剂量的化学物质暴露与生理、生化和形态改变之间的因果关系；③监测不同物种的动物对试剂的反应。然而，慢性和急性毒性试验之间的主要差异在于频率、积累和暴露于毒性物质的时间。慢性毒性研究的常用流程如下：①评估频繁暴露较低剂量的化学物质的毒性作用，从而进行反复的累积暴露分析；②确定反复暴露的累积效应；③确定长期暴露于较大剂量的化学品的毒理作用；④去除化学物后，观察受试者是否康复；⑤预测间歇性，反复或持续暴露化学物引起的长期不良健康影响。

最后，慢性研究通常用于急性研究的补充，以提高试验结果的准确性。

# 7.3　试　验　设　计

如上所述，慢性和亚慢性是相对而言的，并且与物种有关。以前，进行啮齿动物慢性研究的时间一般是 2 年。然而，对于其他物种，如狗（平均寿命为 10～15 岁）或家兔（5～6 岁）等来说，2 年的时间并不长。即使对于啮齿动物，限制热量摄入 2 年也无法观察到它们健康和寿命的变化。

一般来说，随着哺乳动物预期寿命的增加，必须调整暴露时间以模拟长期暴露。因此，对于用于人类风险评估的动物来说，进行慢性暴露比较困难。慢性暴露研究（6 个月～3 年）的时间是灵活可变的，主要是根据研究目标来确定的。

1. OECD 化学试验准则

OECD 化学试验准则可在以下网址获取：http://www.oecd.org/chemicalsafety/testingofchemicals/chemicalstestingdraftoecdguidelinesforthetestingofchemicals-sections1-5.htm.。自 1981 年第一次出版以来，总共已经出版了 18 本增刊。准则分为五部分，每个部分包含相应的准则及相关链接。这五个部分如下：第 1 部分，物理化学性质；第 2 部分，对生物系统的影响；第 3 部分，降解和蓄积；第 4 部分，对健康的影响；第 5 部分，其他试验准则。

该网站还列出了用于试验和评估的指导文件（GDS）和审查文件（RDS）。

第 1 部分"物理化学性质"，概述了与测定 pH、酸度和碱度相关的详细程序的准则；液体和固体的密度；与液体的黏度有关的准则。第 2 部分"对生物系统的影响"概述了新试验准则的草案，并提供了若干现有的试验指南的修订版本，包括鱼胚胎毒性（FET）试验、鱼早期生命阶段试验［测试指南（TG）210］和水蚤繁殖试验（TG211）。第 3 部分"降解和蓄积"总结了鱼类中的生物蓄积性试验的指南：水和膳食暴露（草案 TG305），以及关于膳食暴露的环境试验的验证报告。第 4 部分"对健康的影响"提供了一系列有关各种化学物质和毒素健康影响的指导性文件。GD 及其数量和简要说明在表 7.1 中进行了总结。

**表 7.1　关于化学品和毒素对健康影响的 OECD 指导文件——体内动物试验指南第 4 部分"对健康的影响"[a]**

| TG 编号 | 标题 | 目标 | 描述 |
|---|---|---|---|
| 474 | 哺乳动物红细胞微核试验 | 检测到由测试物质引起的红细胞的染色体或有丝分裂器损伤 | 评估红细胞中的微核形成 |
| 475 | 哺乳动物骨髓染色体畸变试验 | 检测染色体结构畸变 | 检测由被测化合物引起的动物骨髓细胞染色体的畸变 |
| 草案 | 体外致癌性：叙利亚地鼠胚胎细胞转化试验 | 确定被测物质在体内的致癌性 | 鉴定诱导肿瘤细胞特征的表型改变 |
| 457 | BG1Luc 雌激素受体（ER）体外转录活性试验 | 提供抗雌激素活性的体外定性评估 | 通过检测人卵巢癌细胞（BG1）中的雌激素受体报告基因（LUC）以评估体外雌激素受体的拮抗活性 |
| 430 | 体外皮肤腐蚀：经皮电阻试验 | 非腐蚀性和腐蚀性物质及混合物的筛选 | 通过损伤正常角质层完整性和屏障功能的能力识别腐蚀性物质 |
| 431 | 体外皮肤腐蚀：重建表皮（RhE）测试方法 | 非腐蚀性和腐蚀性物质及混合物的筛选 | 通过穿透角质层的能力识别腐蚀性物质；使用 MTT[3-(4, 5-二甲基噻唑基-2)-2, 5 二苯基四唑溴化物]测定法检测细胞毒性 |
| 473 | 体外哺乳动物染色体畸变试验 | 鉴定引起体外培养的哺乳动物细胞染色体结构畸变的试剂 | 将细胞暴露于试验物质中。在显微镜下分析染色体畸变 |
| 487 | 体外哺乳动物细胞微核试验 | 检测期间细胞胞质微核的遗传毒性试验 | 检测在暴露于试验物质期间或之后进行分裂的细胞中致突变和致遗传毒性的化学物质的活性 |
| DPS | 体外转染转录激活检测 | 检测雌激素激动剂 | 伴随 TG455，ERTA[b] |
| 草案 TG | 稳定转染的反式激活体外试验 | 检测雌激素受体激动剂 | 伴随 TG455，ERTA |
| 草案 TG | BG1Luc 雌激素受体转录激活试验 | 鉴定雌激素受体激动剂和拮抗剂 | 提供哺乳动物和非哺乳动物体外测定中内分泌机制的数据 |
| 草案 TG | 荧光素渗漏试验 | 根据体外测试方法来分类化学品，如眼睛腐蚀性物质和严重刺激物 | 推荐作为确定眼腐蚀和严重刺激的初始试验 |
| 更新 405 | 急性眼刺激/腐蚀 | 体内急性眼部刺激或腐蚀，目的是减少动物的疼痛和痛苦 | 通过对特定时间内结膜、角膜和虹膜的病变进行评估来确定眼睛刺激/腐蚀的程度 |
| 草案 TG | 稳定转染转录激活体外试验 | 确定化学品的雌激素激动剂活性 | 伴随 TG455，ERTA |
| 草案 TG | BG1Luc ERTA 试验方法 | 确定 ER 激动剂和拮抗剂 | 基于化学诱导 ER 报告基因产物的体外筛选 |
| 草案 TG | 细胞传感器微生理试验 | 确定化学物质的眼睛腐蚀性、严重刺激性和无刺激性 | 根据 UNGHS，对具有眼睛腐蚀/刺激化学品进行危害分类和标记 |
| 草案 TG（4××） | H295R 类固醇激素分泌试验 | 检测影响雄激素或雌激素类固醇产生的物质 | 识别能够诱导或抑制 T 和 E2 产生的化学品 |
| 草案 TG（×××） | 体内基因突变分析的 TGR | 报告基因在检测体内诱导的基因突变中的应用 | 使用含有多个拷贝的染色体整合质粒或载体的转基因啮齿动物 |

注：所有文件都包含在第 4 部分"对健康的影响"，化学品测试的 OECD 准则；2011~2012 年提交。DPS，性能标准草案，与之相应的试验准则（TG）；E2，17β-雌二醇；ER，雌激素受体；T，睾酮；TA，激活测定；TGR，转基因啮齿动物；UNGHS，联合国全球化学品统一分类和标签制度。

a. 化学品测试：化学品测试 OECD 草案准则第 1~5 部分。

b. 体外 TA 检测是在化学诱导的报告基因产物基础上，将化学物与特异性 C 受体结合并随后进行下游反式激活。

## 2. 剂量水平的选择

慢性毒性研究的剂量水平选择主要根据现有的有关急性研究中化学物质的信息、已知的毒理学影响、动物和人类流行病学数据，对相似化学物毒性反应的认识及类似化学物的毒性浓度的资料。此外，体外数据也可以用作筛选化学物质的体内毒性。因此，详细了解剂量-反应曲线，$LD_{50}$、$EC_{50}$ 和 $IC_{50}$（体外细胞抑制率为 50%时的浓度或者导致体外系统中 50%细胞受影响的物质浓度），有助于确定慢性体内试验的给药剂量。

详细了解目标终点对于确定剂量水平至关重要。从后面的章节可以看出，研究中对组织毒性或病理学进行监测的目的可能与致癌项目不同。与急性研究一样，调查人员在选择剂量水平方面具有一定的灵活性，通常为 5 个剂量组加上载体或空白对照组。此外，用少量的动物进行初步试验是很有必要的，其目的是确定最低和最高剂量组。

然后根据初步评估的剂量范围选择试验剂量。最后，若试验中对化学药物的药代动力学进行了研究，将有助于预测药物在生理区室中的代谢和转化。因此，进行数周动物数量有限的预试验不仅可以为后续正式试验提供很多有用的信息，而且可以减少在正式试验过程中修改参数，例如，通过调整剂量、改变动物数量或修改研究参数来应对死亡率过高或缺乏效果等问题。

## 3. 动物选择

动物的数量和种类的选择取决于慢性研究的目标、试验设置中确定的参数，以及监测和调整不良结果的能力。一般来说，动物的选择对于急性试验与慢性研究一样重要。表 7.2 列出了一些与急性研究试验参数相似的参数（表 6.1）。但是，考虑到慢性试验的持续时间更长，因此需要注意试验前未预测到的毒理指标及其影响。

**表 7.2　在开始慢性毒性试验之前，采购和处理动物的步骤**

| 组织 | 考虑因素 | 说明 |
| --- | --- | --- |
| 购买之前 | 动物的种类、号码、性别和年龄的选择 | 生物和经济上的情况；适用于人类的风险评估；通常使用同一性别的动物；笼舍要求；幼畜 |
| | 动物来源的选择 | 同急性研究：饲养员的声誉，费用，动物的可用性，技术支持 |
| | 研究类型 | 毒理学评估；致癌性研究 |
| 购买后和试验开始前 | 检疫和筛选 | 同急性研究：动物的饲养环境（动物保健中心）；观察健康或病变情况；减轻压力 |
| | 体检 | 总体观察；病理组织学和血液生物化学分析 |
| | 试验准备 | 采购物资，技术帮助，保障研究期间的笼舍要求 |

续表

| 组织 | 考虑因素 | 说明 |
|------|----------|------|
| 试验开始前 | 试验准备 | 试剂的制备，特殊饮食，易腐物质补给 |
| | 体检 | 排除不良动物 |
| 试验中 | 保持恒定的试验条件 | 慢性研究中必不可少：保证充足的供应，技术支持，笼舍需求，保持试验方案一致 |

此外，与急性试验中需要维持试验条件在 24～96h 内稳定相比，在慢性试验中，需要在 2 年研究过程中维持试验条件稳定，这个难度更大。在进行慢性毒性试验时要监测的其他因素见表 7.3，其中包括动物过早窒息的一些情况。重要的是，对试验的终点进行记录，并且对结果进行分析以确定因果关系，明确动物发生的不良作用是否是由化学品暴露引起的。

**表 7.3　慢性毒性试验期间需要考虑的因素**

| 环境 | 需要考虑的因素 |
|------|----------------|
| 安乐死 | 健康受损，食欲不振，乏力，疼痛，体重减轻 |
| 暴露组的数量 | 给药剂量（低，中，高），增加对照 |
| 每组动物的数量 | 5～10 只，根据现有的有效数据来选择，尽量避免不必要的动物浪费 |
| 试验时间 | 90 天～3 年 |
| 研究周期 | 在研究过程中，对动物进行亚组分析；至少 4 个间隔 |
| 康复试验 | 在慢性研究结束时对幸存动物进行康复治疗 |

慢性研究过程中需要考虑的其他因素包括：①急性研究开始前，动物对笼舍和实验室环境的适应；②保护动物免受感染；③进行平行试验，获得动物的生理、生化、暴露和暴露后形态学特点的基线数据并确定急性毒性范围。最后，与急性研究一样，将动物随机分配到暴露组中，进行标记，每季度重新换位，并对生理和毒理学指标进行检测。

### 4. 慢性毒性研究的每日监测指标

慢性研究需要调查人员具有坚持、勤勉和耐力，这主要是因为调查人员需要每天观察和处理动物。表 7.4 列出了慢性研究中需要日常监测的指标。对这些因素进行监测有助于了解研究的进展情况，确保人类对动物的人性化处理，增强试验结果的可靠性。另外，日常观察人员需注意到微妙的潜在毒性现象或靶器官病变。

**表 7.4　慢性研究中的常规监测指标**

| 常规特性 | 观察 |
|---|---|
| 外观 | 皮毛的情况，常规清洁 |
| 行为 | 仪表，警觉性，侵略性，烦躁，易怒（异常的兴奋），食品和水的消耗，镇静 |
| 笼舍 | 对废物进行清除，无臭味，使用干净的垫料 |
| 住宿 | 充足的照明，适当的日夜循环，温度和湿度控制，周末、节假日安排 |
| 动物保健人员 | 遵守安排，足够的休息时间，培训 |

需要每天对试验动物的常规生物参数进行监测，并用于评估动物的健康状况。表 7.5 列出了需要监测的生物学指标。与常规观察一样，生理和形态学参数也可以用于评估毒性作用，特别是在对靶器官系统毒性进行检测时。此外，用于确定动物每日情况的一般标准可能与监测标准有所重叠，例如，观察动物接近食物和水的时间和方式，同时测量食物消耗量（表 7.4 和表 7.5）。化学试剂的添加是否会干扰动物对固体或液体食物中营养的吸收是试验中需要考虑的重要因素。因此，仔细观察动物的饮食习惯可以用于确定动物的毒性作用是由化学药剂引起的，还是由膳食摄入不足引起的。

**表 7.5　慢性研究中需要监测的生物参数**

| 指标 | 测量的生物参数 |
|---|---|
| 垂死或死亡动物的观察 | 剖检，器官/体重比，标本组织学分析的固定和处理 |
| 时间 | 病理学记录时间，采样间隔，标本采集及死亡时间 |
| 衰老 | 区分由药物引起毒性改变和衰老性改变 |
| 安乐死 | 研究期间用于监测的选定组动物的间隔取样 |
| 正常生理功能 | 食品和水的摄入量，对饲法 [a]，尿量，粪便排泄 |
| 生理参数 | 体重，日常食物和水的消耗量，血、尿临床化学检测 |

a. 对饲法指的是给予处理组和未处理组的配对组相同的营养量。假设化学处理改变了动物的食物和液体摄入量，则暴露组因此成为限制营养对照，而对照组可以区分有毒物质作用组与营养不足组。

在试验过程中，间隔一定的周期可以进行血液、尿液和粪便标本采集，收集这些物质不需要处死动物。此外，尿液和粪便收集是非侵入性的。进行血液采集前需要进行训练，采血方式包括尾静脉穿刺或通过毛细血管内眦采血。在这两种情况下，技术不当或重复使用同一只动物都有感染的风险。非侵入性操作也可以用于评估动物的神经、行为和学习参数，其包括测量运动杆平衡、迷宫表现、疼痛测量的尾部程序和学习行为的奖励刺激等。

尿液分析、血液临床化学指标是明确毒性作用的常用指标，通过监测这些指标，不但可以了解毒性作用的发生，而且也有助于明确毒性机制及靶器官。血浆中特定酶的含量通常可以反映出靶器官的损伤情况，并且可以了解化学物质与靶器官的相互作用。与此类似的是，尿常规分析可以提供毒物对机体毒性作用的证据，并且有助于了解毒物代谢及靶器官毒性。从这些测量中可以获得包括化学品生物转化产物在内的许多信息。

### 5. 研究时间

在慢性和亚慢性研究过程中，需要清楚的是：在选择终止时间时应该防止年龄相关变化和化学诱导病理学变化对试验结果的干扰。亚慢性研究通常为21～90天，这取决于给药途径和毒理学终点。然而，慢性研究的持续时间尚无明确规定。

传统上，啮齿动物的寿命近似，据此确定了慢性试验时间为2年。但是 FDA 最近提出，根据动物种类，研究时间应该减少到6～18个月。这个观点的依据是近期有证据表明慢性毒性研究的第二年观察到的毒性作用与第一年相似。事实上，与年龄相关的死亡率和发病率在慢性试验的初期几乎不常见，因此在这段时间内观察到的大多数毒性是存在因果关系和剂量依赖性的。

然而，这种方法可能不足以代表啮齿动物的终生接触水平。此外，动物对化学物质的易感性随着年龄的增加而增加，从而使得衰老动物对化学物质施用的病理表现不明显。因此，可能需要针对年龄相关检测和毒物诱导的病理学设计单独试验。这些研究可能需要突出动物的不同的起始年龄，然后连续暴露6～12个月。总之，慢性研究的暴露时间主要是根据试验动物物种的预期寿命来设计的。

### 6. 康复试验

康复试验或明确毒物暴露后引发的损伤是否可逆对于了解累积毒性、组织生理参数、生物体恢复正常状态及修复机制至关重要。亚慢性或慢性研究的试验设计应包括有效利用资源使动物恢复健康。将这些研究纳入项目有助于确定暴露终止后毒物引起的损伤的进展、消退或改善。对暴露终止后的动物进行1～3个月的治疗通常足以完成这些目标，可以随机选择存活动物中有代表性的个体进行治疗。

### 7. 结果分析

慢性和亚慢性研究需要剂量范围满足正态分布，这就需要使给药剂量按照线性或对数规律增加。有效的剂量效应反应取决于最高和最低剂量下预期效果是否实现，这与预测的剂量范围有关，包括弗兰克效应水平、观察到最低不良反应的水平、未观察到不良反应的水平、未观察到效应的水平。表 7.6 为这些参数及其在评估慢性和亚慢性毒性试验结果方面的重要意义。在第 4 章中已经对危害评估进行了进一步讨论。

### 表 7.6　基于慢性或急性研究结果的危险性风险评估

| 风险评估参数 | 说明 |
| --- | --- |
| AHE | 不良健康影响：身体功能或细胞结构的变化，可能导致的疾病或健康问题 |
| LOAEL | 观察到最低不良反应的水平：EPA 在最低水平时，未暴露组与暴露组的监测指标具有统计学差异 |
| MRL | 最低风险级别：人体暴露于危险物质的等级低于或不太可能达到有害（不利）非癌症作用的 ATSDR 风险评估 |
| NAPHH | 无明显的公共卫生危害：可在过去或将来可能发生的暴露于污染介质的 ATSDR 公共卫生评估，但未暴露则不会引起健康损害 |
| NOAEL | 未观察到不良反应的水平：在给定的暴露条件下，未导致目标生物的形态、功能、生长、发育或寿命的可检测到的不利改变 |
| NOEL | 未观察到效应的水平：EPA 暴露水平下，在暴露组与对照群体未观察到任何有差异的统计学意义的效应（最近，NOEL 已被 NOAEL 替代） |
| PHH | 公共健康危害：由于长期暴露（超过 1 年）于有害物质或放射性核素可能导致有害健康影响的公共卫生危害的 ATDSR 公共卫生评估 |
| RfD | 参考剂量：EPA 估量，内在的不确定性或安全因素，不会对人类造成伤害的物质的日常摄入剂量 |
| UF | 不确定因素：当信息不完整时，为安全起见进行数学上的调整；用于计算对人群无害的剂量；适用于 LOAEL、NOAEL、MRL |
| UPHH | 紧急公众健康危害：用于 ATSDR 公共卫生评估中，针对短期暴露（小于 1 年）于有害物质或可能导致有害的健康影响的情况，需要快速干预 |

注：ATSDR，美国毒物和疾病登记署；美国卫生及公共服务部，http://www.atsdr.cdc.gov；EPA，美国环境保护署，http://www.epa.gov。

## 推 荐 阅 读

Alden CL，Lynn A，Bourdeau A，et al. Acritical review of the effectiveness of rodent pharmaceutical carcinogenesis testing in predicting for human risk. Vet Pathol 2011；48：772-84.

Allaben WT，Turturro A，Leakey JE，Seng JE，Hart RW. FDA points-to-consider documents：the need for dietary control for the reduction of experimental variability within animal assays and the use of dietary restriction to achieve dietary control. Toxicol Pathol 1996；24：776-81.

Barlow SM. Agricultural chemicals and endocrine-mediated chronic toxicity or carcinogenicity. Scand J Work Environ Health 2005；31：141-5.

Brausch JM，Connors KA，Brooks BW，Rand GM. Human pharmaceuticals in the aquatic environ-ment：a review of recent toxicological studies and considerations for toxicity testing. Rev Environ Contam Toxicol 2012；218：1-99Bussiere JL. Species selection considerations for preclinical toxicology studies for biotherapeutics. Expert Opin Drug Metab Toxicol 2008；4：871.

Clarke J，Hurst C，Martin P，et al. Duration of chronic toxicity studies for biotechnology-derived pharmaceuticals：is 6 months still appropriate? Regul Toxicol Pharmacol 2008；50：2-22.

CliftMJ，GehrP，Rothen-Rutishauser B. Nanotoxicology：a perspective and discussion of whether or not in vitro testing is a valid alternative. Arch Toxicol 2011；85：723.

Combes R, Gaunt I, Balls M. A scientific and animal welfare assessment of the OECD health effects test guidelines for the safety testing of chemicals under the European union REACH sys-tem. Altern Lab Anim 2006; 34: 77.

Cooper RL, Lamb JC, Barlow SM, et al. A tiered approach to life stages testing for agricultural chemical safety assessment. Crit Rev Toxicol 2006; 36: 69.

Creton S, Douglas M, Wheeler JR, Hutchinson TH. Challenging the requirement for chronic fish toxicity studies on formulated plant protection products. Toxicol Lett 2010; 199: 111.

Lai MW, Klein-Schwartz W, Rodgers GC, etal. Annual report of the American association of poison control centers' national poisoning and exposure database. Clin Toxicol 2006; 44: 803.

Lin KK. Progress report on the guidance for industry for statistical aspects of the design, analysis, and interpretation of chronic rodent carcinogenicity studies of pharmaceuticals. J Biopharm Stat 2000; 10: 481.

Séralini GE, Cellier D, Sultan C, et al. How subchronic and chronic health effects can be neglected for GMOs, pesticides or chemicals. Int J Biol Sci 2009; 5: 438.

Scholz S, Fischer S, Gündel U, et al. The zebrafish embryo model in environmental risk assessment--applications beyond acute toxicity testing. Environ Sci Pollut Res Int 2008; 15: 394.

Trosko JE, Chang CC. Factorsto consider in the use of stem cells for pharmaceutic drug development and for chemical safety assessment. Toxicology 2010; 270: 18.

U.S. Food and Drug Administration. International Conference on Harmonisation, Guidance on the duration of chronic toxicity testing in animals (rodent and nonrodent toxicity testing), availability. Fed Regist 1999; 64: 34259.

Van Cauteren H, Bentley P, Bode G, et al. The industry view on long-term toxicology testing indrug development of human pharmaceuticals. Pharmacol Toxicol 2000; 86: 1.

# 参 考 文 献

Cunha GC, van Ravenzwaay B. Evaluation of mechanisms inducing thyroid toxicity and the ability of the enhanced OECD Test Guideline 407 to detect these changes. Arch Toxicol 2005; 79: 390.

Doe JE, Lewis RW, Botham PA. Comments on a scientific and animal welfare assessment of the OECD Health Effects Test Guidelines for the safety testing of chemicals under the Euro-pean Union REACH system. Altern Lab Anim 2006; 34: 111.

Embry MR, Belanger SE, Braunbeck TA, et al. The fish embryo toxicity test as an animal alternative method in hazard and risk assessment and scientific research. Aquat Toxicol 2010; 97: 79.

Fako VE, Furgeson DY. Zebrafish as a correlative and predictive model for assessing biomaterial nanotoxicity. Adv Drug Deliv Rev 2009; 61: 478.

Gallardo E, Queiroz JA. The role of alternative specimens in toxicological analysis. Biomed Chromatogr 2008; 22: 795.

Gelbke HP, Hofmann A, Owens JW, Freyberger A. The enhancement of the subacute repeat dose toxicity test OECD TG 407 for the detection of endocrine active chemicals: comparison with toxicity tests of longer duration. Arch Toxicol 2007; 81: 227.

Grindon C, Combes R, Cronin MT, Roberts DW, Garrod JF. An integrated decision-tree testing strategy for repeat dose toxicity with respect to the requirements of the EU REACH legislation. Altern Lab Anim 2008; 36: 93.

Gwiazda R, Lucchini R, Smith D. Adequacy and consistency of animal studies to evaluate the neurotoxicity of chronic low-level manganese exposure in humans. J Toxicol Environ Health A 2007; 70: 594.

Hard GC, Khan KN. A contemporary overview of chronic progressive nephropathy in the laboratory rat, and its significance for human risk assessment. Toxicol Pathol 2004; 32: 171.

Hoffmann S，Hartung T. Toward an evidence-based toxicology. Hum Exp Toxicol 2006；25：497.

Hutchinson TH，Shillabeer N，Winter MJ，Pickford DB. Acute and chronic effects of carrier solvents in aquatic organisms：a critical review. Aquat Toxicol 2006；76：69.

Kroes R，Galli C，Munro I，et al. Threshold of toxicological concern for chemical substances present in the diet：a practical tool for assessing the need for toxicity testing. Food Chem Toxicol 2000；38：255.

Lai DY. Toward toxicity testing of nanomaterials in the 21st century：A paradigm for moving forward. Wiley Interdiscip Rev Nanomed Nanobiotechnol 2012；4：1.

McCarty LS，Borgert CJ. Review of the toxicity of chemical mixtures：theory，policy，and regulatory practice. Regul Toxicol Pharmacol 2006；45：119.

Tetko Ⅳ，Bruneau P，Mewes HW，Rohrer DC，Poda GI. Can we estimate the accuracy of ADME-Tox predictions? Drug Discov Today 2006；11：700.

Tomatis L. Role of experimental and epidemiological evidence of carcinogenicity in the primary prevention of cancer. Ann Ist Super Sanita 2006；42：113.

Waters M，Jackson M. Databases applicable to quantitative hazard/risk assessment-towards a predic-tive systems toxicology. Toxicol Appl Pharmacol 2008；233：34.

# 第8章 急性皮肤毒性试验

## 8.1 引　言

目前，美国的监管机构已经出台了对通过意外、无意或者临床人体辐射产生潜在危险的化学物质和材料的测试准则。这些物质作为人类和动物的药物和生物制剂并得到商业化应用（工业、环境、职业和家庭），其主要作用部位是皮肤和眼睛。

美国和欧盟规定需进行局部和全身的皮肤毒性评估。因此，评估急性皮肤毒性的研究设计需要用到动物模型才能确保产品在投放到人类消费市场时的安全性。进行体内研究是皮肤毒性评估的独特之处，本章主要讨论了体内毒性试验的方法。

## 8.2　急性皮肤毒性试验

### 1. 描述

所有用于人体和兽用的产品都需要进行毒物评估。在皮肤毒性研究中，评估局部毒性（刺激）的标准试验动物为家兔。在检测准则中豚鼠属于可接受物种，但一开始很少见到将它应用于皮肤毒理学评估中，直到最近它才成为敏感性研究的常用物种。在 CBA/Ca 或 CBA/J 小鼠中进行的局部淋巴结试验（LLNA）是豚鼠试验的修正和补充。因为小鼠是传统豚鼠试验中的替代动物品种，因此在本书的体内和体外毒性试验部分都对其进行了讨论。

### 2. 原发性刺激

皮肤急性研究旨在提供有关化学物局部作用的信息，特别是皮肤刺激和腐蚀方面。在第二次世界大战之后和化学战的发展过程中，很重要的一点是确保消费品的安全。在不安全化妆品危害的推动下，Draize 皮肤试验诞生于 20 世纪中叶。由于保护公众安全的迫切需求，Draize 试验成为政府批准的用于评估材料局部安全性的方法。Draize 眼部测试在第 9 章中讨论。

Draize 等（1944）发表了对皮肤刺激的定量评估方法，将其作为评估产品安全性的准则。其中将引起皮肤炎症反应的物质定义为主要的局部刺激物。与皮肤刺激相关的炎症反应的特征为发生水肿①和红斑②。表 8.1 概述了 Draize 报道的家兔皮肤初级反应的分级。由于经皮肤施用物质可能引起疼痛和皮肤损伤，因此在《动物福利法案》中对皮肤刺激和毒性研究的监测方法进行了详细的规定。《动物福利法案》（美国农业部 1985 年修订）中对大多数用于研究和毒性试验的动物的护理和使用方法都进行了规范。《动物福利法案》中未包含大鼠和小鼠的试验规范，因此大多数机构对这些物种采用的是类似的内部标准。此外，该法令还指出，皮肤刺激性测试可能会导致动物疼痛；虽然给药过程通常不会造成动物疼痛，但反应产物引起的反应可能会引起疼痛。

**表 8.1　皮肤反应的分级：急性皮肤过敏刺激**

| 表皮刺激 | 皮肤反应 | 评分 |
| --- | --- | --- |
| 形成红斑和焦痂 | 无红斑 | 0 |
| | 轻微红斑，几乎难以察觉 | 1 |
| | 明显红斑 | 2 |
| | 中度至严重的红斑 | 3 |
| | 严重红斑（甜菜红）甚至形成焦痂（深度损伤） | 4（最大值） |
| 形成水肿 | 无水肿 | 0 |
| | 轻微水肿（几乎察觉不到） | 1 |
| | 明显红斑 | 2 |
| | 中度水肿（凸起约 1mm） | 3 |
| | 严重水肿（延伸超过暴露区域并凸起＞1mm） | 4 |

资料来源：Draize，J. H. and Kelley，E. A.，Toxicology，1，267，1959.

　　家兔是进行皮肤刺激试验的首选物种，它的皮肤与人体相比较为敏感。与体型较大的动物相比，家兔更容易处理，且家兔皮肤具有高渗透性。因为家兔对皮肤刺激的敏感度较高，所以对家兔进行皮肤刺激试验通常被认为是对人类皮肤刺激的过度预测，其与人类风险评估的相关性有待考究。因此，尽管家兔仍然是局部毒性（刺激）评估的标准，许多现行法规仍然推荐优选大鼠。在检测准则中，豚鼠通常被列为可接受物种，但其很少用于皮肤刺激毒性评估。

　　3. 研究设计和过程

　　皮肤刺激性研究旨在模拟人类暴露，一般选择 1～3 只家兔进行。在家兔背部

---

① 皮下和间质中的积累。
② 局部血液流量增加导致皮肤发红。

或腹部剃去毛发（2~3cm²）用作试验区域。最初，将单个动物依次（3min、1h 和 4h）接触测试材料（0.5mL 或 0.5g）。大多数药物和生物材料未经覆盖和包裹，如果用绷带（烧伤治疗）或衣服覆盖（模拟职业接触化学品）材料，则可能会导致重复施用。半封闭覆盖物通常由多孔敷料组成，例如，用无刺激性胶带使纱布保持在适当位置。如果接触后出现皮肤腐蚀，则终止试验并将材料归类为腐蚀性。如果没有观察到腐蚀，则在另外 2 只动物暴露于材料 4h 后，根据 Draize 潜在刺激性分级对刺激进行评分，如表 8.2 所示。计算红斑和水肿评分的总和，并将其作为主要皮肤刺激指数（PDII）。

**表 8.2　潜在皮肤刺激性的分类**

| PDII 分类 | 评分 |
| --- | --- |
| 无刺激性 | 0.0 |
| 可忽略的刺激 | 0.0~0.5 |
| 轻度刺激 | 0.5~2.5 |
| 中度刺激 | 2.5~5.0 |
| 严重刺激 | 5.0~8.0 |

注：基于 1h、24h、48h 和 72h 的观察得分。对可逆性的观察长达 14 天。
资料来源：Auletta，CS，Basic Clin. Pharmacol. Toxicol.，95，201，2004.

　　要考虑的其他方案细节包括：①用于给药的溶剂载体；②施用于皮肤部位的样品量；③需要的动物控制设备；④准备完整和磨损的皮肤区域。这些细节总结在表 8.3 中。

**表 8.3　参与皮肤刺激研究设计的其他因素**

| 因素 | 说明 |
| --- | --- |
| 溶剂 | 惰性（CMC，盐水）；基于特定的应用的油；粘贴物 |
| 样品体积 | 最小化，并均匀覆盖 |
| 束缚器 | 仅用于长期研究 |
| 试验皮肤准备 | 完整或磨损 [a] |
| 治疗后观察 | 长达 4h；按照以上说明评分 |

a. 用钢梳轻轻刮擦厚皮或用皮下注射针头扎孔，以增加药物进入皮下结构。

### 4. 皮肤致敏反应

　　对于许多化学品都需要评估其引起致敏反应的潜力。在化学物敷用和渗透皮肤时，在反复暴露后的数天或数周可引起后续反应。这种类型的皮肤过敏被称为过敏性接触皮炎。该反应需要至少 24～72h 来发展，并且属于Ⅳ型反应（迟发型超敏反应）细胞介导的免疫。反应从轻度刺激到红斑和硬结、湿疹、爆发和发红逐渐发展为全身免疫表现。化学品引起的迟发型超敏反应通常具有剂量依赖性和自限性（数天至数周），并且强度不同。此外，过敏过程一般包括初始致敏，适应和再次接触时重新启动等几部分。

免疫学上来说，反应起始于抗原特异性 T 细胞的活化，皮内或黏膜被激发（致敏阶段）。然后 CD4$^+$T 细胞识别抗原呈递细胞（如 APC，朗格汉斯细胞）上的 MHC-Ⅱ（主要组织相容性Ⅱ类）抗原并分化成 $T_H$1 细胞。这种致敏阶段的发生需要与试剂长时间（至少 2 周）局部接触。随后的重复刺激阶段（诱发）诱导分化的 $T_H$1（记忆）细胞释放细胞因子，进一步刺激单核细胞和粒细胞迁移。吞噬细胞释放溶酶体酶导致局部组织坏死。例如，长期接触植物树脂和珠宝引起的接触过敏症是由油性皮肤分泌物中化学物质的亲脂性引起的，其起到了半抗原的作用。尽管大多数反应具有自限性，但广泛地暴露于化学物会导致组织坏死。

### 5. 研究设计和方案

皮肤致敏研究中常用的动物是豚鼠，其中最重要的原因是它们对各种化学致敏剂具有易感性。因此，最常见的皮肤致敏方法包括 Magnusson 和 Kligman 豚鼠最大化试验（GPMT）和 Buehler 试验。一般来说，处理组选用 10～20 只动物，对照组为 5～10 只动物。对于 GPMT，根据辅助方法通过皮内注射（试验制品、弗氏佐剂和佐剂中的测试制品）开始诱导，1 周后进行局部施用，2 周后进行局部激发。

在封闭式 Buehler 试验中，每隔 1 周进行 3 次局部应用为诱导阶段，然后 2 周后进行局部激发。若激发剂量引起的水肿或红斑比致敏剂量引起的水肿或红斑大，则表示致敏成功。对于这两项研究，都需要使用已知的轻度至中度皮肤致敏剂对可靠性进行定期检查。

小鼠 LLNA 试验是一种经过科学验证的替代试验，主要用于评估物质产生皮肤致敏的潜力①。LLNA 使用年轻的成年雌性 CBA 小鼠代替豚鼠。试验一般在一个星期内完成，可以减轻动物的疼痛和痛苦。该试验是将化学品反复应用于 20～30 只动物的皮肤，随后对引起的过敏反应进行视觉评估。在暴露化学物三天后，对动物进行静脉注射 $^3$H-胸苷或 $^{125}$I。5h 后，耳郭淋巴结被切除和排空，根据刺激指数进行放射性标准化。一般认为，大于或等于临界值 3 时发生了致敏反应。虽然独立同行评议（ICCVAM/NICEATM 2004；OECD Guideline 429，2002）认可了

---

① 因为是体内测定，OECD 认为它与其他试验具有相同的优点，但不属于动物毒性试验的替代试验。

该研究方法的有效性，但其中也存在潜在刺激性和水溶性制剂吸收差异引起的假阳性结果等缺点。

修订后的 OECD 测试准则 404 中还提出，可以从其他动物研究中获得有关皮肤刺激或腐蚀的数据。例如，通过检查皮肤毒性研究的结果可以确定致敏潜力。另外，如果经皮肤暴露材料后发生剧毒，则也不需要对其致敏潜力进行评估。虽然准则中没有具体提及，但也可以从真皮致敏试验的研究结果或用于确保人体皮肤安全性的研究中获得一些材料刺激的潜在信息。

### 6. 光敏和光毒性反应

一种化学物质的皮肤光毒性指的是在光照条件下皮肤或全身暴露于化学物质后引起的毒性反应，特别是紫外线（UV）。与低频率和长波长（$10^{-8} \sim 10^{-6} \mu m$）的光相比，紫外线的生物效应是电离辐射（X 射线为 $10^{-12} \sim 10^{-7} m$）。因此，紫外线辐射对机体的影响是温和的。

与电离辐射不同，紫外线诱发的皮肤损伤主要是由活性氧的产生和黑色素的产生中断引起的。然而，与电离辐射一样，累积或强烈暴露于紫外线会导致 DNA 突变：碱基对插入、缺失、单链断裂和 DNA-蛋白质交联。DNA 修复机制在修复紫外线诱导的 DNA 损伤和防止过度紫外线暴露引起的损伤（如晒伤）中起重要作用。

黑色素细胞黑色素的产生增加，表皮增厚，可以防止皮肤损害。随着年龄的增长，抗氧化酶和 DNA 修复对机体的保护能力逐渐降低，这为生命后期的皮肤肿瘤发展提供了条件。此外，紫外光可以将化学物质转变成引发局部细胞毒性的活性氧。

阳光引起损伤的程度取决于紫外线辐射的类型、暴露的持续时间、强度、衣服、季节、高度、纬度及皮肤中黑色素的数量。事实上，这些因素对阳光照射引起的反应影响很大。此外，紫外线的有害影响会被玻璃、烟雾等过滤，但在被雪和沙子反射时会增强。在气溶胶推进剂中使用氯氟烃会减弱平流层臭氧的紫外线阻挡能力，从而使得更强烈的紫外线可以穿透具有保护作用的大气层上层。

表 8.4 总结了阳光和光敏反应的慢性影响。光化性角化病，又称为癌前期角化病变，主要由常年照射阳光引起，特别是肤色较浅的个体。该病变的现象是出现粉红色、边缘不均匀、鳞状或结皮的皮肤增生。

#### 表 8.4　阳光和光敏反应的慢性影响

| 过度日晒的反应 | 临床影响 |
| --- | --- |
| 一般皮肤反应 | 光老化：长期暴露于阳光下引起皮肤老化 |
| | 组织弹性改变：伴随小结节的皮肤变黄、皱纹、色素沉着、萎缩、皮炎 |
| 日光性角化症 | 多年暴露于紫外线射线导致的癌前病变 |

续表

| 过度日晒的反应 | 临床影响 |
|---|---|
| 鳞状上皮/基底细胞癌 | 多发生于青春期暴露于紫外线下的浅肤色人群（太阳晒黑） |
| 恶性黑色素瘤 | 癌性皮肤病变与紫外线暴露的增加、强烈、延长相关 |
| 光敏反应 | 红斑和多形性红斑病变；荨麻疹、皮炎、大疱；增厚、结垢斑 |

光敏反应是对阳光的不正常反应的发展，有时在各种化学物质存在的条件下会加速这种进展。对紫外光诱导的光敏反应的急性反应会诱发红斑（发红）和皮炎（皮肤或黏膜的炎症）。它们主要是由超级细胞引起毛细血管扩张和充血及Ⅳ型超敏反应细胞介导。此外，除红斑反应外还可出现黄斑、丘疹、结节和靶（牛眼形）病变。

荨麻疹是一种瘙痒性皮肤发疹，其特征是不同形状和大小的短暂风疹，具有明确的红斑和苍白的中心。此外，阳光照射后引起血管活性胺（组胺和激肽）释放，真皮中的毛细血管扩张还有可能引起尿毒症，尤其是在化学暴露后。更严重的光敏反应会导致直径大于1cm的皮肤或黏膜上的大泡薄壁水疱，里面含有清澈的浆液性液体。随着暴露区域的愈合还会逐渐出现脱水、鳞屑、瘢痕、纤维化和坏死。

有助于光敏性反应发展的外源因素是摄取或应用抗菌和抗真菌抗生素（分别为磺胺、四环素、灰黄霉素）和噻嗪类利尿剂。此外，接触含有焦油、水杨酸、植物衍生物和古龙香、香水、化妆品和肥皂成分的产品也与损害有关。

### 7. 体内感光性和光毒性研究设计和方案

在豚鼠或家兔中进行光敏性和光毒性的体内试验时，试验制品一般口服或肠胃外给药10～14天或局部施用。在激发阶段开始2～3周后，进行紫外灯照射[①]。影响光敏性测试结果的因素包括化学品吸收光的能力、紫外线暴露的时间及光源与剃毛区域的距离。与其他皮肤试验一样，对照组施用阳性和阴性光敏剂。按照前面所述的方法对损伤进行评分。

### 8. 体内热原试验

家兔具有与人类相似的热原[②]耐受性；因此，观察兔体温变化与化学物质是否存在人类热原有关。家兔热原试验是一种可以检测非细菌内毒素热原及细菌内毒素的方法。

《美国药典》认为热原试验属于体内试验，其目的是将患者发热反应的风险限

---

① 波长较短的 UVB 辐射（λ280～320nm）比波长较长的 UVB 辐射（UV 射线辐射）（λ320～400nm）损害更大。
② 发热物质。

制在可接受的水平上。该测试包括静脉注射试验溶液后测量兔体温的升高情况。试验用家兔需要在 10min 之内内静脉内注射不超过 10mL 的物质。此外,《美国药典》描述了测试动物的装置、类型和数量、温度记录方法和特定的试验程序。

简言之, 3 只家兔中的每 1 只, 单独称重不小于 1.5kg, 每 1kg 体重注射测试溶液 10mL。在第 1 次注射之前, 动物在住房区域内适应不超过 7 天。在正式试验之前, 进行试验模拟, 具体包括除了注射测试物质之外的所有步骤。动物的使用频率不超过每 48h 1 次。在动物适应期间, 测定直肠基线温度, 以此作为每只家兔的对照温度, 这也是确定注射试验溶液导致的任何温度升高的基线。在任何 1 组试验家兔中, 只有对照温度彼此差异不超过 1℃的家兔才可以用于试验, 任何 1 只家兔的温度不应超过 39.8℃。

测试物质通过耳静脉注射, 整个过程应在 10min 内完成。注射后 1h、2h 和 3h 对直肠温度进行记录。任何 1 只家兔的温度上升一般不超过 0.5℃。如果没有家兔显示温度升高了 0.5℃, 则认为该测试物品不存在热原。温度若发生降低记录为零增加。如果单只家兔的温度上升超过 0.5℃, 则应该再对另外 5 只家兔进行试验(共 8 只家兔)。如果 8 只家兔中少于 3 只的温度上升超过 0.5℃, 或 8 只家兔温度升高的总和不超过 3.3℃, 则认为受检查材料不存在热原。

### 9. 过敏性接触皮炎的体内试验

过敏性接触皮炎是Ⅳ型(延迟型超敏反应)细胞介导的免疫系统对皮肤过敏源或刺激物的反应(如毒藤、药物或金属)[①]。超敏反应通常发生在皮下, 是低剂量暴露于变应原(致敏期), T 辅助细胞诱导的结果(激发期)。T 细胞扩增会导致红斑、细胞浸润、形成囊泡和脓肿, 进一步引起免疫组织损害。临床上, 接触性皮炎常出现水肿、风疹、疱疹、瘙痒(灼热、瘙痒疹), 数天至数周才能消退。预防和避免潜在的过敏源可以预防复发。疾病的特点是持续的慢性致敏。

豚鼠最大化测试(GPMT)是用于筛选具有引起人皮肤致敏潜质的物质的体内试验。是由 Magnusson 和 Kligmann(1969 年)提出的。OECD 指南 406(1981年)中详细描述了试验程序。简言之, 试验动物皮内暴露测试物质和佐剂以使豚鼠发生免疫反应(致敏期)。1 周后, 将豚鼠暴露于较低浓度的测试材料, 并测量其过敏反应(刺激、引发阶段)。当 15%的豚鼠出现反应时, 认为实验结果为阳性。为了防止假阴性结果, 试验通常使用 20 只动物。

在很大程度上, GPMT 已逐渐被局部淋巴结检测(LLNA; Basketter and Scholes, 1992)替代。REACH 法规(附件Ⅶ, 第 8.3 段)规定:"鼠局部淋巴结

---

① 不应该将这种超敏反应与Ⅰ型抗体介导的超敏反应相混淆,其特征为初始敏化反应,肥大细胞活化和血管通透性增加。而Ⅰ型超敏反应(如特应性皮炎或湿疹)中嗜中性粒细胞和嗜酸性粒细胞的募集是免疫组织损害的主要机制。

检测（LLNA）是体内试验的首选方法。只有在特殊情况下才能使用其他试验方法。并且应提供使用其他试验的原因。"

OECD 测试准则（TG）429 用于检测化学品、皮肤致敏作用：局部淋巴结测定（2002）中描述了小鼠 LLNA 试验的方案。与 GPMT 一样，LLNA 是有关皮肤致敏诱导阶段的一个试验，其可以提供适用于剂量反应评估的量化数据。LLNA 的基本原理是敏化剂诱导特定部位淋巴结中淋巴细胞的增殖。这种增殖与施用的变应原的剂量和效力成正比。对结果进行评估时，主要比较试验组与对照组的增殖情况。若要确定测试物质是潜在的皮肤敏化剂，暴露组与对照组（刺激指数）的增殖比例应为 3。OECDTG 中描述的大多数方法都使用体内放射性标记来测量耳廓淋巴结中淋巴细胞数量的增加。该方法不仅在动物福利方面有一些优势，而且还能提供数据来确定化学品缺乏与皮肤过敏的关系。此外，尽管 LLNA 不会杜绝使用动物来评估过敏性皮炎，但它有可能减少试验中使用的动物数量。

LLNA 方法的基础是在致敏诱导阶段期间由化学物质刺激引起免疫学事件。与 TG406 不同，LLNA 不需要尝试诱发皮肤超敏反应，也不需要使用佐剂。进一步改良小鼠 LLNA 试验，如 LLNA-DA（2009）和 LLNA：BrdU-ELISA（2009）使用的是非放射性标记组分。与传统的豚鼠试验相比，这些试验减少了动物使用数量，在本书第三部分体外毒理学试验中对此进行了描述。

# 8.3　结　　语

数十年来，体内皮肤毒理学试验方法为风险评估程序的制定提供了丰富的数据。但是，使用这些试验得到的研究信息受到伦理学方面的反对，尤其是动物保健问题。但是，其他毒性试验的体外替代试验的开发（本书第三部分讨论）必须基于与体内数据进行比较。因此，替代方法的验证取决于体内数据的可靠性。如果有关动物皮肤、试验方法中的问题得到解决，将会有利于推动体外替代试验的发展。

## 推 荐 阅 读

Basketter DA，Lea LJ，Cooper K，et al. Threshold for classification as a skin sensitizer in the local lymph node assay: a statistical evaluation. Food Chem Toxicol 1999；37：1.

Draize JH，Kelley EA. The urinary excretion of boric acid preparations following oral administration and topical applications to intact and damaged skin of rabbits. Toxicology 1959；1：267.

Draize JH，Woodward G，Calvery HO. Methods for the study of irritation and toxicity of substances applied topically to the skin and mucous membranes. J Pharmacol Exp Ther 1944；82：377.

Friedenwald JS，Buschke W. Some factors concerned in the mitotic and wound-healing activities of the corneal epithelium. Trans Am Ophthalmol Soc 1944；42：371.

ICCVAM. The murine local lymph node assay，NIH Publication 99-4494，Research Triangle 1999. Kerr A，Ferguson J.

Photoallergic contact dermatitis. Photodermatol Photoimmunol Photomed 2010；26：56.

Neumann NJ，Blotz A，Wasinska-Kempka G，et al. Evaluation of phototoxic and photoallergic poten-tials of 13 compounds by different in vitro and in vivo methods. J Photochem Photobiol B 2005；79：25.

Jester JV. Extent of corneal injury as a biomarker for hazard assessment and the development of alternative models to the Draize rabbit eye test. Cutan Ocul Toxicol 2006；25：41.

Magnusson B，Kligman AM. The identification of contact allergens by animal assay：the guinea pig maximization test. J Invest Dermatol 1969；52：268.

Martinez V，Corsini E，Mitjans M，et al. Evaluation of eye and skin irritation of arginine-derivative surfactants using different in vitro endpoints as alternatives to in vivo assays. Toxicol Lett 2006；164：259.

# 参 考 文 献

Auletta CS. Current in vivo assays for cutaneous toxicity：local and systemic toxicity testing. Basic Clin Pharmacol Toxicol 2004；95：201.

Basketter DA，Scholes EW. Comparison of the local lymph node assay with the guinea-pig maxi-mization test for the detection of a range of contact allergens. Food Chem Toxicol 1992；30：65.

Basketter DA，Andersen KE，Liden C，et al. Evaluation of the skin sensitizing potency of chemicals by using the existing methods and considerations of relevance for elicitation. Contact Dermatitis 2005；52：39.

Bouvier d'Yvoire M，Bremer S，Casati S，et al. ECVAM and new technologies for toxicity testing. Adv Exp Med Biol 2012；745：154.

Buehler EV. Occlusive patch method for skin sensitization in guinea pigs：the Buehler method. Food Chem Toxicol 1994；32：97.

Chatterjee A，Babu RJ，Ahaghotu E，Singh M. The effect of occlusive and unocclusive exposure to xylene and benzene on skin irritation and molecular responses in hairless rats. Arch Toxicol 2005；79：294.

Elkeeb D，Elkeeb L，Maibach H. Photosensitivity：a current biological overview. Cutan Ocul Toxicol 2012；Epub ahead of print.

Frankild S，Volund A，Wahlberg JE，Andersen KE. Comparison of the sensitivities of the Buehler test and the guinea pig maximization test for predictive testing of contact allergy. Acta Derm Venereol 2000；80：256.

Glatz M，Hofbauer GF. Phototoxic and photoallergic cutaneous drug reactions. Chem Immunol Allergy 2012；97：167.

Kimber I，Basketter DA，Berthold K，et al. Skin sensitization testing in potency and risk assessment. Toxicol Sci 2001；59：198.

Maurer JK，Parker RD，Carr GJ. Ocular irritation：microscopic changes occurring over time in the rat with surfactants of known irritancy. Toxicol Pathol 1998；26：217.

McDougal JN，Boeniger MF. Methods for assessing risks of dermal exposures in the workplace. Crit Rev Toxicol 2002；32：291.

OECD，Guideline 406：Guinea Pig Maximization Test（GPMT），1981. [Available from：http://www.oecd.org].

OECD，Guideline 429：Murine Local Lymph Node Assay，2002. [Available from：http://www.oecd.org].

Robinson MK，Nusair TL，Fletcher ER，Ritz HL. A review of the Buehler guinea pig skin sensitiza-tion test and its use in a risk assessment process for human skin sensitization. Toxicology 1990；61：91.

Robinson MK，Perkins MA. A strategy for skin irritation testing. Am J Contact Dermatitis 2002；13：21.

Svendsen O. The minipig in toxicology. Exp Toxicol Pathol 2006；57：335.

# 第9章　急性眼部毒性试验

## 9.1　引　　言

在所有的毒理学试验中，Draize 眼睛试验受到的争议最多。20 世纪 40 年代继化学物质对家兔眼影响的定量分析发表后，Friedenwald 等（1944 年）也报道了类似的试验，提出了一种用于评估眼睛毒性的试验。如今，眼科毒理学的进展对 Draize 眼科试验的有效性、精确性、相关性和需要都提出了挑战。

家兔和其他哺乳动物的临床前产品安全性检测中也提到了有关动物福利的伦理观念。然而，在美国，Draize 眼睛检查仍然是监管机构唯一批准的眼睛刺激预测试验。随着非动物替代 Draize 试验的发展，Draize 试验也成为衡量替代方法性能的标准（第 14 章）。尽管如此，自本书上一版出版以来，用于补充体内试验方法的体外眼毒理学试验也取得了显著进展。

## 9.2　眼部的刺激和腐蚀测试

Draize 试验是用标准化的试验方案将药物灌注到试验动物的角膜和结膜上，特别是家兔。等级量表项中给出了眼部发病率的指标。该测试使用的是角膜、结膜和虹膜反应的评分系统。自成立以来，该测试已经经过了几次修改，包括添加其他描述性参数，如眼睑厚度、诱发红斑、水肿、放电、角膜不透明度、毛细血管损伤和慢性表面性角膜炎（血管形成）等。

为了标准化眼睛检测，OECD 指南 405[①]建议在对物质进行体内眼睛刺激和腐蚀研究之前，对所检测物质的所有现有信息进行评估，然后再对其进行眼内刺激和腐蚀试验。此外，对于每一个新的或修订的试验指南，都要考虑顺序测试策略。在开始动物试验之前，建议进行危害评估，包括多级测试策略。表 9.1 概述了 OECD TG 405 中提出的逐步方法。此外，由于体内眼睛刺激和腐蚀试验是相关联的，所以根据修订的指南进行动物试验时要依次考察这两种毒性。这样做的好处是可以对研究数据进行重新评估，对结果进行累积以避免重复试验。此外，对测试材料的腐蚀性进行分类可以避免对其他动物进行进一步试验，并允许对受伤或痛苦的动物立即实行安乐死。只有当数据不足以进行分类时，才需要进行补充试验。

---

[①] "急性眼刺激/腐蚀" 于 1981 年通过，并于 1987 年和 2002 年进行了修订。

**表 9.1　危害评估的证据权重方法**

| 步骤编号 | 描述 | 解释 |
|---|---|---|
| 1 | 评估现有的人类和动物数据 | 临床、职业研究、病例报告、眼部研究的动物试验数据；皮肤腐蚀/刺激的人类/动物研究；之前的眼部腐蚀性、刺激性研究或缺乏腐蚀性的评估 |
| 2 | SAR 分析 | 结构相似化学物质的阴性结果不能说明该化学物无腐蚀性/无刺激性；经验证的 SAR 方法用于识别潜在的皮肤和眼部的腐蚀和刺激 |
| 3 | 理化性质和化学反应 | 极端的 pH（例如，pH 为 2.0 或 11.5）一般代表局部效应明显；评估缓冲能力 |
| 4 | 审议其他现有的信息 | 经皮肤暴露的急性全身毒性的测定 |
| 5, 6 | 体外（5）、离体（6）试验的结果 | 用经过验证的体外试验（5）或离体试验（6）评估其腐蚀性或严重刺激性；或用眼睛或皮肤的腐蚀性/刺激性进行特异性评估 |
| 7 | 评估物质在体内的皮肤刺激性或腐蚀性 | 眼睛毒性阴性时可能需要评估体内皮肤刺激/腐蚀潜力（TG 404） |
| 8, 9 | 家兔体内试验 | 初步试验时使用 1 只动物：步骤 8，对眼睛有严重的刺激性影响，不需要进一步测试；步骤 9，缺乏腐蚀性或严重的刺激性，需要另取 2 只动物进行确认试验 |

注：SAR，构效关系。

资料来源：OECD 对 TG 405 的补充，http://www.oecd-ilibrary.org/.

# 9.3　眼部刺激和腐蚀试验的目标和局限性

动物眼部刺激和腐蚀试验中的几个变异性导致了兔眼不是人眼最好的替代模型。对单个动物测试造成了多剂量测试的群体规模太小，不适用于统计学比较。然而，增加试验动物的数量将削弱减少动物试验和开发 Draize 体外替代方法的动力。此外，目前有关眼睛刺激和腐蚀的等级定义相对简单。因此，现有的评分系统无法反映出总体反应的复杂性。此外，与体外数据进行比较，使用统计学方法简化体内数据得到的结果是不精确的。这些和其他可能增加变异性和反对使用 Draize 眼睛试验的因素见表 9.2。

**表 9.2　Drazie 眼部刺激和腐蚀试验中变异性的来源和缺陷**

| 来源 | 临床效果和缺陷 |
|---|---|
| 实验室变异性 | 在对测试物质进行主观评分时的实验室内和实验室间的变异；评估损伤严重程度的时间-治疗标准的标准化；等级定义过于简单；现有的评分系统无法反映出体内反应的复杂性；缺乏统一的数据收集方法和良好的统计方法 |
| 动物相关变异性 | 试验动物个体之间的差异性；兔眼与人眼在解剖结构上存在显著差异：兔眼有瞬膜且平均角膜厚度较薄；流泪机制存在差异；兔（人或灵长目）眼睛对化学刺激物的敏感性增加；滴注时的反应 |

续表

| 来源 | 临床效果和缺陷 |
| --- | --- |
| 标准化试验变异性 | 试验物质的浓度；使用麻醉剂能改变眼部反应；去除多余的冲洗程序；采用标准剂量体积（10μL）以提高再现性；每组使用少量动物；暴露时间；暴露后愈合时间 |
| 伦理考虑 | 尽量减少急慢性疼痛；正确实行安乐死 |

## 9.4　体内眼毒性试验方法

OECD 测试准则 405（TG 405；2002）逐渐取代了 1981 年通过的原始 TG 405，以用于化学品的急性眼睛刺激/腐蚀试验。其中提到了在眼部施用测试物质可能产生的健康危害。该测试准则的一个重要组成部分为在进行急性眼部刺激和腐蚀的体内试验之前，应对现有的相关数据进行权重分析。这样可以确保减少试验动物的使用，减少不必要的痛苦。

TG 405 指出首选的动物是家兔，试验时将测试物质一次性施用于试验动物一只眼睛的结膜囊中，另一只眼睛用作对照。初步试验时使用 1 只动物；施用的剂量水平根据受试物质的性质确定。如果出现阴性结果，则需要使用另外 2 只动物再次进行试验，但是一次只对 1 只动物进行试验，而不应同时对 2 只动物进行试验。试验时间应充足，要可以观察到毒性作用的大小和可逆性；也就是说，在测试物质施用后 1h、24h、48h 和 72h 对动物眼睛进行检查。结合病变的性质和严重程度及其可逆性对眼部刺激进行评分。但是也需要对测试材料的其他一些影响进行评估，试验所得到的评分并不能完全代表材料的刺激性[①]。

## 9.5　急性眼刺激性和腐蚀试验的方案

该部分对眼部刺激试验的相关细节进行了概述。将测试物质[②]施用到动物一只眼的结膜囊中，在滴注时将下眼睑轻轻拉起，然后将眼睑轻轻地合在一起约 1s，其目的是为了防止试验材料损失。对另一只眼睛不做处理作为对照。在对试验动物的眼睛滴注后应至少保持 24h 不冲洗眼睛，除非使用的测试试剂为固体或者立即产生了腐蚀性或刺激性表现。

在应用测试物质 1h、24h、48h 和 72h 后对眼睛进行检查。为进行评估，一旦获得了需要的信息，就不需要对试验动物继续进行试验了。此外，出现以下迹象

① 测试策略包括性能的验证和体外测试的接受程度。
② 0.1mL 液体；固体不多于 100mg。

或症状时，应人为地对动物进行处置：动物出现持续剧烈的疼痛；角膜穿孔或溃疡；眼前房出血；角膜不透明度测量结果为 4 级[①]；结膜溃疡或坏死。

　　对于未出现眼部病变的动物，在滴注测试物质 3 天后终止试验。一般来说，应对出现轻度至中度病变的兔进行观察直到病变痊愈或好转。此外，还应在试验的第 7 天、第 14 天和第 21 天对试验结果进行观察。

　　表 9.3 列出了对眼结膜、角膜和虹膜的病变分级。此外，对出现的全身效应也进行了记录。24h 记录观察结果后，注射荧光素并进行进一步检查[②]。

**表 9.3　眼部病变的分级**

| 眼区 | 评估 | 评分 | 说明 |
|---|---|---|---|
| 角膜浑浊 [a] | 不透明度 | 0 | 无溃疡或浑浊 |
| | | 1 | 散射或漫射区域 [b]；虹膜清晰可见 |
| | | 2 | 明显透明；虹膜稍微模糊 |
| | | 3 | 瞳孔几乎看不出来大小；无虹膜信息 |
| | | 4 | 角膜不透明；虹膜不明显 |
| 虹膜 | 虹膜外观和其对光反应 | 0 | 正常 |
| | | 1 | 皱襞充血，肿胀，中度充血；虹膜对光反应 |
| | | 2 | 出血、严重损害，或无对光反应 |
| 结膜 | 发红（不含角膜和虹膜） | 0 | 正常 |
| | | 1 | 有些充血 |
| | | 2 | 弥漫，深红的颜色；个别血管不易辨别 |
| | | 3 | 弥漫深红色 |
| 结膜水肿 | 肿胀（指眼睑） | 0 | 正常 |
| | | 1 | 有些肿胀，表面正常 |
| | | 2 | 肿胀明显，部分眼睑外翻 |
| | | 3 | 肿胀使约一半眼睑睁不开 |
| | | 4 | 肿胀使超过一半的眼睑睁不开 |

a. 不透明区域。

b. 密度，不透明的部位。

资料来源：OECD 对 TG 405 的补充，http://www.oecd-ilibrary.org/.

　　要注意的是对眼部反应进行分级具有主观性。因此应对执行、记录和解释观

---

[①] 角膜不透明度的检测，其中虹膜不可通过不透明度进行判别。

[②] 滴入眼睛中的橙色染料，用于检测角膜或外表面的损伤。简而言之，眼睛里滴入染料后，会在表面扩散。随后，用蓝色荧光灯照射眼睛，观察绿色荧光，并确定染色的位置、大小和形状。

察工作等人员进行统一培训。此外，将眼部刺激评分与病变的性质、严重程度及其可逆性相结合用于眼部刺激评估。此外，评估所得的分数不是绝对的，不应将总分看作刺激是否存在及性质的评判标准。事实上，与其他已知值、化学品和标准相比，评分可以提供一些风险评估资料。因此，在测试期间对所有观察结果的完整描述和评估对于结果的解释至关重要。

# 9.6　结　　语

　　体内眼毒性试验作为风险评定方法已经有数十年了。与体内皮肤测试一样，进行眼部试验涉及伦理学问题，动物护理问题是需要考虑的主要问题之一。发展眼部毒性试验的体外替代试验（本书第三部分讨论）需要与体内数据进行比较。因此，替代方法的验证与体内数据的可靠性密切相关。目前，体外眼部试验已经取得了显著的进步。据保守估计，体外真皮毒性试验在替代眼部毒性试验方面已经取得了很大的进展。

## 推 荐 阅 读

Jester JV. Extent of corneal injury as a biomarker for hazard assessment and the development of alternative models to the Draize rabbit eye test. Cutan Ocul Toxicol 2006；25：41.

Martinez V，Corsini E，Mitjans M，et al. Evaluation of eye and skin irritation of arginine-derivative surfactants using different in vitro endpoints as alternatives to in vivo assays. Toxicol Lett 2006；164：259.

Park NC. 1999.[Available from：http:/iccvam.niehs.nih.gov/methods/epiddocs/cwgfinal/cwgfinal.html] [last accessed December 2，2012].

Secchi A，Deligianni V. Ocular toxicology：the Draize eye test. Curr Opin Allergy Clin Immunol 2006；6：367.

Wilhelmus KR. The Draize eye test. Surv Ophthalmol 2001；45：493.

Yang TH，Liu SH，Wang SJ，Young YH. An animal model of ocular vestibular-evoked myogenic potential in guinea pigs. Exp Brain Res 2010；205：145.

## 参 考 文 献

Abraham MH，Hassanisadi M，Jalali-Heravi M，et al. Draize rabbit eye test compatibility with eye irritation thresholds in humans：a quantitative structure-activity relationship analysis. Toxi-col Sci 2003；76：384.

Barile FA. Validating and troubleshooting ocular in vitro toxicology tests. J Pharmacol Toxicol Methods 2010；61：136.

Kishore AS，Surekha P，Murthy PB. Assessment of the dermal and ocular irritation potential of multi-walled carbon nanotubes by using in vitro and in vivo methods. Toxicol Lett 2009；191：268.

Maurer JK，Parker RD，Carr GJ. Ocular irritation：microscopic changes occurring over time in the rat with surfactants of known irritancy. Toxicol Pathol 1998；26：217.

OECD，Test Guideline 405：（TG 405），Acute Eye Irritation/Corrosion，2002. [Available from：http://www.oecd.org]

Pauly A，Brignole-Baudouin F，Labbé A，et al. New tools for the evaluation of toxic ocular surface changes in the rat.

Invest Ophthalmol Vis Sci 2007；48：5473.

Prinsen MK. The Draize eye test and in vitro alternatives：a left-handed marriage? Toxicol in Vitro 2006；20：78.

Roberts JE. Screening for ocular phototoxicity. Int J Toxicol 2002；21：491. Svendsen O. The minipig in toxicology. Exp Toxicol Pathol 2006；57：335.

York M，Steiling W. A critical review of the assessment of eye irritation potential using the Draize rabbit eye test. J Appl Toxicol 1998；18：233.

# 第 10 章　生殖毒性试验

## 10.1　引　言

致畸物是可以诱导胎儿发生结构性畸形、身体功能障碍、行为改变；或导致遗传异常从而引起胚胎毒性的化学物质或药物。致畸化合物对胎儿生长发育的胚胎毒性作用可以表现在出生时或出生后。化学物质也可以通过损害受精或干扰着床从而在生殖早期（第一个三个月）发挥毒性作用而干扰繁殖。因此，受精卵的致畸因子暴露可能导致无法怀孕或诱导自发流产。

此外，生殖毒性还包括异源生物制剂对卵子受精前的不良影响，包括精子产生和卵子产生。也就是说，化学物质可能会影响精子的发育，干扰精子和卵细胞的结合，或者影响卵细胞在输卵管内的运动。因此，生殖毒性试验旨在对具有干扰人类繁殖能力的化学品的毒性进行评估。

近年来，治疗用药和怀孕期间环境和职业因素的暴露量急剧增加。流行病学研究表明，大约90%的孕妇在怀孕时摄入了一种或多种药物（FDA，1995）。此外，怀孕前和怀孕期间的危险化学品环境职业接触率大幅上升。除了常见的产前维生素、铁补充剂和溶瘤药物①，35岁以下的妇女平均在怀孕期间服用三种处方药；而35岁以上的妇女增加到5种。

此外，怀孕期间还会在无意情况下接触到一些环境化学物质，包括杀虫剂、除草剂、杀真菌剂、金属（如海产食品中的汞）和生长激素（加工食品）。这些类别的化学品和药物中的大多数，在销售之前不仅没有进行良好的对照研究，也没有进行治疗剂或非治疗剂的研究。

治疗药物、环境化学品和草药产品等因素会通过渗透作用于孕妇-胎儿环境。尽管在动物生殖研究中已经对一些治疗药物的胚胎毒性或致畸因子进行了筛选，但对于大多数化学物质却没有进行筛选。而且，美国政府也没有强制要求制药和化学公司提供此类信息。此外，大多数药物在临床前和临床阶段及上市后并未进行常规的潜在胚胎毒性作用的筛选或后续研究。导致的结果是，环境化学品一般没有经过致畸试验，因此市场上使用的大多数化学品无相关的人类胚胎毒性数据。

---

① 用于抑制早产的药物。

## 10.2　致畸试验的历史和发展

1961 年的沙利度胺灾难使得美国和欧洲立法机构开始致力于建立致畸试验方案。沙利度胺作为一种镇静催眠药，与同类药相比没有特别的优势，最初试验证明在除了家兔以外的测试物种中都不具有致畸作用。但在欧洲市场推出后不久，它被发现了与一种比较罕见的称为"青光眼"的出生缺陷有关。沙利度胺致畸作用的事件促使美国的哈里斯-克福夫修正案在 1962 年通过，这是对《纯净食品和药物法》的许多法案的补充。该修正案要求在治疗性化合物上市之前对其进行广泛的临床药理学和毒理学研究。

## 10.3　母体生理学简述

### 1. 胎儿产前发育

胎儿的产前生长和发育涉及从受精（受孕）到分娩（出生）的整个过程，包括受精开始、胎儿成长和成熟。怀孕第一个时期（人类怀孕前 10 周）为胚胎发育的时期，其中包括前体干细胞的分化并最终形成胎膜和胎盘。怀孕的剩余时间（11～40 周）用于胎儿发育，在此期间，器官和组织进一步成长和发育成熟。这些过程一起构成了胎儿的产前生长和发育。因此，人类妊娠期的持续时间通常为 9 个月（即从最后一次月经后的第一天起共 280 天，28 天一个周期）。出生后的发育从出生开始，直到进入青春期。

图 10.1 为生殖周期。生殖的主要阶段（阴影区域）由这些阶段（更深阴影区

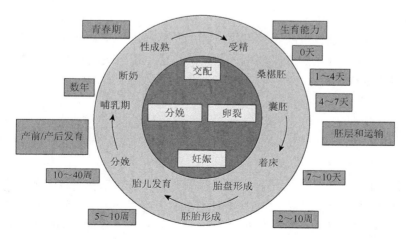

图 10.1　生殖周期和潜在胚胎和生殖毒性

域）内的胚胎形成和发育过程中发生的事件及时间（灰色框）组成。暴露于有毒物质的最敏感时期与生殖周期（交配、分裂、妊娠和分娩）发生的事件息息相关。一般来说，胎儿发育早期的致畸物暴露引起的致畸后果更严重。此外，暴露的剂量和持续时间对于评估生殖毒性的机制至关重要。

### 2. 前三个月

前三个月对应的是胚胎形成和早期胎儿发育。以下是在妊娠前三个月发生的主要事件。

分裂（第 1 天至第 6 天）：精子和卵子受精后进行一系列细胞分裂，桑椹胚和囊胚形成（早期细胞分裂期）并经输卵管运输（晚期细胞分裂期）。

着床（第 7 天至第 10 天）：囊胚附着于子宫内膜并穿透子宫内膜；滋养层、羊膜腔和细胞迅速分裂增长。在第 3 周和第 4 周（胚胎发生开始）期间，卵黄囊、绒毛膜、尿囊膜和胎盘（来自内细胞团）进一步发育。

胎盘形成（第 2 周至第 10 周）：从第 10 天开始，在囊胚周围有血管形成，逐渐形成胎盘；这种多层膜结构由有过滤功能的绒毛组成，其特征为胎儿血管形成。

胚胎形成（第 5 周至第 10 周，与胎盘的形成同时发生）：胎盘经分化和折叠逐渐产生胚胎。由于这个阶段发生的事件很关键，因此在受精和形成胚胎（图 10.1）期间，前三个月是产前生长发育中对外部刺激，特别是对药物和化学物质最为敏感的时期。

### 3. 第二个月和后三个月

第二个月和后三个月的范围为从第 10 周到第 40 周（第 4 个月到第 9 个月）。妊娠中期的特征是器官系统的发育，而妊娠的第三个时期为器官的快速生长和成熟，以准备分娩（出生）。

下一节对哺乳动物种类重复毒性试验中的标准进行了总结，并讨论了动物研究得到的数据如何外推到人类危害评估中。目前生殖研究的体外替代毒性试验将在第 17 章中进行讨论。

## 10.4　发育毒性的机制

### 1. 易感性

如前所述，胚胎发生的前 8～10 周是胎儿药物或化学物质暴露的敏感期。例如，在受精后 21 天内暴露于外源化合物可能导致胎儿死亡。在第 3 周至第 8 周之间接触化合物可能致畸，即药剂可能会干扰器官发生。其特点为解剖、代谢或功能上缺陷及自然流产。

由于妊娠初期已经确立了胚胎发育，因此在第二个月或后三个月期间接触有毒物质很少致畸。但是，暴露仍然可能会干扰关键器官系统的生长和成熟，导致器官功能不正常或改变。

### 2. 剂量反应和阈值

母体和胎儿之间的营养、气体和废物交换随着胎盘的形成从受精后第 5 周开始。母体和胎儿的循环不融合。母亲血液可以通过母体动脉进入胎盘的间质空间（窦道），然后排入子宫静脉返回母体循环。

胎儿血液通过一对脐动脉进入胎盘，并通过脐静脉回到胎儿循环。脐动脉逐渐分支形成毛细血管，被合胞体滋养细胞覆盖，形成绒毛网络。母体循环中的溶质、气体和营养素进入窦道内，环绕绒毛，并穿过绒毛的上皮和结缔组织，然后穿透胎儿毛细血管内皮细胞。最后将材料通过脐静脉运输至胚胎。

化学物质可以穿过机体内的膜屏障进入胎儿循环。母体和胎儿循环之间的交换速度取决于胎盘的固有平衡及通过内皮和上皮屏障渗透化学物质的速率。脂溶性药物、化学物质和溶解的气体容易进入胎盘膜，静脉血液中的物质浓度很高。因此，化合物可以在产妇给药的 30～60min 内在胚胎内循环。此外，外源物质可以改变胎盘血管的动态平衡，改变营养、气体和废物的交换。根据毒物动力学，一些化学物质（如气体）可以阻碍氧气的输送；干扰循环的生化动力学过程；干扰胎盘的内分泌功能等。胎盘屏障的化学渗透程度几乎不依赖于层数和厚度，而更多地依赖于化学品与胎盘之间的动态物理化学相互作用。

要考虑的是，因为胚胎组织生长快速并且 DNA 周转率高，所以它们容易受到许多可能不具有儿童或成人毒性的药剂的侵害。如前所述，胚胎发育最敏感的时期在怀孕的前三个月，以及胎儿处于胚胎发育的早期阶段。此时，重复、连续或高剂量暴露于一些类型的药剂会引起不良反应。对于其他更有效的化学物质，如可疑的致癌物质、可快速靶向作用于增殖的细胞和组织的物质，它们对胚胎的影响显著并且发生迅速。

## 10.5　致　畸　性

### 1. 致畸物

根据本章开头引用的致畸物的定义，化学物质的致畸反应涉及对胎儿生长发育时的胚胎毒性作用，其效果可以表现在出生时或出生后。大约 25% 的致畸反应是由遗传敏感性和染色体异常引起的，其中约 75% 的病因未知。剩余 25% 的致畸反应与已知的环境、暴露和社会行为习惯有关。因此，对于这些确定的人类致畸物，由于其持续存在于环境中且毒性大，因此受到了密切监测，美国职业和环境医学院明确了几类已知的人类致畸因子，如表 10.1 所示。

**表 10.1　美国职业和环境医学院承认的致畸因子种类**

| 已知人类致畸物的种类 | 范例 |
| --- | --- |
| 电离辐射 | 原子武器，放射性碘，放射治疗 |
| 母体感染 | 巨细胞病毒，疱疹病毒Ⅰ和Ⅱ，细小病毒 B-19，风疹病毒，梅毒，弓形体病，委内瑞拉马脑炎病毒 |
| 母体疾病 | 酒精中毒，地方性呆小症，糖尿病，叶酸缺乏症，热疗，苯丙酮尿症，风湿性疾病和先天性心脏传导阻滞，雄性化肿瘤 |
| 行为习惯 | 慢性酗酒，吸毒，吸烟 |
| 环境化学试剂 | 金属（包括汞和铅的化合物），除草剂，工业溶剂，多氯联苯 |
| 药物 | 众多治疗药物 |

**2. 致畸的相关因素**

如果达到了一定的暴露量，那么任何化学试剂都可能会引起致畸反应。例如，剂量反应和暴露于特定药剂的时间决定了损伤的严重程度和发生的缺陷类型。一般来说，化学品的致畸作用与毒性反应成正比。因此，相对较高剂量的化学物质可能会比较低剂量更容易引发致畸作用。此外，暴露时间是另一个关键的影响因素，胚胎发育早期（前三个月）化学物质暴露的毒作用后果比胎儿发育期（后六个月）更大。

沙利度胺事件是器官发生过程中临界暴露的典型例子。畸形的种类与怀孕期间（包括最后一次月经期）暴露于镇静催眠药物的时间有关：35～37 天，耳朵；39～41 天，手臂；41～43 天，子宫；45～47 天，胫骨；47～49 天，三指节畸形拇指。此外，与胎儿易感性相比，由致畸物引起的畸形类型和严重程度更多地取决于孕妇的遗传易感性。例如，母体对特定药物的代谢情况决定了最终到达胎儿的代谢物是什么。此外，胎盘膜的差异、形成速度、胎盘运输和生物转化也会影响胎儿暴露。

最后，如前所述，不同类别化合物的毒代动力学和药代动力学原理影响其渗透胎盘膜的程度。通常，药剂的脂溶性越大，进入胎儿循环的可能性就越大。

因此，这些因素及各种化合物的特征决定了化学物质会导致遗传缺陷。根据致畸情况可以将化学物分类如下。

（1）绝对风险：暴露于药剂与异常表型有关。产妇慢性酗酒会增加婴儿出生患胎儿酒精综合征的风险，该风险高达 45%。

（2）相对风险：暴露于化学物质发生生殖毒性的概率与未暴露人群概率的比例。吸烟者是普通人群相对危险的两倍。因此，与不吸烟者相比，吸烟者产出低出生体重儿的风险是不吸烟者的两倍。然而，需要注意的是，在某些情况下，相对风险较高，其绝对风险可能很低，例如，发生率为 1/100000 的罕见病的相对危险度为 10，则其绝对危险度为 1/10000。

（3）归因风险：由接触药剂，特别是已知的致畸试剂（在子宫内暴露于沙利度胺的患者发生青光眼的概率为 90%）导致的病症发生率。

越来越多的人意识到怀孕期间接触危险化学品和治疗药物具有致畸可能，这促进了化学品监管机构、保健专业人员和公众之间的信息传播。通过国家数据库和社会组织的努力，大多数国家可以轻松访问致畸信息服务（见推荐阅读和参考文献）。

### 3. 动物致畸性试验

发育毒性测试主要是为了提供关于产前接触对发育中的人类或动物的潜在影响的危害识别。对于人类药物，这些信息可用于限制患者的人群暴露。除了危害识别之外，在某些情况下，可以使用通过兽医药物化合物的发育毒性研究确定的无观察效应水平（NOEL），其可以作为建立可接受的每日摄入量的基础。

为了模拟可能的或已知的人类致畸反应，对于特定化学物质的试验系统应该包含一系列剂量浓度。此外，理想情况下，所选用的动物物种应该对各种化学物质都具有基因敏感性，并且动物应处于胚胎发育的敏感阶段。然而，对于遗传程序化的物种来说，其化学敏感性对易感性的影响较小，其主要取决于动物种群特有的生物转化特性。因此，母体和/或胎儿化学物质生物转化的能力可能会改变致畸物质的致畸情况。化学物质可能通过迅速生物转化形成反应性中间体而使胚胎易于产生致畸作用。对于生物转化较慢，活性代谢产物产生较少的化学物，若缺乏相应的失活机制，则可能延长胎儿暴露于活性中间产物的时间从而产生损害。

识别致畸因素的最常见方法是在两种物种（通常是啮齿动物和家兔）中进行发育毒性试验，评估人类治疗药物（国际协调会议，1994）、农药和环境化学品的毒性（EPA，1998）。没有哪一种动物能准确预测人类致畸性，所选择的两种物种对致畸物的敏感性应该尽量类似。啮齿动物和家兔是较常用的物种，原因是：①先天疾病的发病率低；②成本合理；③产仔多；④妊娠时间相对较短（数周）。

例如，啮齿动物和家兔的妊娠期分别为 21 天和 32 天。因此，为了检测化学物质的潜在致畸性，在 7～10 天内（分别用于啮齿动物和家兔）分别给动物施用该药剂。对这些物种来说，检测致畸物质的发育和生殖毒性因为细胞分裂和胚胎发育的时间短而作用窗口期变短。

　　建议使用分层方法进行兽药的发育毒性评估，这种方法适用于各种类别的化学物（国际协调会议，1994；EPA，1998）。分层方法一开始对啮齿动物的发育毒性进行评估和观察。如果试验结果为阳性，则不需要对第二个物种进行试验（除非可接受的每日摄入量是根据本研究中的 NOEL 确定的）。对于啮齿动物致畸为阴性或不明确的时候，对第二种物种（通常是家兔）进行试验。此外，在没有致畸性——内脏或骨骼畸性、胎儿死亡或宫内生长迟缓的情况下，要了解啮齿动物的其他发育毒性需要在第二种物种中进行发育毒性试验。因此，分层方法中的第二种物种试验对啮齿动物致畸性为阴性的化合物应进行彻底的危害识别。这种逐步试验的方案对潜在致畸因素进行了充分的筛选，并可以减少不必要的动物施用。

　　4. 标准方案

　　表 10.2 总结了 OECD 化学品测试准则中的第 4 部分：用体内动物试验了解化学物的发育、胚胎毒性和生殖毒性。一些具有代表性的试验方法在下面的各个章节中有详细描述。

**表 10.2　OECD 化学品测试准则，第 4 部分，健康效应：用体内动物试验了解化学物的发育、胚胎毒性和生殖毒性**（根据时间排序）

| 测试准则编号 | 提交日期（年） | 标题 | 说明 |
|---|---|---|---|
| 415 | 1983 | 一代生殖毒性试验 | 测试物质对雄性和雌性动物生殖性能的影响 |
| 478 | 1984 | 遗传毒性：啮齿动物显性致死试验 | 暴露在测试物质中，导致胚胎或胎儿死亡的显性致死事件 |
| 421 | 1995 | 生殖/发育毒性筛选试验 | 不同剂量的测试物质施用于几组雄性和雌性动物；筛选试验 |
| 422 | 1996 | 重复剂量毒性研究与生殖/发育毒性筛选试验 | 与 TG 421 相同，雄性服用至少 4 周；雌性动物为贯穿整个研究时间（约 54 天） |
| 483 | 1997 | 哺乳动物精原细胞染色体畸变试验 | 精原生殖细胞染色体的检测；生殖细胞诱导遗传突变的预测 |
| 414 | 2001 | 胎儿发育毒性研究 | 发育毒性试验设计用来提供对暴露化学物的孕期动物和发育中的生命体产前影响的基本信息进行了解 |
| 416 | 2001 | 二代生殖毒性 | 二代生殖试验，旨在提供测试物质对雄性的性能及雌性动物生殖系统影响的普遍情况 |
| 440 | 2007 | 子宫增重生物测定 | 根据子宫重量增加或子宫营养反映的体内情况的短期筛查试验 |
| 443 | 2011 | 再一代生殖毒性研究 | 评估由产前和出生后化学物质暴露导致的生殖和发育影响及怀孕和哺乳期雌性啮齿动物的全身毒性 |
| 488 | 2011 | 转基因鼠体细胞和生殖细胞基因突变试验 | 检测诱导基因突变的化学物质；使用整合了质粒或噬菌体载体的染色体的转基因啮齿动物 |

对化学物的致畸性进行标准筛选时，要确保化学物的染毒时期为胚胎发育的关键时间点。表 10.3 对此进行了概述。一般在着床后约 6 天时，对化学物质的致畸作用进行考察。剂量反应关系是在治疗组和检测到缺陷的基础上建立的。

**表 10.3　动物致畸作用的标准试验方法**

| 时期 | 方案 |
| --- | --- |
| 第 0 天 | 动物繁殖；通过阴道塞确定受孕是否成功 |
| 6～15 天：啮齿动物；<br>6～18 天：兔 | 向雌性动物施用化学物（3 个剂量组，每组 10 只或 5 只家兔） |
| 约 20 天：啮齿动物；<br>30～31 天：家兔 | 对动物实施安乐死，对母体和胎儿进行尸检；确定总的异常现象；对胎儿进行病理、组织学、生理学的检查 |

经常使用的检测、筛选和测量发育毒性的方案是 OECD TG 414：产前发育毒性研究。该方案提交于 2001 年并得到了批准，旨在了解有关孕产妇暴露于化学物对子代动物和母体的一般影响。该方案对怀孕动物施用测试物质直到宰杀的前一天（通常在正常分娩之前），常用的物种是大鼠或家兔。该研究要对至少 20 只已着床的雌性动物进行尸体剖检。动物的给药方式是管饲法，至少包含三个给药剂量。如果在 1000mg/kg 的给药剂量下仍没有出现预期效果，此时可以进行极限试验。在整个研究过程中，要注意临床观察并做好测量和记录。在剖腹产之前，杀死雌性动物，对其子宫内容物进行检查，对胎儿的软组织和骨骼变化进行评估。该试验可以进行各种组织病理学分析，如溶解皮肤和内脏器官、保留骨骼结构、骨骼和结缔组织的差异染色等。样品保存于 10%中性福尔马林缓冲液或其他类型的防腐剂中。对于未发现明显生殖毒性作用的研究，应考虑进一步研究来了解测试物质的吸收和生物利用度情况。

# 10.6　胚　胎　毒　性

与致畸研究一样，用于测试物质胚胎毒性的经典方法主要使用啮齿动物和家兔，主要是因为它们的妊娠期相对较短。试验过程中，对孕前或孕中的动物进行化学物质暴露。暴露开始的时间取决于所需的毒性数据。例如，为了确定化学品对胎儿生长和发育的影响，接触时间从受精后数天开始。暴露时间必须仔细确定，以免干扰交配。

啮齿动物和家兔一窝幼仔数通常为 8～10 只，因此可以根据受影响的幼仔数量进行化学评分，在胚胎毒性试验中也易于操作。例如，首先确定毒性的标准，然后对每个胚胎是否发生毒性进行检测。该指标的最小接受值被认为是有毒的，试验在剩余的幼仔上完成。发生毒性的胚胎数量越多，则化学品的评分越高，毒性越大。对于确定的化学物质，可以控制每个幼仔暴露的剂量水平不同，然后对试验指标进行筛选，规划所需的动物数量，优化试验资源。以下部分概述了可用于胚胎毒性试验的方案。

### 1. 胎体毒性测量和终点

要提交验证的体内生殖毒性试验之一是 OECD TG 415，它是一代生殖毒性研究（表 10.2）。该 TG 旨在提供关于测试物质对雄性和雌性生殖性能影响的一般信息。通常将测试物质加入饮用水中，然后通过饮用的方式进行雄性和雌性染毒，每组动物的染毒剂量不一样。对于雄性动物，应对其染毒至少一个完整的生精周期；雌性至少染毒两次完整的发情周期。在交配期间，对雌性和雄性动物均进行染毒，在怀孕期间和护理期间对雌性动物染毒。

啮齿动物是 TG 415 中主要推荐使用的动物。每个试验和对照组应含有约 20 个怀孕雌性动物，至少包含三个试验组（剂量不同）。如果在 1000mg/kg 的给药剂量下没有观察到预期效果，则进行极限测试。试验过程中应对动物体重、食物消耗量、尸检和组织病理学进行详细检查和记录。在正确操作的基础上，生殖试验应可以得到令人满意的 NOEL 评估和对动物生殖、分娩、哺乳期和出生后毒性的信息。因为测试化学品在交配之前便已施用，所以该物质的施用可能会影响交配。因此，试验的结果不仅可以确定化学品对遗传事件的毒性作用，而且可以了解其对交配行为的影响。

2011 年，TG 415 的扩展版本提交审查和验证。TG 443 是扩展后的一代生殖毒性研究，它主要用于评估产前和出生后化学暴露对生殖和发育的影响，以及怀孕和哺乳期雌性啮齿动物的全身毒性评估。

TG 415 的更新版本于 2001 年更新为 TG 416，即二代繁殖毒性。该 TG 旨在明确测试物质对两代雄性和雌性生殖系统完整性和性能影响的一般信息及测试物质对后代发育的影响。将测试物质以不同的剂量施用于几组雄性和雌性动物。对于父母一代（5～9 周龄）的雄性和雌性动物，在其生长期间、交配期间、怀孕期间及其第一代子代断奶期间均给予测试物质。此外，在一代子代的成长期、成年期、交配期间和第二代子代产生（直到断奶期间）的过程中均施用该测试物质。

与 TG 415 一样，大鼠是常用的物种之一，试验过程中，需要的怀孕动物数量约为 20 只，包含 3 个剂量组及对照组（饮用水或管饲）。限制测试和结果解释如前所述。与一代研究的主要区别在于，该结果可以提供化学物质对生殖、分娩、哺乳期及后代的成长和性发育的影响，这些都可以在 NOEL 中得到。

测量胚胎毒性作用的另一种体内测试方法是 TG 483，哺乳动物精原细胞染色体畸变试验。该测试是 1997 年发展起来的，其主要对精原细胞中的染色体进行检查，有望用于生殖细胞中可遗传突变的预测。推荐的动物物种为雄性中国仓鼠和小鼠，染毒方式为灌胃或腹膜内注射。最后用中期阻滞剂（丝裂霉素 C）处理动物，最后将动物处死。对标本进行吉姆萨染色并进行核型分析。用分裂中期的细胞进行染色体畸变分析。

体内精原细胞染色体畸变试验结果为阳性表明物质在所测试物种的生殖细胞中会诱导染色体畸变。

最近，有机构提出了转基因啮齿动物体细胞和生殖细胞基因突变试验（TG 488，2011），主要用于检测诱导基因突变的化学物质。该试验使用的动物为含有整合了质粒或噬菌体载体的染色体的转基因啮齿动物。转换的基因上含有报告基因，用于检测受试物引起的各种突变。转基因动物连续 28 天接受染毒，随后休息 3 天后处死动物；在此期间，未修复的 DNA 损伤将会成为稳定突变。然后将动物处死，提取并纯化感兴趣的组织中的基因组 DNA。通过在报告基因缺失的细菌宿主中恢复转基因和分析报告基因的表型来对染毒过程中出现的突变进行评分。将含有突变的质粒的平均斑块数除以同一 DNA 样本中平均每个质粒的斑块总数，可以计算得到突变频率。

2. 全胚胎培养

1）着床前技术

1913 年报道了第一例着床前胚胎培养方法，该方法在试验胚胎学和生殖生物学中具有重大意义，其中描述了小鼠、兔和人着床前胚胎的培养。其一般方法为，从性成熟动物中取出 3～6 天龄的胚胎（3 天桑椹胚至 6 天囊胚），并将其移植到含有胎牛血清或无血清的培养基中进行培养。

培养过程中在培养物中添加测试物质，用显微镜或生化方法监测细胞生长和增殖情况。然后使用多种细胞活性指标来评价外源性化合物对小鼠囊胚中胚胎干细胞的细胞毒性。因此，着床前胚胎培养可以获得很多干细胞系，它们可以用于检测化学物质的胚胎毒性。

2）着床后胚胎培养

着床后胚胎培养是评估胚胎毒性常用的经典方法，它需要将整个胚胎从雌性分离，又称为植后胚胎培养。该技术一般通过手术方法分离出 1 周或 2 周龄的啮齿动物胚胎，放于培养基中适应数小时。然后将胚胎暴露于不同剂量的化学物质中，确定化学物质对生长和发育的影响。

体外培养的胚胎结构变化迅速，该研究方法主要用于监测培养基中的胚胎的生长和分化进展。此外，该方法还可用于致畸活性物质的进一步研究。同时，体外胚胎培养为研究毒素对母体激素和药代动力学的影响提供了技术支持。试验对剂量相关的生长迟缓和畸形频率进行监测，这些指标与胚胎的妊娠期有关。

着床后全胚胎培养适用于物质对胚胎毒性的筛选，因为它涉及胎儿发育期，包括形态发生和早期器官发生。该程序可以用于筛选具有致畸潜能和胚胎毒性的化学品，因为试验过程中可以监测多种细胞过程，它们反映了胚胎发育的复杂性。然而，仅在第 2 周时可以对毒性进行检测，因为体外培养的啮齿动物胚胎的发育需要有胎盘存在。因此，该技术可以反映多种细胞事件特别是增殖、迁移、关联、分化和细胞死亡等过程中化学物质的活性。理想情况下，着床后胚胎培养筛选技术应包含以下内容：①足够数量的可体外培养的胚胎；②无阻碍的、渐进的、连续的胚胎发育；③了解化学毒性反应及机制；④操作简便，方案易理解，假阴性率低；⑤染毒的摩尔浓度与试验及环境暴露量近似，合理控制染毒剂量和暴露时间；⑥消除可能干扰测试检测系统的母体因素。

有些时候，着床后啮齿动物胚胎对细胞毒性的反应可能需要代谢活化，此时，应对方案进行修改，在培养基中同时添加测试剂和肝 S9。

尽管该方法将培养物的生长情况作为方案的一部分，但不应将其与体外细胞培养方法（第 16 章）相混淆。胚胎培养时会有动物牺牲，与大规模预筛选研究相比优势较小。

### 3. 器官培养

随着技术的发展，可以将组织浸没于全身器官培养基中进行培养，也可以将还处于原代细胞阶段的胎儿器官置于培养基中进行培养。简言之，器官培养是将胎儿组织外植体放置在微滤器插入物上或包被了细胞外基质的组织培养塑料板中进行培养。该方法现已成功用于培养一些动物组织和器官，所用培养基为含有血清的或合成的培养基。最后，用显微镜对培养的组织器官的形态发育和分化进行观察；此外，还可以进行生化指标检测。

目前，该方法已经用于多种器官研究中，包括来自疑似具有肾毒性的物质对肾脏发育的影响，以及病毒对大鼠胎儿肺 II 型上皮细胞的胚胎毒性。因此，与其他器官特异性原代培养一样，器官培养的优点在于用体内-体外系统来检测化学物质的靶器官毒性。

### 4. 国际准则

1999 年，OECD 提出了按照生殖毒性进行化学分类的统一指导方针（OECD "试验和评估系列" 第 15 期；OECD "化学品试验指南" 第 4 节 "健康效应"）。其中准则描述了欧盟、美国、加拿大和澳大利亚等组织和国家目前正在使用的系统。此外，准则还提供了系统概述和比较、危害分类方法、数据要求、物质分类机制和分类的监管。附件列出了欧盟对化学物质的生殖毒性分类。

在美国，生殖毒性试验的指南旨在提供有关怀孕动物暴露于化学物质的一般影响。该指南由 EPA 出版，符合《联邦有害物质管理法》、《联邦杀虫剂、杀菌剂和杀鼠剂法》及《有毒物质控制法》的要求。发育神经毒性试验指南还旨在解决产前暴露对子代功能和行为的影响，包括致畸性和胚胎毒性信息。

　　生殖和生育力试验旨在将性腺功能、发情周期、交配行为、受孕、妊娠、分娩、哺乳和断奶及后代的发育情况相结合。此外，发育和生殖毒性试验指南的修订版建议增加胎儿的软骨发育、精子发生和性成熟等其他方面的研究。

　　一般而言，对化学物进行分类时主要考虑其固有特性及其对人类和动物的生殖毒性。不同类别化合物在生殖毒性的大小、生殖效应、证据的确定性等方面有区别。此外，标记要求也可能给分类的协调带来巨大的障碍。

# 10.7　雄性生殖毒理学

## 1. 精子生成

　　睾丸由一系列高度卷曲的生精小管组成，包括白膜、鞘膜和支持性结缔组织和血管。生精小管由三种细胞组成：精原细胞、支持细胞和间质细胞。生殖细胞在精子发生期间增殖，经过减数分裂，从小管的基底膜逐渐向内腔迁移。

　　生殖细胞的发育伴随着基底膜附近的精原细胞、胚胎干细胞的发育。精原细胞向管腔移动的过程中，不断分化为原代精母细胞、继发性精母细胞和精子细胞。精子细胞在 5 周内逐渐分化为成熟精子，精子细胞为圆形，黏附在生精小管的顶端表面逐渐分化形成成熟精子。

　　排精是精子分化的最后阶段，成熟的精子释放于输精管中，并会穿过生殖管道，最终储存在精囊中。

　　精子在整个雄性生殖过程中不断产生、发育、分化和释放。表 10.4 列出了雄性精子发生的特征，并列出了物种或品系中影响精子发生的因素。

**表 10.4　雄性精子生成分化特征**

| 雄性生殖特征 | 物种 | | | | |
|---|---|---|---|---|---|
| | 小鼠 | 大鼠 | 狗 | 新西兰兔 | 人类 |
| 青春期 [a]（周） | 4～6 | 6 | 32 | 20 | 520 |
| 睾丸质量（g） | ? | 3.5 | 13 | 6.4 | 34 |
| 生精周期（天） | 8.9 | 12.9 | 13.6 | 10.7 | 16 |
| 精子的特点： | | | | | |
| 　体积（mL） | 缺失 | 缺失 | 3.0 | 0.5 | 1.5 |
| 　精子浓度 [b] | 缺失 | 缺失 | 100 | 300 | 100 |
| 　每次射精总精子 [b] | 缺失 | 缺失 | 300 | 160 | 150 |

| 雄性生殖特征 | 物种 | | | | |
|---|---|---|---|---|---|
| | 小鼠 | 大鼠 | 狗 | 新西兰兔 | 人类 |
| 精子输出/克睾丸 [b] | 缺失 | 缺失 | 23 | 25 | 4.4 |
| 精子活力百分率 | 缺失 | 缺失 | 80 | 80 | 50 |
| 精子获能（h） | 缺失 | 缺失 | 4 | 6 | 5 |
| 自然交配 | + | + | + | + | + |
| 性行为 | + | + | + | + | + |

a. 产生精子。

b. $10^6$。

资料来源：Foote，R.H. and Carney，F.W.，Reprod. Toxicol.，14，477，2000.

　　精子发生、精子形成和精子释放的物理需求由支持细胞负责，而睾丸间质细胞主要分泌睾丸酮维持内分泌稳定。此外，这些过程的内分泌主要是通过垂体前叶释放的促卵泡激素（FSH）和 LH 来调节的。FSH 和 LH 的释放受到下丘脑释放的促性腺激素释放激素（GnRH）的负反馈抑制，此外，自身血液浓度过高也会直接抑制垂体前叶 FSH 和 LH 的释放。图 10.2 阐明了内分泌反馈系统，主要用于调节雌激素水平从而调节精子发生。

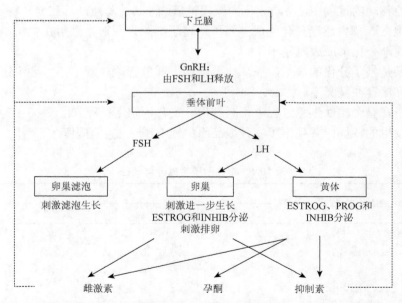

图 10.2　GnRH、FSH 和 LH 的反馈调节系统。虚线表示负反馈调节。缩写：ESTROG，雌激素；FSH，促卵泡激素；GnRH，促性腺激素释放激素；INHIB，抑制素；LH，黄体激素；PROG，孕激素

2. 生殖试验

减数分裂过程是精子的生理、形态和基因最脆弱的阶段。减数分裂一直存在，它们可能同时发生在生精小管的不同部位。

因此，虽然毒性损害可以在特定阶段对细胞产生影响，但睾丸中的细胞有很多，所有细胞受到的毒性损害不大可能完全一致。此外，支持细胞形成血睾屏障，可以阻挡部分外源化合物的进入。因此，磷脂膜也有一定的阻止外源物质进入的作用。

但是尽管有这些保护作用，遗传因素引起的不育症仅占人类雄性不育症的 10%～15%，包括染色体畸变和基因突变。此外，细胞毒性化疗对配子发生的影响显示出明显的细胞抑制作用和剂量相关反应。因此，为了评估和了解异源化学物对雄性配子发生影响的机制，对与雄性生殖毒性有关的一些指标进行检测可用于明确毒性损伤，这些指标包括精子产生、活性、形态学指标等，例如，可以用显性致死试验评估化学品对交配、性行为和生育力及妊娠结局的影响。表 10.5 列出了用于评估雄性生殖毒性的各种试验（雄性生殖毒性试验的一些参数列在表 10.4 中）。

**表 10.5　推荐使用的雄性生殖毒性试验**

| 试验参数 | 特性 |
| --- | --- |
| 精子生成 | 射精体积，精子浓度，总精子数量，活力，形态，精子获能 |
| 交配 | 用单一或重复剂量的药物施用于雄性，然后与未施用药物的雌性连续交配 |
| 扩展交配研究 | 在与未经处理的雌性动物进行交配之前，在精子生成的多个周期上临时施用试验试剂 |
| 其他具体参数： | |
| 生育力指数 | 成功交配百分比 |
| 显性致死检定 | 对雄性动物进行单个、重复、急性或慢性暴露，暴露时间为整个生精周期，然后与未暴露的雌性进行交配；目的：监测染色体损伤或生殖细胞突变 |

化学物质引起的效应与效应发生的时间和顺序有关。例如，暴露于化学物质后，生育指数急剧下降，表明其对成熟精子有不利影响，延迟效应表现为精子发生障碍。对睾丸和小管的成分进行形态学检查可以获得生殖数据。啮齿动物和家兔的急性和延长交配研究需要对生精上皮进行一个或几个生精周期的药物暴露，因此治疗时间需要数周至数月，以便使药剂在靶点之间达到平衡。

将多种研究试验相结合，可以在剂量-反应关系的基础上，对化学物的强和弱毒性进行筛选。通过适当试验方案可以评估化学物质对生育、着床、早产及胎儿致死的影响。对试验结果进行评估，可以获得试验信息。关于毒性反应的结论来源于减数分裂过程对神经内分泌系统的直接作用，包括下丘脑-垂体反馈、对勃起和射精自主调节的影响和交配行为。

虽然这些方案为确定潜在的生殖毒性提供了有价值的信息，但是还没有得到很好的应用。标准化方法的缺乏使得实验室数据之间缺乏可比性。为了解决实验室方法之间的差异，召集了几个工作组讨论动物精子参数评估方法的优化。本节结尾部分提供了推荐阅读和参考文献，其中提供了很多信息。

# 10.8　雌性生殖毒理学

## 1. 卵子生成

卵巢是雌性动物性腺，其中有发生卵子的原始卵泡。卵子发生指的是成熟次生卵母细胞的发育和形成。卵泡由原始生殖细胞产生，与雌性生殖周期中的胚胎干细胞有关。雌性哺乳动物的减数分裂过程比雄性动物更复杂，主要原因是周期不连续。

在胎儿生命早期开始便有减数分裂，出生后，卵原细胞发育停止。卵原细胞的发育停止一直持续到青春期，青春期后，卵母细胞继续发生减数分裂。事实上，卵原细胞的数量代表了雌性成年期间可用于减数分裂的生殖细胞的数目，并且每月以 $100 \sim 200$ 个原始卵泡的速率减少。在青春期，初级卵母细胞完成第一次减数分裂，产生次级卵母细胞和可以再次分裂的第一极体。在这个阶段，次级卵母细胞处于单倍体（$N$）状态，被发育中的次生卵泡内的透明带和颗粒细胞包围。

然后次级卵母细胞开始第二次减数分裂，并在中期停止减数分裂，排卵后，被输卵管捕获。排卵是对黄体生成素"激增"的反应，该过程导致卵泡破裂、放电，然后输卵管捕获卵子。卵泡破裂后，黄体形成并分泌黄体酮。

受精后，次要卵母细胞与第二极体分裂成成熟的卵子。精子和卵子的细胞核融合并形成二倍体（$2N$）受精卵。接下来受精卵逐渐分化为桑椹胚和胚泡，$7 \sim 10$ 天内着床。

与雄性生殖周期一样，月经周期和第二卵母细胞发育由垂体前叶 FSH 和 LH 调节，卵泡和黄体分别分泌雌激素和孕酮。激素可以进一步调控卵巢功能的反馈机制（图 10.2）。与雄性动物类似，雌性动物个体在卵子发生的时间和序列上有很大差异。表 10.6 列出了与人类相比，雌性试验物种的一些参数。

表 10.6　雌性卵子发生及分化特征

| 雌性生殖特征 | 物种 | | | | |
| --- | --- | --- | --- | --- | --- |
| | 小鼠 | 大鼠 | 狗 | 新西兰兔 | 人类 |
| 青春期年龄（周） | $4 \sim 6$ | $7 \sim 10$ | $7 \sim 9$ | 24 | 520 |
| 性年龄成熟（周） | $6 \sim 8$ | $9 \sim 14$ | $10 \sim 14$ | 32 | 624 |

续表

| 雌性生殖特征 | 物种 | | | | |
|---|---|---|---|---|---|
| | 小鼠 | 大鼠 | 狗 | 新西兰兔 | 人类 |
| 成年动物体重（g） | 25～80 | 250～300 | 10kg | 5000 | 55kg |
| 月经周期（天） | 4～6 | 4～5 | 易变 | 易变 | 28 |
| 发情时间（h） | 10～14 | 10～16 | >96 | — | — |
| 排卵期卵母细胞的数目 | 8～12 | 10～14 | 10 | 9～14 | 1～2 |
| 排卵时间（h） | 2～3 | 8～10 | 63 | 31 | ～24 |
| 妊娠时间（天） | 19～21 | 22 | 63 | 31 | 260 |
| 产仔数 | 6～12 | 8～12 | 4～8 | 7～10 | 1～2 |
| 育龄（年） | 1 | 1 | 14 | 3～5 | 30～35 |

资料来源：Foote，R.H. and Carney，F.W.，Reprod. Toxicol.，14，477，2000.

### 2. 生殖试验

与雄性生殖周期一样，与卵子发生密切相关的减数分裂过程在生理学、形态学和遗传学上比精子发生更容易受化学损伤影响。雌性动物的减数分裂过程更复杂，且是按照一定顺序进行的，在卵巢内，通常同一时间只有一个卵子在分化发育。因此，月经周期内任何时候的有毒损害都会影响卵细胞的成熟和发育。

为了评估异源化合物对雌性动物毒性损害的机制，表 10.7 列出了雌性生殖评估的一些指标。这些指标是评估正常生殖状态的重要参数，可以用于有毒物质暴露后的监测。

#### 表 10.7　雌性生殖毒性试验的评价参数

| 参数 | 功能 | 手术操作 |
|---|---|---|
| 内分泌状态 | 垂体-下丘脑-垂体完整性在于促性腺激素的正常水平 | 无 |
| 囊胚复苏 | 受精和着床前的指示；快速有丝分裂 | 无 |
| 精子在黏液蛋白层的测定 | 家兔周围卵母细胞或幼体的精子测定 | 有 |
| 卵裂速度 | 黏蛋白涂层中捕获的精子数是精子输送的标志 | 有 |
| 着床 | 组织学检查 | 有 |
| 胚胎发育 | 胚层发育：内胚层、外胚层、中胚层 | 有 |
| 生殖道形态 | 形态和组织学检查 | 有 |
| 输卵管胚胎的运输率 | 胚胎成熟和子宫内膜发育指标 | 有 |

资料来源：Courtesy of Foote，R. H. and Carney，F. W.，Reprod. Toxicol.，14，477，2000.

表 10.8 总结了推荐的雌性生殖毒性试验组合，其能够基于剂量反应参数对化

学物质的生殖毒性强弱进行筛选。可以通过适当的方案对化学物质暴露的抗生育作用，以及其对雌配子发生、着床、器官生长发育及胎儿异常的影响进行研究。关于毒性影响的结论与雌性生殖毒性的相关试验步骤有关。

表 10.8　雌性生殖毒性试验

| 参数 | 功能 | 指标 |
|------|------|------|
| 单代研究（生育和致畸性研究） | 在开始育种计划前约 15 天向雌性动物施用药剂；整个怀孕期间持续进行暴露 | 生育指数 [a]，交配指数 [b]，妊娠指数 [c]；组织病理学和显微镜检查 |
| 多代研究 | 对一代动物进行暴露，直到新生儿发育成熟；研究共对 2～3 代动物进行监测 | 母体暴露对后代的行为、生理和生化方面的异常影响 |
| 产后研究 | 按照一代研究进行治疗 | 行为，养育，哺乳，感觉，运动和认知神经功能 |

a. 雌性受孕的数量除以有生育能力的雌性数量，该比例是一个有价值的总体生殖能力指标。
b. 每个怀孕动物需要的发情周期数和交配次数。
c. 生出活胎的妊娠次数。

最后，表 10.9 对细胞毒性试验和生殖毒性评估进行了描述。这种连续研究能够系统地对毒性检测数据进行分析评估，同时最大限度地减少试验资源和动物的浪费。

表 10.9　阶段测试

| 阶段 | 方案 |
|------|------|
| I | 单独给予雄性或雌性动物测试物质，但非同时暴露 |
| II | 正常受精：未经处理的雄性与未经处理的雌性；人工授精后的管理 |
| III | 胎儿发育过程中致畸和胚胎毒性效应的评估；产后发育的检查，包括分娩和胎儿存活、泌乳、断奶和成熟的影响 |

# 推 荐 阅 读

Anonymous. International Conference on Harmonization: guidelines on detection of toxicity to reproduction for medicinal products. Fed Reg 1994；59：48746.

Augustine-Rauch K. Alternative experimental approaches for interpreting skeletal findings in safety studies. Birth Defects Res B Dev Reprod Toxicol 2007；80：497.

de Jong E，Doedée AM，Reis-Fernandes MA，Nau H，Piersma AH. Potency ranking of valproicacid analoguesastoinhibitionofembryonicstemcellsincomparison to their in vivo embryotoxicity. Reprod Toxicol 2011；31：375.

Eckardt K，Kaltenhäuser J，Kilb C，Seiler A，Stahlmann R. Relative potency of albendazole and its sulfoxide metabolite in two in vitro tests for developmental toxicity：the rat wholeembryo culture and the mouse embryonic stem cell test.

Reprod Toxicol 2012；34：378-384.

Flick B，Klug S. Whole embryo culture：an important tool in developmental toxicology today. Curr Pharm Des 2006；
12：1467.

Fucic A，Stojkovic´ R，Miškov S，et al. Transplacental genotoxicity of antiepileptic drugs：animal model and pilot study
on mother/newborn cohort. Reprod Toxicol 2010；30：613.

Hurtt M E，Cappon G D，Browning A. Proposal for a tiered approach to developmental toxicity testing for veterinary
pharmaceutical products for food-producing animals. Food Chem Toxicol 2003；41：611.

Knudsen TB，Kavlock RJ，Daston GP，et al. Developmental toxicity testing for safety assessment：new approaches and
technologies. Birth Defects Res B Dev Reprod Toxicol 2011；92：413.

Kultima K，Jergil M，Salter H，et al. Early transcriptional responses in mouse embryos as a basis for selection of molecular
markers predictive of valproic acid teratogenicity. Reprod Toxicol 2010；30：457.Organization of Teratogen
Information Services. [Available from：http://www.otispregnancy.org/] [Last accessed December，2012].

Presibella KM，Kita DH，Carneiro CB，Andrade AJ，Dalsenter PR. Reproductive evaluation of two pesticides combined
（deltamethrin and endosulfan）in female rats. Reprod Toxicol 2005；20：95.

U.S Environmental Protection Agency. Health effects test guidelines，OPPTS 870.3700，Prenatal Developmental Toxicity
Study. EPA 1998；712：207.

# 参 考 文 献

Bignami G. Economical test methods for developmental neurobehavioral toxicity. Environ Health Perspect 1996；104：285.

Brachet A. Recherches sur le determinism hereditaire de l'ouef des manniferes：development in vitro de jeunes vesicules
blastodermique du lapin. Arch Biol 1913；28：447.

Buschmann J. Critical aspects in reproductive and developmental toxicity testing of environmental chemicals. Reprod
Toxicol 2006；22：157.

Cohen SM，Robinson D，MacDonald J. Alternative models for carcinogenicity testing. Toxicol Sci 2001；64：14.

Detailed Review Document on Classification Systems for Reproductive Toxicity in OECD Member Countries，OECD
Series on Testing and Assessment，Number 15，1999.

Foote RH，Carney EW. The rabbit as a model for reproductive and developmental toxicity studies. Reprod Toxicol 2000；
14：477.

Hurtt ME，Cappon GD，Browning A. Proposal for a tiered approach to developmental toxicity testing for veterinary
pharmaceutical products for food-producing animals. Food Chem Toxicol 2003；41：611.

Jelinek R. The contribution of new findings and ideas to the old principles of teratology. Reprod Toxicol 2005；20：295.

Organisation for Economic Cooperation and Development（OECD）Guidelines for the Testing of Chemicals. Available
from：http://www.oecd.org/document/40/0,3746,en_2649_34377_37051368_1_1_1_1,00.html] [Last accessed July
2012].

Riecke K，Stahlmann R. Test systems to identify reproductive toxicants. Andrologia 2000；32：209.

Seed J，Chapin RE，Clegg ED，et al. Methods for assessing sperm motility，morphology，and counts in the rat，rabbit，
and dog：a consensus report. Reprod Toxicol 1996；10：237.

Storgaard L，Bonde JP，Olsen J. Male reproductive disorders in humans and prenatal indicators of estrogen exposure：a
review of published epidemiological studies. Reprod Toxicol 2006；21：4.

Tam PP. Post-implantation mouse development：whole embryo culture and micro-manipulation. Int J Dev Biol 1998；

42: 895.

Tyl RW. In honor of the Teratology Society's 50th anniversary: the role of Teratology Society members in the development and evolution of in vivo developmental toxicity test guidelines. Birth Defects Res C Embryo Today 2010; 90: 99.

Walker R. The significance of excursions above the ADI: duration in relation to pivotal studies. Regul Toxicol Pharmacol 1999; 30: S114.

Webster WS, Brown-Woodman PD, Ritchie HE. A review of the contribution of whole embryo culture to the determination of hazard and risk in teratogenicity testing. Int J Dev Biol 1997; 41: 329.

# 第 11 章　体内致癌和致突变试验

## 11.1　引　　言

细胞增殖存在于大多数组织的整个生命周期中，并受多种情况影响。在正常生理状态下，细胞增殖与细胞凋亡（程序性细胞死亡）之间存在微妙的平衡，该平衡有利于维持器官和组织的完整性和正常功能。DNA 突变可以损坏细胞增殖与凋亡之间的平衡，进一步可以引起癌症发生。因此，癌症的发生是细胞异常增殖和不受控制的结果，其特征为细胞分化和转移。

从统计学上来说，年龄较小，发生异常细胞增殖的概率也较小。致癌物指的是促进肿瘤发生或转移的化学物或病毒，其会导致低风险或低年龄组发生癌症的概率增大，或引起新的病理性生长。

大多数化学致癌物需要经代谢活化才能显示出致癌性。与大多数中毒现象一样，还需要达到一定的暴露剂量。表观遗传或非遗传毒性致癌物质可以通过改变 DNA 之外的机制促进肿瘤的生长。此外，这些化学物质还会影响机体吸收、生物转化和排泄。例如，可卡因霉素激素对细胞增殖有促进作用并可以抑制细胞间通讯，从而使得细胞增殖能力更强；又如，某些化学物可以诱导免疫抑制。

癌症发生有时是正常细胞遗传物质发生突变引起的，遗传突变可能导致细胞增殖不受机体控制。细胞的无限增殖能力和增殖速度可以进一步用于区分良性或恶性肿瘤。良性肿瘤通常不会转移，仅存在于局部靶器官内，容易治疗，预后较好。恶性肿瘤可以转移到远处的器官，不易治疗，预后较差。

诱变是指病毒或化学试剂诱导哺乳动物或细菌细胞基因序列变化的能力，其可以改变细胞的表型。遗传毒性是指药物诱导体细胞遗传基因变化的能力，它会增加细胞发生恶性转化的风险。遗传毒性物质可以通过直接与 DNA 结合或间接改变 DNA 序列从而引起不可逆的损伤，引起基因毒性。需要注意的是，遗传毒性物质不一定致癌。

此外，化学、物理或病毒与核酸相互作用会影响遗传信息传递及基因型和表型。最后，有丝分裂是真核细胞或原核细胞中细胞分裂的方式。持续暴露于生长因子可以使细胞进入细胞周期。

## 11.2　多 级 癌 变

致癌过程分为三个阶段：起始阶段、促进阶段和进展阶段。这种多阶段发展最终使良性增生细胞转化为恶性状态，发生一系列的遗传和表观遗传学变化，出现侵袭和转移。

### 1. 起始阶段

化学致癌的起始事件为不可逆的遗传改变。有关肿瘤发生前肺和结肠组织分子研究的数据表明表观遗传变化是致癌过程中的早期事件。基因启动子区的DNA甲基化可使抑癌基因不表达。因此，致癌物-DNA 加合物的形成是化学致癌理论的核心，可能是肿瘤发生的必需条件。

导致原癌基因激活或抑癌基因失活的 DNA 加合物形成是肿瘤发生的早期事件。这个阶段的一个重要特征是不可逆性：在该过程中细胞出现了一些新的基因型或表型。能够引发细胞改变的化学物质被称为引发剂。此外，若没有随后的促进和进展阶段，细胞很少会出现恶性转化。

### 2. 促进阶段

在癌症发生过程中，促进阶段指的是基因激活引发细胞选择性的克隆扩增。由于突变的积累速率与细胞分裂速率成比例，起始细胞的克隆扩增会产生更多的具有更多遗传变化和恶性转化风险的细胞群。肿瘤启动子区通常不发生突变，并且通常能够在没有代谢活化的情况下介导细胞的生物学效应。此外，它们不直接与 DNA 相互作用。

有趣的是，肿瘤促进阶段是可逆的，而且促进剂的持续存在对细胞群癌前病变状态的维持至关重要。该阶段持续时间一般较长，特别是在人类中，因此，该过程是试验干预时常选的阶段。典型的肿瘤促进剂有十四烷酰佛波醇乙酸酯、苯巴比妥和 2, 3, 7, 8-四氯二苯并二噁英。

在肿瘤促进期间，可能发生恶性转化，如癌前细胞转化为具有恶性表型的细胞。该过程中进一步发生了遗传改变。在肿瘤的发生过程中，暴露肿瘤促进剂的频率比剂量更重要。此外，如果在细胞恶性转化发生之前停止暴露肿瘤促进剂，癌前病变或出现好转。给予细胞肿瘤促进剂会促进癌变过程，因为细胞数量增多增大了发生恶性转化的概率。这些细胞中的一部分会转化为恶性肿瘤，使得细胞分裂率增高，良性肿瘤或癌前病变中的分裂细胞数量增加。在某种程度上，这些遗传变化是由 DNA 合成过程的复杂性所致。

### 3. 进展阶段

肿瘤进展包括细胞恶性表型的表达和恶性细胞随时间获得更多特征的趋势。此外，转移可能与肿瘤细胞分泌蛋白酶的能力有关，该蛋白酶可以促进细胞的转移侵袭。细胞恶性表型的特征是基因组不稳定和生长不受控，并且可以发生进一步的遗传和表观遗传变化，包括原癌基因的激活和抑癌基因的失活。

抑癌基因的功能丧失通常以双峰方式发生，并且最常涉及一个等位基因的点突变和第二个等位基因的缺失、重组或染色体未分离。这些现象促进了细胞增长，同时使其具有侵袭能力，最终导致肿瘤细胞向远处转移扩散。尽管某些突变对细胞的恶性转化有明显影响，但突变的累计是细胞恶性转化的决定因素。

图 11.1 为化学致癌三个阶段中发生的事件及完成该多级过程所需的要求。

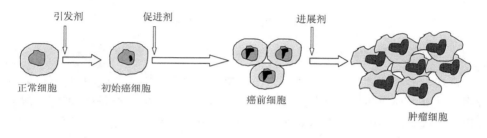

| 起始 | 促进 | 进展 |
| --- | --- | --- |
| 1. DNA 突变<br>2. 原癌基因或抑癌基因的突变<br>（1）癌初始细胞保持"休眠状态"，在没有促进和进展阶段的情况下很少转变为肿瘤细胞<br>（2）不可逆 | 1. 初始癌细胞克隆扩增<br>2. 细胞信号传导和基因表达改变，导致细胞有丝分裂增加<br>3. 诱导形成癌前细胞<br>4. 持续时间长，可逆，特别是在早期阶段 | 1. 核型不稳定导致额外基因组结构改变<br>2. 良性或恶性肿瘤的形成<br>3. 细胞可能获得恶性表型如侵袭、血管生成和/或转移<br>4. 不可逆 |

图 11.1　化学致癌的三个阶段

资料来源: Chemical Carcinogenesis and Mutagenesis, in: Clinical Toxicology: Principles and Mechanisms, 2nd edition, Barile, F.A., Informa HealthCare Publishers, 2010, Ch. 31

## 11.3　致癌性和遗传毒性

集体和个人暴露经常涉及环境毒理学。流行病学研究得到试验调查的支持，从而确定了各种危险因素的概率。因为环境的不断改变，癌变细胞的表型也是多种多样的，这就增加了基因与无保护机制的药物相互作用的风险。化学和物理致癌物质的多样性使得对其进行研究很困难，因为癌症的发展在很大程度上不是由于与单一致癌因子的接触而是由许多可能的致病因子共同引起的。

在各种环境危害化合物中，卷烟烟雾与人类的癌症风险因果关系最密切。吸烟在肺、口腔和食管癌及各种其他慢性退行性疾病的发生中起到了主要作用。卷烟烟雾约含有 4000 种化学物质，其中超过 60 种是确定人类致癌物，4-甲基亚硝基氨基-1-（3-吡啶基）-1-丁酮（尼古丁衍生的亚硝基氨基酮，NNK）是最具致癌性的烟草特异性亚硝胺。NNK 在小鼠、大鼠和仓鼠中都可以诱导产生肺肿瘤。国际癌症研究机构已将 NNK 和 $N$-亚硝基降烟碱归为确定人类致癌物质。NNK 在肺中可以被细胞色素 P450 酶代谢活化，使 DNA 中产生 $O_6$-甲基鸟嘌呤，G：C 突变为 A：T，然后激活 $K$-ras 原癌基因并逐渐发展至肿瘤。

辐射也是引起人类癌症的最重要的物理因素之一。辐射可以促进 DNA 中的双链断裂，导致染色体畸变和细胞死亡，并且还可以导致各种氧化性 DNA 损伤。由于基因毒性，高剂量辐射可以明显导致人类各种肿瘤的发生。例如，即使在低剂量暴露下，对放射性氡及其衰变产物的暴露导致了全球 $10\%\sim20\%$ 的肺癌死亡。

## 11.4　体内致癌试验

### 1. 体内致癌试验的原则

毒理学界普遍同意，需要进一步改进致癌试验及其在人类致癌风险评估中的应用。此外，还需将机制和作用模式纳入风险评估过程中。分子生物学的发展已经确定了越来越多的原癌基因和抑癌基因，其具有跨物种高度保守性并且与多种哺乳动物癌症有关。

体内转基因啮齿动物模型常用于研究肿瘤形成过程。转基因方法是通过选择性育种来改变遗传的一种方法，这种技术长期以来用于科学和农业。在致癌试验中，应该使用两种啮齿动物，这对于识别跨物种致癌物尤为重要。物质诱导动物肿瘤发生的能力表明致癌机制是保守的，这对人类具有重要意义。根据现有的信息，一些转基因啮齿动物致癌性模型可以用作致癌试验中的第二个物种，与单一的两年啮齿动物致癌性研究结合使用，共同用于评估化学物的致癌能力。以下是考虑试验模型和测试化合物充分性的评估因素的示例。

（1）暴露剂量充足，暴露途径合理。

（2）研究化合物在啮齿动物模型中的生物利用度。

（3）化合物在啮齿动物模型和人类中的毒代动力学特征。

（4）啮齿动物模型和人类中化合物的生物转化情况。

（5）适当应用国际协调会议指导方针。

风险利益考虑如下。

（1）比较估计的推荐每日最大全身暴露量与啮齿动物试验模型中的全身暴露量。

（2）如果缺乏全身暴露信息，应该根据测试物种比表面积（$mg/m^2$）和最大每日推荐剂量来估算暴露量。

（3）恶性程度。

（4）患者群体的大小和组成、暴露频率和暴露程度。

即使是最简单的体内致癌性研究，正确执行也是非常费时费力的。故只有很少一部分新的和现有的化学品进行了相应的试验。因此，开发和验证替代方法来减少人类致癌物质和诱变剂的体内试验所需的资源是致癌试验的重要发展方向。然而，目前使用的评估方法，如 Ames 试验和长期体内研究，有如下几个缺点。

（1）需要将 Ames 试验的结果从原核生物推断到人类。

（2）需要将啮齿动物体内试验结果外推到人体。

（3）体内试验时间的延长。

对目前的试验方法进行一定的验证，例如，比较各种研究方法结果的一致性，可以将实验室结果外推到人群。

1996 年，美国国家环境健康科学研究所（NIEHS，美国北卡罗来纳研究三角园）启动了毒理学评估项目，以开发和验证改进方法来预测化合物的致癌性。该项目采用预测毒理学方法进行客观评估，并纳入了国家毒理学计划（NTP），以评估未经测试便用于前瞻性试验的化学物质。

该研究首先描述了一组标准化的 NTP 化学生物试验的鉴定，然后宣布进行评估试验。随后，对生物检测的信息进行了发表，以鼓励研究人员在相关期刊上发表他们的试验结果，并将试验数据与预测毒理学方法和模型的结果进行比较。自从预测毒理学评价的补充出版物连同预测集发表以来，目前已经提出了几种化学品的致癌生物试验方法。估计模型的误差问题一直备受关注。

### 2. 体内遗传毒性和细胞遗传学试验

目前，有几种经验证的体内模型可用于评估遗传毒性，包括骨髓或外周血细胞遗传学试验。当化合物在体外试验中显示阴性结果时，进行单次体内细胞遗传学试验便足够了。对于在一个或多个体外试验中表现出阳性结果的化合物，除了细胞遗传学试验之外还需要用体内试验进一步检测，通常包含除骨髓或外周血之外的其他组织，以提供进一步的研究结果。对于在任何体外试验特别是骨髓细胞遗传学试验中筛选出的阳性化合物，都需要进行相应的体内试验。

（1）在微核试验的剂量和采样时间内，确定骨髓中红细胞中未成熟红细胞的比例，或测定染色体畸变有丝分裂指数显著降低时的总红细胞比例。

（2）通过测量血液或血浆水平来了解相关物质的生物利用度。

（3）直接测量骨髓中的相关物质。

（4）对组织暴露进行放射自显影评估。

在 OECD 的国际协商和科学研究中，提出了几种用于化学品测试的体内致癌性和致突变性试验方案。表 11.1 总结了 OECD 对化学品试验的指导，第 4 部分：健康影响因素、致癌性和致突变性。代表性的例子详见下文。

迄今，还没有有效的、广泛使用的体内系统用于检测基因突变。体内基因突变检测常在大鼠和小鼠中处于不同发展阶段的多个组织中进行；直到这种突变试验被广泛接受为止，除了骨髓，其他组织的体内基因毒性试验的结果可以提供其他的一些有价值信息。对于体内和体外试验结果的差异必须单独分析。

### 3. OECD 体内致癌和致突变试验

#### 1）化学品试验准则

细菌诱变 Draise 试验在检测导致突变性和遗传毒性的化学品方面取得了突破性进展。作为体外试验方法，第三部分中对该方法进行了讨论，如 OECD TG 471，细菌反向突变试验（第 17 章）。然而，第一次进行的化学物质致癌性和致突变性的试验是 OECD TG 486，"体内哺乳动物肝细胞 DNA 合成（UDS）试验"（表 11.1）。

**表 11.1　OECD 试验准则："致癌和致突变化学品动物体内试验指南"**（根据提交年份排列）

| 试验准则编号 | 提交日期（年） | 标题 | 描述 |
| --- | --- | --- | --- |
| 471 | 1997 | 细菌回复突变试验 | 使用至少五种鼠伤寒沙门氏菌和大肠杆菌菌株的氨基酸，通过碱基取代或移码检测点突变 |
| 486 | 1997 | 体内哺乳动物肝细胞非计划 DNA 合成试验 | 去除由化学物质引起的 DNA 损伤区域后的 DNA 修复 |
| 451 | 2009 | 致癌研究 | 主要用于大鼠和小鼠，口服暴露（见正文） |
| 453 | 2009 | 慢性综合毒性/致癌性研究 | 确定大多数慢性和致癌效应，并确定长期和重复暴露后的剂量-反应关系 |
| 488 | 2011 | 转基因啮齿动物体细胞和生殖细胞基因突变试验 | 描述可能诱导基因突变的化学物质的体内试验 |

注：OECD，经济合作与发展组织。

体内哺乳动物肝细胞 UDS 试验的目的是确定在切除和去除受损伤的 DNA 片段之后能诱导 DNA 修复的物质。受损区域是由肝中的化学物质或物理因素引起的。该试验是将氚标记的胸腺嘧啶（$^3$H-TdR）在注射到 S 期[①]肝细胞 DNA 中 3～8h。通过放射造影剂来确定是否摄入了放射性 β-发射体。每组至少有三只含有充足的 "N" 的动物，至少设置两个剂量组。与体内试验（第 6 章和第 7 章）一样，当剂量达到 2000mg/kg 仍未出现阳性结果时，可以进行限制试验。暴露方法为使用胃管通过管饲法摄入化学物质。在动物试验后 12～16h 从动物身上摘出肝脏，对肝细胞进行放射学检查。正常情况下至少可以分离出 100 个细胞，同时可以用闪烁计数监测细胞的分化。

哺乳动物体内 UDS 试验结果阳性表明，该化学物质可诱导 DNA 损伤，所诱导的 DNA 损伤可能通过体外非计划 DNA 合成来修复。当与对照相比，试验物质

---

① DNA 合成期。

不刺激非计划的 DNA 合成时，产生阴性结果，此时，该化学物质不引起 DNA 损伤。

最近，动物致癌性研究不仅推动了化学致癌物和诱变剂筛选试验，而且有利于了解化学介导癌症发展的病理学和细胞生物学机制。例如，OECD TG 451 是一项长期的致癌性研究（24 个月）[①]，其目的是观察试验动物在通过口服、皮肤或吸入途径暴露各种剂量的试验物质期间或之后的肿瘤发生情况及存活时间。TG 适用于大鼠和/或小鼠，暴露方式为口服给药。每个剂量组和对照组必须至少包含不同性别的动物 50 只，至少包含 3 个剂量水平与对照组。动物每日服用受试物质，并根据受试物质的毒代动力学参数调整剂量。当低剂量组或对照组的幸存个数低于 25%时，应考虑终止研究。根据整个试验过程得到的试验结果，试验终止时应对基本参数（体重、食物和水消耗、行为）、组织病理学、血液学分析、器官检查、血液和尿液中的化学品，以及尸体分别进行检测。

同样，OECD TG 453 在 2009 年联合慢性毒性/致癌性研究中作为 TG 451 的修订版正式提交。该组方案对大多数化学物质的慢性和致癌作用进行了鉴定，并确定了长期反复暴露于致癌物/诱变剂的剂量-反应关系。该方法的目的是确定致癌作用及大多数测试剂的慢性影响。此外，可以使用适当的研究来确定长期反复暴露的剂量-反应关系。

设计类似于 TG 451，即试验物种为大鼠，共三个剂量组，每个剂量组包含不同性别的动物 50 只，同时设有对照组（致癌期）。该研究的慢性毒性阶段至少包含 10 只动物。给药途径主要有三种，即口服、皮肤和吸入。给药时间和研究时间分别为 12 个月和 24 个月。经适当的研究可以得出关于化合物的肿瘤/致癌潜能及一般毒性的信息。如果在整个项目的整个长度内进行适当的遗传分析，也可以评估化合物的致突变性和遗传毒性。

最后，2011 年引入了 OECD TG 488，即转基因啮齿动物体细胞和生殖细胞基因突变试验，其中描述了具有诱导基因突变潜力的化学物质的体内试验方法。该研究旨在检测和监测转基因大鼠或小鼠中包含的多个拷贝的染色体整合质粒或噬菌体穿梭载体的报告基因。报告基因可用于鉴定由未知测试实例诱导的各种类型的突变。

具体来说，阳性对照组及阴性对照组和包含至少 3 个剂量组的动物治疗组连续暴露于测试物质 28 天。在暴露期结束之前和处死前，连续 3 天不给药。在这个时期，未修复的 DNA 损伤将被固定，成为稳定的突变。然后从目的组织中分离基因组 DNA 并进行纯化。在治疗期间出现的突变是通过回收转基因并分析报告

----

① 根据小鼠的特定品系，暴露时间可由 24 个月调整至 18 个月。

基因在细菌宿主中的表型而获得的。在这些试验中所报道的参数的突变频率，是通过将包含突变的每个质粒中的斑块数除以相同的 DNA 样品回收的斑块/质粒总数计算得到的。

2）结论

对化合物的遗传毒性和致癌潜力的评估应检查所有相关的信息并确认体外和体内试验的内在价值和局限性。

体内试验对于基因毒性和致癌性检测至关重要。遗传毒性体内试验的结果与待测化学物质的暴露有关，尤其是体外试验结果为阴性，而体内试验结果为阳性（具有遗传毒性）时。此外，在基因毒性靶器官以外的组织中可能发生剂量限制性毒性反应。在这种情况下，使用毒代动力学可以获得生物利用度信息。如果暴露剂量未达到一定阈值，例如，化合物显示出较差的靶组织利用度，蛋白质结合和其他基因毒性时，会对试验结果有明显影响。第 15 章详细讨论了致癌性和致突变试验。

# 11.5　生物体内致癌试验的方案

## 1. 研究持续时间

基于上述致癌机制和在肿瘤诱导中的剂量-反应关系的不可预测性，体内致癌研究必须在 18～24 个月内进行。欧盟的指导方针规定小鼠时间为 18 个月，大鼠则为 24 个月；美国和 OECD 要求小鼠试验时间至少为 18～24 个月，大鼠则为 24～30 个月，在动物存活率较高的情况下可以观察动物的存活时间。

在进行潜在致癌物暴露慢性毒性试验时应该选择一些剂量组，并且尽量保证其在啮齿动物存活期间表现出毒性作用。研究通常将定性数据与人类风险评估的定量结果相结合，其目的是明确化学物质在促进肿瘤形成方面的能力。

## 2. 肿瘤检测指标

与急性或慢性毒性试验相反，动物致癌性试验的终点一般只有一个：肿瘤形成。因此，可以将注意力集中于通过组织器官形态学检查对致癌作用进行评估。其标准包括：①确定反应性；②不同类型肿瘤的外观和数量评估；③确定发生肿瘤的动物数量。

在经济上可行的情况下，还可以监测各种生理和毒理学指标，特别是生长发育、食物和水的消耗、死亡率、发病率以及血液和尿液样本的间歇性血液生化指数等。在试验结束后，经解剖从动物体内去除靶器官及非靶器官，对其进行形态学和组织学研究。其他标本也可以用于临床评估。

### 3. 动物种类和数量的选择

影响慢性毒性试验（第 7 章）中动物选择的因素也会影响致癌动物模型的选择。一般来说，要求每个剂量组要包含不同性别的啮齿动物各 50 只。常选的物种是家兔和小鼠，主要原因是它们具有以下优点：实用性，资源需求相对较少，体积大小均匀，易处理，动物房要求常规，生命周期短因此所需的慢性染毒时间短，并且有关小鼠的致癌性文献多。

### 4. 暴露剂量

选择化学暴露的最大耐受剂量（MTD）即未表现出不良非致癌作用的剂量作为剂量上限。试验一般设置两个成比例的线性组或对数低剂量组和对照组。在 12 周的初步试验中，与相应对照组相比，MTD 不应造成体重降低大于 10%。此外，MTD 不应引起治疗组动物死亡率升高、临床毒性或病理改变。此外，监测对照组动物的肿瘤发生频率，特别是慢性研究后期阶段的肿瘤形成。

虽然 MTD 与几个有争议的特征相结合，使得结果难以解释，但其仍然是建立剂量水平的一般指导方针。与 MTD 作为上限剂量相关的主要问题之一是，在一定的剂量水平下，将毒理学反应与观察到的癌症发生联系起来，单一的机制无法对癌症发生进行充分的解释。

或者在没有明显毒性作用的情况下，如弱毒性物质（如食品添加剂），所选择的 MTD 可能非常高，以至于高剂量化学物质与诱导癌症发生有关。这种情况与促进有丝分裂化学物质诱导致癌类似。

选择剂量的另一个重要标准是估计未观察到致癌性的最低剂量：未观察到不良反应的水平。因此，靶向暴露水平的目标是估算一定剂量的测试化学品诱导肿瘤的发生率，而不会产生显著的非致癌（有毒）事件。

化学药物治疗时通常不是采用单一的给药方式，而是通过吸入、胃肠道、皮肤或肠胃外途径给药。

### 5. 可变性来源

随着致癌性研究的持续时间和复杂程度不断增加，其中有些因素可能会影响试验中的肿瘤发生率，并且可能会导致慢性毒性研究中结果解释的可靠性降低。动物房的条件、菌株间的遗传差异、食物消耗量和体重增加量、动物的存活年龄、总病变的鉴定、病理样品采集方法、组织学和形态学分析规范等都会引起结果的变化。数据评估取决于客观和主观的观察分析及统计分析。

另一个变异性来源是所选的啮齿动物的自发肿瘤发生率。啮齿动物有自发形成某些特异性肿瘤的倾向，特别是皮肤、肺部和肝脏肿瘤。这表明啮齿动物的某些启动基因型有使动物发生癌前病变的倾向。

有趣的是，对使用随意饲料喂养（在研究过程中不限制食物的摄入）的动物进行致癌性研究，在数据的设计、操作和解释方面存在一个问题。在过去 20 年中，有证据表明，限制热量摄入的动物比较瘦，基础代谢率较高，生存时间较长，肿瘤发生率较低且病理性并发症较少。第 7 章详细讨论了慢性和亚慢性毒性研究的热量限制问题，这个因素对致癌性试验具有相似的影响。

6. 致癌性生物鉴定

第 17 章概述了一系列体外试验可作为筛选方法，为慢性体内致癌研究的初步规划提供依据。一般来说，目前允许用于长期动物试验的三个研究系统分别为：①短期试验；②分层试验；③决策点分析。

1）短期试验

常用的方法包括使用致命性指标的短期试验，其研究目的是评估化合物的致癌潜力。虽然该系统的原理看起来很合理，但在各种测试的技术方面以及将结果应用于人类风险评估方面需谨慎地解释数据。

2）分层试验

分层试验的原理依赖于测试策略中使用的系统的等级序列：第一层试验适用于对后续试验进行验证。Ames 试验是常用的第一层试验系统，其次是在第二层和第三层进行的基因毒性试验。

3）决策点分析

表 11.2 为潜在致癌物质的决策点分析方案。该方法是在系统地描述化学品的毒性机制基础上建立的。

**表 11.2　具有致癌潜力的化学品的决策点分析**

| 等级 | 程序 | 说明 |
| --- | --- | --- |
| A | 结构-活性关系 | 对结构和分子量相似的化学物进行分析，了解其毒性机制 |
| B | 体外短期试验 | 细菌诱变；哺乳动物突变；细胞转型；哺乳动物 DNA 修复试验 |
| | 决策点 1：在 A 和 B 的基础上进行结果评价 | |
| C | 启动子试验 | 体外试验；体内试验 |
| | 决策点 2：在 A、B 和 C 的基础上对结果进行评价 | |
| D | 体内试验 | 啮齿动物肝脏病变；小鼠皮肤肿瘤形成；小鼠肺肿瘤形成；雌性 Sprague-Dawley 大鼠乳腺癌发生 |
| | 决策点 3：在级 A、B、C 和 D 的基础上对试验结果进行评价 | |
| E | 慢性生物试验 | 啮齿动物慢性致癌研究 |
| | 决策点 4：根据各级风险评估结果进行最终评估 | |

资料来源：Williams，GM，Weisburger，JH，Mutat Res，79，205，1988.

化学品的结构活性分析是决策点分析的初步筛选试验，在此之后可以进行一批体外短期试验。然后在决策点 1 可以对这些试验进行评估。如果结果为阴性或不确定，则继续进行致癌启动子试验，在决策点 2 对结果进行评估。根据结果，继续进行决策点 3 和 4 的评估。如果结构分析结果先显示二级结构具有致癌潜力，则不需要进行进一步试验，根据生物试验结果可以了解化学品在慢性研究中作用。然而，关于致癌性风险评估使用的动物数量较少且试验操作较简便。

### 7. 啮齿动物肝脏改变灶诱导

啮齿动物肝脏改变灶诱导试验系统是在引发剂或促进剂化学品存在的情况下对部分肝切除的大鼠肝脏再生能力的测定。该指标与快速再生的表型不同的细胞形成病灶有关。这些病灶提示增生性结节形成或转变为恶性生长的癌前病变。此外，表型不同的肝细胞病灶中含有较高水平的 I 期酶，促进原癌基因突变。此外，组织化学、免疫化学和组织学分别用于检测肿瘤诱导相关的化学和酶生物标志物和病理学。该技术也可以用于监测肿瘤促进剂。该方案的优点是检测时间明显减少，致癌物质的检测灵敏度提高。

## 11.6　体内致突变试验

突变是遗传性基因型的变化，有些时候可以导致表型改变。因此，核苷酸序列的缺陷会导致遗传密码的错误读取。在 DNA 修复机制不足的情况下，可能致癌。遗传损伤的范围取决于致癌研究早期的影响因素，包括暴露水平和持续时间、基因型改变程度及生物体的反应。

第 17 章详细讨论了致突变试验的基础方法。简言之，细菌试验包含检测"野生型"营养依赖性大肠杆菌回复突变的能力，这种能力能够在化学诱导情况下维持自身稳定，产生可测量的表型。正向突变可以发生在一个基因的多个位点上，化学物质的作用位点较多，因此相对容易检测。反向突变只发生于生物体内的特定位点上，因此化学物质作用靶点较少。

### 推 荐 阅 读

Ames BN. Identifying environmental chemicals causing mutations and cancer. Science 1979；204：587.

Ames BN，Gold LS，Willett WE. The causes and prevention of cancer.Proc Natl Acad Sci USA 1995；92：5258.

Assem FL，Holmes P，Levy LS. The mutagenicity and carcinogenicity of inorganic manganesecom-pounds：a synthesis of the evidence. J Toxicol Environ Health B Crit Rev 2011；14：537.

Benigni R，Bossa C，Tcheremenskaia O，Giuliani A. Alternatives to the carcinogenicity bioassay：in silico methods，and the in vitro and in vivo mutagenicity assays. Expert Opin Drug Metab Toxicol 2010；6：809.

Billington R，Lewis RW，Mehta JM，Dewhurst I. The mouse carcinogenicity study is no longer a scientifically justifiable core data requirement for the safety assessment of pesticides. Crit Rev Toxicol 2010；40：35.

Custer LL，Sweder KS. The role of genetictoxicology in drug discovery and optimization. Curr Drug Metab 2008；9：978.

European Economic Community. Genotoxicity：Specific aspects of regulatory genotoxicity tests for pharmaceuticals. Legislative Basis Directive 75/318/EEC，Brussels，1995. International Agency for Research on Cancer. [Available from：http://www.iarc.fr][Last accessed July2012].

Fowler P，Smith K，Young J，et al. Reduction of misleading（"false"）positive results in mammalian cell genotoxicity assays. I. Choice of cell type. Mutat Res 2012；742：11.

Hernández LG，SlobW，van Steeg H，van Benthem J.Cancarcinogenic potency be predicted from in vivo genotoxicity data?：ameta-analysis of historical data.Environ Mol Mutagen2011；52：518.

Madden JC，Hewitt M，Przybylak K，et al. Strategies for the optimisation of in vivo experiments in accordance with the 3Rs philosophy. Regul Toxicol Pharmacol 2012；63：140.

Spjuth O，Eklund M，Ahlberg Helgee E，Boyer S，Carlsson L. Integrated decision support for assessing chemical liabilities. J Chem Inf Model 2011；51：1840.

Tavtigian SV，Pierotti MA，Borresen-Dale AL. International Agency for Research on Cancer Workshop on expression array analyses in breast cancer taxonomy. Breast Cancer Res 2006；8：303.

Weisburger JH，Williams GM. The decision-point approach for systematic carcinogen testing. Food Cosmet Toxicol 1981；19：561.

Williams GM，Weisburger JH. Application of a cellular test battery in the decision point approachto carcinogen identification. Mutat Res 1988；205：79.

# 参 考 文 献

Benigni R，Giuliani A. Putting the predictive toxicology challenge into perspective：reflections on the results. Bioinformatics 2003；19：1194.

Bennett LM，Davis BJ. Identification of mammary carcinogens in rodent bioassays. Environ Mol Mutagen 2002；39：150.

Bristol DW，Wachsman JT，Greenwell A. The NIEHS Predictive Toxicology Evaluation Project：Chemcarcinogenicity bioassays. Environ Health Perspect 1996；104：1001.

Carr CJ，Kolbye AC Jr. A critique of the use of the maximum tolerated dose in bioassays to assess cancer risks from chemicals. Regul Toxicol Pharmacol 1991；14：78.

Chico-Galdo V，Massart C，Jin L，et al. Acrylamide，an in vivo thyroid carcinogenic agent，induces DNA damage in rat thyroid cell lines and primary cultures. Mol Cell Endocrinol 2006；257：6.

Cimino MC. Comparative overview of current international strategies and guidelines for genetic toxicology testing for regulatory purposes. Environ Mol Mutagen 2006；47：362.

Cohen SM，Ellwein LB. Cell proliferation in carcinogenesis. Science 1990；249：1007.

Contrera J，De George J. In vivo transgenic bioassays and assessment of the carcinogenic potential of pharmaceuticals. Environ Health Perspect 1998；106：71.

Doe JE，Boobis AR，Blacker A，et al. A tiered approach to systemic toxicity testing for agricultural chemical safety assessment. Crit Rev Toxicol 2006；36：37.

Duerksen-Hughes PJ，Yang J，Ozcan O. Induction as a genotoxic test for 25 chemicals undergoing in vivo carcinogenicity testing. Environ Health Perspect 1999；107：805.

Gregory AR. Species comparisons in evaluating carcinogenicity in humans. Regul Toxicol Pharma-col 1988；8：160.

Helma C, Kramer S. A survey of the predictive toxicology challenge 2000-2001. Bioinformatics 2003; 19: 1179.

Ikeda M, Masumura K, Sakamoto Y, et al. Combined genotoxic effects of radiation and a tobacco-specific nitrosamine in the lungs of gpt-delta transgenic mice. Mutat Res 2007; 626: 15-25.

Jacobson-Kram D, Sistare FD, Jacobs AC. Use of transgenic mice in carcinogenicity hazard assess-ment. Toxicol Pathol 2004; 32: 49.

Jones S, Kazlauskas A. Growth-factor-dependent mitogenesis requires two distinct phases ofsignal-ing. Nat Cell Biol 2001; 3: 165.

Kane AB. Animal models of malignant mesothelioma. Inhal Toxicol 2006; 18: 1001.

Keenan KP, Laroque P, Dixit R. Need for dietary control by caloric restriction in rodent toxicology and carcinogenicity studies. J Toxicol Environ Health B Crit Rev 1998; 1: 135.

MacDonald J, French JE, Gerson RJ, et al. The utility of genetically modified mouse assays for identifying human carcinogens: a basic understanding and path forward. Toxicol Sci 2004; 77: 188.

Mebust M, Crawford-Brown D, Hofmann W, Schollnberger H. Testing extrapolation of abiologically based exposure-response model from in vitro to in vivo conditions.RegulToxicolPharma-col 2002; 35: 72.

Moolgavkar SH, Knudson AG. Mutation and cancer: a model for human carcinogenesis. J Natl Cancer Inst 1981; 66: 1037.

Perera EP. Perspectives on the risk assessment of nongenotoxic carcinogens and tumor promotors. Environ Health Perspect 1991; 94: 231.

Rao G N, Huff J. Refinement of long-term toxicity and carcinogenicity studies. Fundam App lToxicol 1990; 15: 33.

Rao PM, Laconi E, Vasudevan S, et al. Dietary and metabolic manipulations of the carcinogenic process: role of nucleotide pool imbalances in carcinogenesis. Toxicol Pathol 1987; 15: 190.

Roe FJ. Refinement of longterm toxicity and carcinogenesis studies. Fundam Appl Toxicol 1991; 16: 61.

Slamenova D. Contemporary trends in in vivo and in vitro testing of chemical carcinogens. Neo-plasma 2001; 48: 425.

Snyder RD. An update on the genotoxicity and carcinogenicity of marketed pharmaceuticals with reference to in silico predictivity. Environ Mol Mutagen 2009; 50: 435.

Tharappel JC, Lee EY, Robertson LW, Spear BT, Glauert HP. Regulation of cell proliferation, apop-tosis, and transcription factor activities during the promotion of liver carcinogenesis by polychlorinated biphenyls. Toxicol Appl Pharmacol 2002; 179: 172.

Waddell WJ, Fukushima S, Williams GM. Concordance of thresholds for carcinogenicity of N-nitros-odiethylamine. Arch Toxicol 2006; 80: 305.

# 第 12 章　体外毒理学试验

## 12.1　体外毒理学检测方法的历史

随着 20 世纪 50 年代细胞和组织培养技术的发展，科学界能够理解生物医学科学的原理和机制，特别是研究细胞功能的细胞生物学。到 20 世纪 60 年代，细胞培养的发展使得动物和人类的细胞和组织可以在培养基上生长，这是第一个证明细胞可以在完整生物体外存活的例子。随着培养条件的进一步完善，以及对维持人工环境中器官、组织和细胞活力要求的深刻理解，细胞生物学正在逐步转变。

不久之后，各学科开始意识到这些新技术可实现的突破。20 世纪 70 年代，毒理学家采用细胞和组织培养方法揭示毒理学的途径，即毒物作用的机制。细胞培养扩大了细胞和癌症生物学的范围，其他毒理学家开始意识到体外培养的细胞也保留了其器官的特性。也许这些在平板中生长的"组织"可以模仿动物组织和器官对毒性损伤的反应。

因此，体外毒理学通常指的是对在支持其生长、分化和稳定性的条件下处理的完整器官系统外组织的研究。由于试验确定了细胞培养技术在毒理学中的有效性，这些方法被认为是细胞和分子生物学及药理学、遗传学、生殖生物学和肿瘤学中关键程序的基础[1]。由于对细胞培养技术的兴趣和广泛的应用，该方法得到了明显改善。

虽然最初围绕这些技术的许多谜团已经解开，但建立这种方法的基本原则仍然存在。例如，对培养基血清需求知识的提升促进了我们对生长因子和细胞分化作用的理解。没有这些技术，干细胞生物学的最新发现可能还没有实现。因此，在体外毒理学和生物学中，细胞培养学代表了一种解决生物医学科学问题的工具，而这些问题只能通过检查不受其他器官系统影响的分离细胞的增殖来解决。培养的细胞不代表整个人体，但可以显著促进我们对其组成部分作用的理解。

## 12.2　细胞培养的历史

毒理学研究中使用细胞培养技术被称为体外细胞毒理学或体外毒理学。体外毒理学还包括非细胞系统，如分离的细胞器或高通量微阵列（参见第 17 章，第 3

---

① 细胞培养和组织培养在本节中可互换使用。

节）。这些技术在毒理学中受到的关注和取得的成功越来越多，这是自该技术出现以来实现重大进步的结果：

（1）自从描述了毛细玻璃管中第一种哺乳动物细胞的生长，该技术已经取得进展并得到了广泛的改进。

（2）通过使用体外毒理学方法阐明了化学品在人和动物中的毒性机制。

（3）以前所未有的速度开发和销售的工业化学品和药品的毒性影响的必要性，使得必须开发快速、简单和有效的替代测试系统。

（4）虽然任何科学学科的发展速度都取决于科学的进步，但有些地区受到更多的鼓励。

具体而言，公众对动物试验的异议和反对迫使学术机构、行业和监管机构指导研究计划，以开发动物毒理学试验的替代模型。

为了理解细胞培养方法在毒理学中应用的可能性，最重要的是要熟悉培养细胞和组织技术的主要特征。这需要专门的培训、单独的实验室设施及对细节的关注。此外，与其他类型的生物医学研究不同，细胞培养技术需要在培养过程中持续护理细胞，这需要规划和协调。

### 1. 组织块

在细胞培养技术初起步时期，美国科学家从动物体内移除组织块，使其黏附在玻璃盖玻片上，或将其置于毛细管中，形成淋巴或血浆凝块。图 12.1 所示是

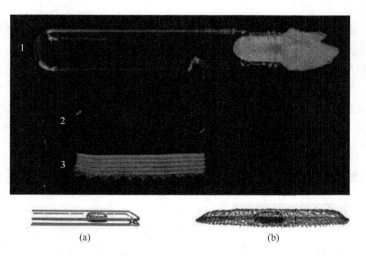

(a)　　　　　　　　　　　　　(b)

图 12.1　扫描原始图，显示玻璃（a）和织物（b）封套以及 Leighton 管（1）和封套（2 和 3）的照片，用于制备组织块或分散的动物细胞

资料来源：Courtesy Robertson，AL，Tissue Cult Assoc Man 1，167，1975

采用无菌技术在玻璃管或平板中培养动物细胞的早期尝试。早期发现，曾经是完整生物样本的组织或器官会在支持基质中出现分解，随后出现样本中单个细胞的迁移。

通过添加血清或全血，凝块会变成悬滴，进而可以通过普通的光学显微镜观察这些细胞。通过一些改进，细胞从解剖的标本中迁移出来。该发现促进了血浆或胚胎血清提取物中的单个细胞在小玻璃管中的浸泡培养。进一步优化无菌技术，使得细胞在培养基中可维持更长时间。当细胞在更高质量的组织培养基中繁殖时，可以用细胞刮刀刮取生长的单层膜，将它们从一个烧瓶转移到另一个烧瓶。

合成培养基（Earle、Parker 和 Eagle）发展快速并可以与各种血清添加剂一起使用。但微生物的有丝分裂速率更快，通常超过哺乳动物细胞的生长速度，因此合成培养基面临的主要问题是细菌和真菌的污染。这种污染通常导致细菌细胞快速生长和细胞培养物的分解。通过向培养基中添加抗生素，可很大程度上解决这种问题。

后来，研究者们开发出了更好的无菌技术，例如，使用一次性无菌玻璃皿、高压灭菌器和层流空气流动罩，使得在大多数情况下使用抗生素变得多余。随着对 pH、缓冲液、气体和周围环境影响的认识进一步增加，以及化学惰性塑料和微处理器控制培养箱的使用，体外细胞培养技术的全部潜力被激发出来。

2. 进展

细胞生物学家进一步开发了细胞培养技术，以帮助理解细胞和细胞的相互作用，如间充质-上皮细胞关系、上皮-细胞基质相互作用和干细胞生物学。这些体外研究主要是通过向确证的培养方案中添加试剂来实现的，如化学定义的细胞培养基，向培养物中添加细胞基质、引入多孔膜和允许低分子通过的滤器插入物可溶性物质、处理过的培养基表面及细胞与共培养物的孵育。

# 12.3　体外系统

## 1. 风险评估和预测毒理学应用

通过体外研究数据预测人体化学诱导毒性仍然是生物医学界、制药和毒理学工业的重大挑战。一般常规的体外细胞培养系统，细胞在培养过程中不能维持表型特征，包括代谢和生物活化途径的稳定表达。甚至连它们对化学暴露的复杂适应性反应有时也难以解释。此外，在长期毒性研究能够理解人类风险评估中涉及的关键细胞和分子事件之前，这些系统需要进一步完善和改进。尽管有这些缺点，细胞培养模型已经能够解释对化学暴露的初级和次级适应，已经用于鉴定炎症、增殖和细胞凋亡的重要介质。在实施体外向体内外推和人类风险评估的更有效战略方面也取得了相当大的进展，特别是在组织培养技术的显著进步和模型生物复杂性水平的提高方面。前面几章中描述了对与人和动物器官更相关的体外替代系统的需求。一些章节强调细胞培养技术在急性和慢性毒性测试中取得的进展，特别是使用器官模型，它们有重建多细胞结构的能力，以及它们如何利用新的培养平台努力模拟完整生物的血流动力学特性。随着这些系统越来越广泛地用于化学和药物毒性测试，将需要建立标准化测试条件、终点分析和验收标准。将来，样本通量和生物相关性之间的平衡方法应该提供更好的体外工具，与动物测试相辅相成，并有助于进行更具预测性的人类风险评估。

### 2. 生物标志物和药物开发的应用

美国国家科学研究委员会战略《21 世纪毒理学测试》（2007 年）的目标是解决目前毒性试验使用动物的问题，用能够识别预测人类毒性的新分子技术取代、减少和改进（3Rs）。此外，体外系统，无论是人类还是动物，都可以为人类风险评估提供最相关的机制信息。作为一种推论，先进和敏感的毒性指标，预计将以适当的生物标志物的形式，可解释动物毒理学几十年来难以捉摸的系统。这些生物标记物还可用于数千种需要在药物开发的烦琐阶段进行测试的新型毒性相关的高通量筛选方法。

该领域不仅已在这一积极方向上以对数方式取得进展，而且还因其中的这些发展建立了其他学科，如干细胞生物学、系统生物学、毒理基因组学、转录组学、蛋白质组学、代谢组学技术和表观遗传毒理学。当然，挑战涉及大量生成数据的处理、统计处理、生物信息学整合、结果解释及对信息基础的机制和原则的讨论。目前，对毒性生物标志物的研究可能需要时间分辨定量差异方法的复杂策略。难以捉摸的生物标志物实际上可能来自于在寻求准确指标时被忽略的更简单的模型（MTT[①]测定作为阳性证据）。统计原理、主要数据的标准化、主成分和聚类分析已经很好地开发并用于这些技术，但可能需要适应如代谢组学等领域。

### 3. 动物试验与人类暴露的相关性

如上所述，2007 年美国国家科学院发布了一份报告，该报告设想在不太遥远的未来，其中几乎所有常规毒性试验都将通过体外系统进行，方法是使用一系列毒性途径试验评估细胞反应。基于这些结果，人类风险评估不是根据动态测试的历史静态模型预测的，而是基于剂量反应技术的动态相互作用，这些技术揭示了关于通路机制的重要信息、计算系统的通路及每种毒性途径背后的生物学原理。

---

① 3-(4, 5-二甲基噻唑基-2)-2, 5-二苯基四唑溴化物。

21 世纪的模型系统将用于体外外推和其他类似系统的关系研究，如药代动力学模型和表观遗传毒理学。

目前可以获得或可以操纵实现监管毒性测试变化所需的科学工具以达到这一高级阶段。因此，对毒性试验未来期盼的科学讨论不是关注该技术是否可用，而是关注从传统的高剂量动物测试中转移所需的力量。与生物医学科学的许多进步一样，发展也不是渐进的。它们以可扩展的峰值形式出现，直到完成挑战并且克服障碍。

## 12.4　结　　论

以上章节重点介绍了体外毒理学测试领域的原理、机制和进展。特别是描述体外技术原则与第二部分体内毒理学实验中描述的体内毒理学测试技术相关，并强调前者作为动物毒性测试的替代技术的重要性。

### 推 荐 阅 读

Barile FA. Introduction to In Vitro Cytotoxicology: Mechanisms and Methods. Boca Raton, FL: CRC Press, 1994.

Blaauboer BJ. The contribution of in vitro toxicity data in hazard and risk assessment: current limitations and future perspectives. Toxicol Lett 2008; 180: 81.

Eagle H. Media for animal cell culture. Tissue Cult Assn Man 1977; 3: 517.

Freshney RI. Culture of Animal Cells: A Manual of Basic Technique and Specialized Applications, 6th edn. New York: Wiley-Blackwell, 2007.

Freshney RI, Stacey GN, Auerbach JM. Culture of Human Stem Cells. New Jersey: John Wiley &Sons, Inc, 2007.

McGarrity GJ. Serum quality control. Tissue Cult Assn Man 1975; 1: 167.

National Research Council（NRC）. Toxicity Testing in the 21st Century: A Vision and A Strategy. Washington, DC: National Academy Press, 2007. National Toxicology Program（NTP）.

NTP. A National Toxicology Program for the 21st Century: A Roadmap for the Future. Research Triangle Park, NC: NTP, NIEHS, 2004. [Available from: http://ntp.niehs.nih.gov/? objectid = EE4AED80-FIF6-975E-7317D7CB17625A15]

Robertson AL. Envelope technique for selective isolation of cells from multilayer organ cultures for metabolic studies. Tissue Cult Assn Man 1975; 1: 139.

Weiss L. Cell contact phenomena. In: Waymouth C, ed. Advances in Tissue Culture. Baltimore: Williams & Wilkins, 1970: 48.

### 参 考 文 献

Abir R, Nitke S, Ben-Haroush A, Fisch B. In vitro maturation of human primordial ovarian follicles: clinical significance, progress in mammals, and methods for growth evaluation. Histol Histopathol 2006; 21: 887.

Aschner M, Fitsanakis VA, dos Santos AP, et al. Blood-brain barrier and cell-cell interactions: methods for establishing in vitro models of the blood-brain barrier and transport measurements. Methods Mol Biol 2006; 341: 1.

Lecluyse EL, Witek RP, Andersen ME, Powers MJ. Organotypic liver culture models: Meeting current challenges in toxicity testing. Crit Rev Toxicol 2012；42：501.

Lin H，Bu Q，Cen X，Zhao YL. Current methods and research progress in nanomaterials risk assessment. Curr Drug Metab 2012；3：354.

Rippon HJ，Bishop AE. Embryonic stem cells. Cell Prolif 2004；37：23.

Seth G，Hossler P，Yee JC，Hu WS. Engineering cells for cell culture bioprocessing：physiological fundamentals. Adv Biochem Eng Biotechnol 2006；101：119.

Turksen K，Troy TC. Human embryonic stem cells：isolation，maintenance，and differentiation. Methods Mol Biol 2006；331：1.

# 第13章 细胞培养方法

## 13.1 细胞培养实验室

### 1. 环境

细胞培养实验室是一个复杂、细致、注重细节的环境，该环境基于细胞生物学的良好实践特征，同时结合了最新的生物技术仪器。一般而言，良好的实验室操作对于维持最佳细胞生长和增殖的环境至关重要。建立和维护细胞培养实验室需要复杂的技术和仪器，且这项工作至少有部分是重复的，需要相当长的时间。因此，大多数技术都集中在协议中的程序步骤。物理实验室专门用于细胞培养也很重要。将实验室用于细胞培养技术之外的方面会增加来自环境其他部分的微生物和交叉污染的风险。

通常，培养细胞需要无菌环境和用于供应生长的营养物质。直接培养环境即培养箱，必须能够保持稳定的 pH、温度和湿度。在过去的几十年中，已经开发出培养基以满足培养细胞所需并使培养箱与营养物相协调。例如，各种基础培养基、无血清培养基和各种平衡盐溶液现在均可购买。培养基受益于细胞生物学的进步，已经被改进以包含必需的营养素，如氨基酸、维生素、脂肪酸和脂质。因此，现在可以获得适合于支持多种细胞类型生长的培养基。

保持适当的技术是至关重要的，研究人员在工作过程中要严格遵守操作章程，特别要注意程序和细节。例如，生物安全柜的区域（即无菌罩）必须在实验开始前和结束后用 70%的乙醇完全擦拭。无菌罩不可用于存放东西，但调查人员经常随意地将罐子、瓶子和移液器放在无菌罩下。此外，在不使用时，安全柜的工作台应开启紫外灯，以确保在非工作时间的无菌环境。所有非无菌设备、仪器和容器在运输到无菌环境之前都应进行消毒。此外，要在安全柜内维持不间断的过滤气流，这对于处理液体、从瓶子上取下瓶盖或从组织培养板上提起盖子等操作尤为重要。任何由穿过房间的行人引起的气流干扰都能胜过无菌罩的过滤气流。此外，所有注意力都集中在操作程序上。实验室人员不应被警报、电话、开门或其他人员分散注意力。

实验服通常留在实验室，注意洗手并保持非无菌仪器清洁。使用无菌手套，因为手套必须接触无菌罩中的非无菌物品。将细胞从安全柜移至培养箱时或者从培养箱中取细胞至安全柜时，必须适当覆盖组织培养实验室器具，并最大限度地缩短运输时间。

　　培养箱提供了一种合成环境，模仿体内环境并促进细胞生长。有趣的是，这些有利条件也使微生物茁壮成长。因此，培养箱必须保持清洁——设备的内部和外部应彻底擦拭，或优选消毒。当限制用量并仅用于工作台表面时，异丙醇（70%）的使用是安全的[①]。

　　共用培养箱存在风险，尤其是交叉污染。建议所有被授权使用共同细胞培养空间的人员，在实验室中接受正确的操作程序的指导，以防止发生污染。例如，培养箱门不应该长时间开启，否则可能导致气体逸出，并引起环境病原体进入；室内的位置分配给共享该单元的那些人。寻找自己的培养基移动培养皿和烧瓶时，重新放置其他人员的烧瓶和培养皿会增加污染的风险。

　　重点还应该放在防护措施上。例如，生物安全柜内的 HEPA 过滤器需要定时更换。HEPA 过滤器需要根据说明手册进行更改。根据制造商的建议重新校准 $CO_2$ 传感器。并且，100%湿度是维持适当的等渗和 pH 标准所必需的。当门打开时，加热的冬季干燥空气将所有湿气从培养箱中吸走。培养箱放置在远离阳光直射的地方，特别是在气候温暖的地方。注意加热装置和空调管道的位置，培养箱和罩子都应远离这些装置。

　　注重细节，严格遵守标准和流程，以及投资于优质一次性用品和化品及工作场所和仪器可带来长期收益。以下集中讨论细胞培养实验室中使用的设备及其在适当细胞培养技术中的重要性。

### 2. 设备

　　细胞培养实验室中的设备、供应品和分析仪器是细胞培养实验室的重要方面，并且是细胞的敏感检测的基础。随着技术的进步，实验室环境也在不断发展。因此，细胞培养实验室的几个重要特征是必不可少的，包括后续章节中讨论的细胞和组织培养的以下和其他方面：①无菌空气流动环境；②恒温培养箱；③高压灭菌器；④细胞计数器；⑤定制气罐；⑥超纯水源。

　　生物安全柜（Ⅱ类）可减少微生物污染，并保护操作员免遭暴露（图 13.1），用于处理哺乳动物细胞以及潜在的传染性微生物，从而在无菌环境中除去微生物，同时保护操作者免于暴露。或者，层流罩是单向空气流动，其通过将工作平台或桌面上的无菌空气吹向操作员而隔离操作环境，使操作员易于暴露。该装置通常用于制备无菌细胞培养基、药物注射剂和溶液。

---

①不建议使用漂白剂，因为少量漂白剂也可能会腐蚀不锈钢。

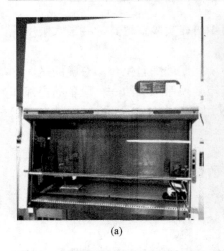
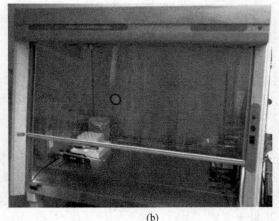

(a)　　　　　　　　　　　　　　　　(b)

图 13.1　生物安全柜：5 英尺净化器，Ⅱ级数字系列，A2 型。（a）全视图显示下面的鼓风机外壳、上部空间和工作空间；（b）显示 5 英尺工作空间的特写视图。机柜可以安装在支架上，也可以安装在工作台上

资料来源：个人档案照片

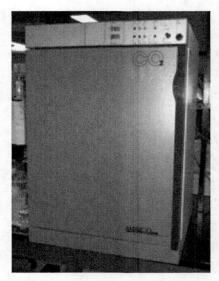

图 13.2　气套式自动 $CO_2$ 培养箱

资料来源：个人档案照片

自动玻璃器皿清洗设备、带湿度和温度控制的数字培养箱以及可靠的倒置显微镜的使用便于进行试验，并减少细胞培养实验室中烦琐的常规操作（图 13.2）。因此，足够的组织培养设施在毒理学研究中起着关键作用。通常，为了保持培养细胞的无菌性、活性、可鉴定性和完整性，放置有组织培养设施的房间专用于该功能。但是，并非总是可以完全分离所有功能。例如，分析天平、pH 计、电炉和磁力搅拌器可以与其他实验室区域共享，而培养基制备设备、细胞培养设备和玻璃器皿通常保留用于细胞培养实验室。

用于处理细胞培养物的大多数用品和塑料制品通常是无菌和一次性的，包括硼硅酸盐玻璃或塑料移液管和瓶子、聚乙烯组织培养瓶、培养皿、聚丙烯和聚乙烯离心管，以及过滤用品。一次性用品减少了微生物和实验室的其他培养细胞的交叉污染。此外，可以购买无菌的、现成的培养基，以节省准备时间。

# 13.2　细　胞　培　养

## 1. 原代培养

一般而言，很容易从年轻的捐赠者那里获得完整、有活力的组织外植体①以建立培养细胞系。也就是说，哺乳动物或人类供体的年龄越小，所得细胞的复制次数越多，复制时间越短。此外，来自胚胎组织的细胞在培养中快速建立细胞系，通常在体外比来自成体供体的细胞倍增速度更快。在这方面，来自肿瘤组织的一些细胞与胚胎细胞相似。

理想状态下，细胞培养开始于从组织或器官样本中无菌移除外植体（1/2×1mm）。将外植体的细胞与基质机械和/或酶促分离，并使其在与培养容器的底表面接触的培养基中生长。虽然外植体的中央核心通常由于营养物质通过组织的不利扩散而萎缩，但外周细胞向外迁移并增殖。从组织迁移的细胞建立原代培养物，在此转换期间发生了两个重要且并行的过程。

（1）原外植体的分化细胞可能分裂，这取决于器官来源。此外，随着细胞的培养，已建立的原代细胞先后失去了一些特殊功能——这一过程被称为去分化。

（2）细胞类型如间充质细胞（包括成纤维细胞等）迅速分裂并最终超过特化细胞（图 13.3）。

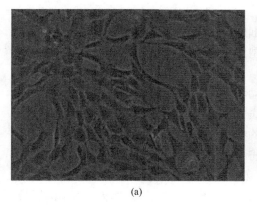
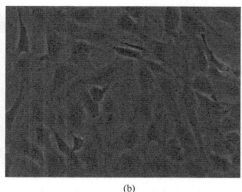

(a)　　　　　　　　　　　　　　　　(b)

图 13.3　源自正常人肺实质的人肺成纤维细胞。（a）对数期增殖的细胞；
（b）静止期细胞（400 倍）

资料来源：个人档案照片

----

① 外植体培养物是从哺乳动物供体中取出的可行的解剖学标本，并准备用于细胞培养。它们的直径通常为1～3mm，且可以进行原代细胞培养。

### 2. 有限传代的细胞系

随着来自原代培养物的细胞增殖，它们最终占据整个培养基的表面。因此，培养物达到融合状态，在显微镜下表现为单层的均匀紧密附着的细胞层。这时应将细胞转移到含有新鲜培养基的新培养容器中。经过这种操作的培养物不再处于原代状态，被称为传代细胞系。通过使用钙螯合剂溶液（如 EDTA）或采用酶促法[①]从平板中分离细胞来实现传代培养。

将细胞分散、收集、离心、重悬浮、计数并接种在几个新容器中。由于活细胞的选择性存活，细胞系更均匀并随时间去分化。根据细胞的不同，每 3～7 天收获一次增殖细胞，并传代培养到新培养皿中。

由非肿瘤组织建立的细胞系在体外具有有限的衰老过程并最终停止分裂。它们有特定数量的细胞分裂次数，通常通过试验确定[②]。这种有限增殖细胞系具有恒定数目（二倍体）的染色体，并呈现有序定向的生长模式，包括与其邻近细胞接触抑制单个细胞的生长（接触抑制）。

可以从一个原始培养物中选择一个细胞并将其转移到培养瓶中。单个原代细胞的细胞增殖形成的细胞系被称为克隆细胞系。根据传统定义，细胞培养克隆允许选择一种类型的细胞（如具有特定功能标记的细胞）进行再培养，其中所需的特征已经传递给后代。

### 3. 永生细胞系

在连续传代的培养基中，不衰老的细胞株会转化为永生细胞系，主要是因为它们的生长模式在培养中没有表现出典型的衰老迹象。永生化转化自发发生或由病毒、致癌或诱变化学物质诱导发生。

转化的确切机制涉及致癌阶段的启动和促进。因此，永生细胞系获得一组特征，如变化的染色体数目（异倍性）和失去接触抑制。此外，永生细胞系能够在软琼脂培养基（即没有玻璃或塑料接触的帮助）中形成集落，并且如果植入免疫裸鼠动物中则诱导肿瘤。尽管如此，模仿特化细胞的一些高度分化的细胞功能仍然存在于永生细胞系中。

这些分化的功能标记物用于表征细胞，并用于监测培养物中单层细胞的进展，特别是在体外有限细胞和永生细胞的低倍形态外观不易区分的情况下。该标准还用作评估体外毒性的参数。表 13.1 列出了一些常用作为细胞活力和功能的一般标志物的毒性指标。

---

① 因为选择的酶是胰蛋白酶，单层的传代培养过程通常被称为胰蛋白酶消化。

② 有限复制也被称为群体倍增水平（PDL），并且可能需要数月的培养，这取决于生长速率。

**表 13.1　细胞系的总体活性毒性标准**

| 指示符 | 确定毒性程度的方法 |
| --- | --- |
| 细胞形态 | 组织学，超微结构，免疫组化分析 |
| 细胞增殖 | 细胞计数，有丝分裂频率，DNA 合成，核型分析 |
| 细胞分裂 | 电镀效率，克隆形成 |
| 细胞代谢 | 摄取荧光或同位素标记的前体，酶活性的荧光发光测定 |
| 细胞膜 | 酶（LDH）的泄漏，台盼蓝的吸取 |
| 细胞染色 | 细胞标记物的免疫组织化学或细胞化学染色 |
| 细胞分化 | 基因标记的 PCR 分析 |
| 线粒体 | 线粒体减少（MTT 测定） |
| 溶酶体 | 活体染色，NRU 测定 |

注：LDH，乳酸脱氢酶；NRU，中性红吸收。

#### 4. 干细胞系

胚胎干（ES）细胞衍生自早期哺乳动物胚胎的多能干细胞，并且在体外能够无限制地未分化增殖。在具有完整胚胎的嵌合体中，ES 细胞有助于形成广泛的成体组织，包括生殖细胞，这提供了将特定的遗传变化引入细胞系的有效方法。多功能性可使细胞分化成许多细胞类型和组织，包括所有三个胚层。此外，试验证据表明，胚胎和成体干细胞向神经、肌肉、真皮和骨髓谱系的器官发生是可能的。图 13.4 说明了在培养中衍生分化的 ES 细胞所涉及的步骤。

从小鼠和人类中获得 ES 细胞的概念是相对较新的。开发用于维持 ES 细胞连续培养的方案继续出现。然而，一些研究进展证明了 ES 细胞可向不同器官和组织结构转化，包括人、灵长类动物和小鼠的体外器官发生和分化，成为功能性肠道器官、平滑肌细胞、心肌细胞、神经元和造血细胞。此外，可溶性因子影响小鼠 ES 细胞的直接分化。例如，IL-3 诱导细胞向巨噬细胞、肥大细胞、中性粒细胞或红细胞系转化，视黄酸诱导神经元的形成，转化生长因子诱导肌细胞的生成。通过在不同饲养层和细胞外基质（ECM）组分上培养 ES 细胞可以促进分化，使其表现出靶器官特征的形态学和生理学特性。

对生长因子和基底膜影响的认识提高了我们对细胞再生在创伤修复和癌前肿瘤生长中作用的理解。在形成紧密连接链时，分化的表皮和上皮细胞可以防止大多数细胞溶质在腔质和间质液中沿细胞旁途径自由交换。这些膜屏障功能的崩溃可能有助于细胞瘤的形成。因此，干细胞生物学和生物技术的不断进步是基于对体内上皮、表皮和间充质细胞保持在器官基底膜上的多能干细胞持续更新的理解。因此，单个干细胞会迁移并进入所有的胚胎谱系。

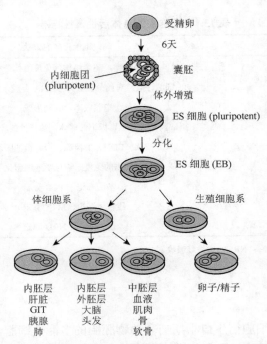

图 13.4　从胚泡内细胞团中分离出的胚胎干细胞。在不同生长因子的影响下，ES 细胞有
向不同谱系细胞分化的趋势。缩写：EB，胚状体；GIT，胃肠道

### 5. 培养环境对 ES 细胞的影响

当 ES 细胞悬浮培养或在没有培养基条件下分化时，它们形成球形多细胞聚集体或胚状体（EBs），其中包含多种细胞类型。通过在 ECM 组分的存在下操纵生长因子（GFs）的组合，诱导上皮或表皮特异性基因表达和分化。

GFs 和 ECM 参与细胞分化或表达分化标志物的机制备受关注。在培养基中存在 GFs 时，小鼠 ES 细胞获得不同的表达谱并紧密连接。没有 GFs、白血病抑制因子（LIF）或饲养层，小鼠胚胎干细胞会自发分化成各种不受控制的细胞集落，并且细胞分化的特性被延迟。

因此，GFs 和 ECM 能够指导线性特异性分化。例如，表皮生长因子（EGF）是一种促进有丝分裂的多肽，能够分化成外胚层（包括皮肤）和中胚层，而角质形成细胞生长因子（KGF）是上皮细胞特异性的有丝分裂原，负责上皮细胞的正常增殖和分化。因此，ES 细胞在培养时向特定谱系的分化可以通过影响环境中的 GFs 富集来介导，GFs 影响细胞的增殖、提高细胞存活率或促进细胞分化。

### 6. 人或小鼠 ES 细胞的培养

目前，大多数实验性干细胞来源于人或小鼠的囊胚。在没有饲养层或条件培养基的情况下，细胞自发分化为胚胎结构。在经丝裂霉素-C 处理或照射的小鼠胚胎饲养（MEF）层上或在添加 LIF[①]或两者的完整培养基上，每 2 天进行传代培养，使其保持在未分化状态。

在图 13.5 中，未分化的小鼠 ES 培养物通过分化 EB 与分化的群体和潜在的 MEF 区别开来。这些聚集体在饲养层上有 4～10 个细胞层，呈椭圆形或圆形并有边界。由于未分化的小鼠 ES 细胞集落繁殖，它们保持聚集形态（小箭头，图 13.6），并且仍然与饲养层（星号＊）区别。图 13.7 显示了当细胞被允许接触时分化的 ES 培养物，形成汇合的单分子膜——在没有饲养层和 LIF 的情况下发生的转化，由图可见 ES 细胞丧失聚集形态的特征。

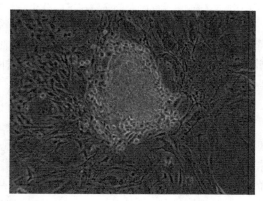

图 13.5　去除白血病抑制因子后小鼠 ES-D3 细胞胚状体的相衬图像。团聚体是圆的并且有明确的边界。它们保持其团聚体的形态，区别于饲养层（400 倍）

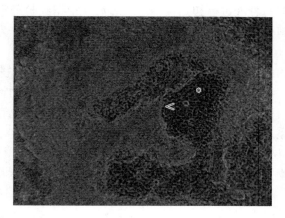

图 13.6　在没有饲养层和白血病抑制因子的情况下，来自小鼠胚胎干细胞集落（＊）的未分化的胚状体传播，失去它们的聚集形态，并在继续分化（100 倍）时迁移到周边（＜）

---

① 重组人 LIF 是一种通过抑制自发分化促进小鼠 ES 细胞长期维持的淋巴因子，在人类 ES 细胞中不起作用。

图 13.7　在没有小鼠胚胎供体或白血病抑制因子情况下的分化胚胎干细胞（100 倍）

下面描述了丝裂霉素-C 处理的 MEF 饲养层、培养基、血清以及在未分化或分化状态下传代培养和维持方法，（见 13.4 "步骤" 一节）。补充这些步骤的其他参考文献在本章末尾的推荐阅读和参考文献中可找到。

### 7. 克隆生长与维持培养

从移植或酶处理的组织中分离出高度分化的有限传代细胞系，并通过控制液体培养基环境来维持原代培养。这些技术包括使用无血清培养基、无精氨酸培养基和涂层具有 ECM（层粘连蛋白或纤连蛋白）的塑料培养皿表面，可促进上皮或间充质细胞的生长和黏附。此外，在整个组织中采用克隆生长或差异黏附操作机械地分离细胞类型，根据后者细胞快速沉降和黏附的能力，将上皮细胞与成纤维细胞分离。再用细胞悬液进行初始接种 1～3h 后（根据经验确定），除去培养基，未黏附的上皮细胞被镀在单独的容器中。现在的原代培养可作为特化细胞的维持性培养。

维持性培养的细胞增殖和生长取决于几个因素，包括器官来源、供体年龄和细胞类型。例如，特化细胞的正常原代培养，来自成年啮齿动物肝脏的原代培养物可以保存数周，而来自胚胎肝、神经元或肺上皮的细胞可以存活数月。一个已建立的培养细胞系总是有随时间失去特定功能的趋势，但是这个过程可以通过在 MEF 饲养层培养专门细胞或使用无血清培养基来抵消。然而，原代培养物的分离需要重复使用动物来提取和建立外植体，其成本在第二部分第 6 章和第 7 章中进行了描述。

### 8. 培养细胞的鉴定和监测标准

各种标准、细胞标志物和指标用于鉴定和分类的细胞培养。这些方法用于建立细胞系并定期监测细胞的遗传纯度标准描述见 13.4 "步骤" 一节。

### 9. 核型分析

当指定的细胞系来源于正常组织时,染色体补体应与亲本细胞或起源种相同。这样,细胞系被分为二倍体（$2n$ 染色体）。任何其他的划分方式都会将细胞分类为非整倍体或异倍体。来源于肿瘤或转化细胞的连续细胞系属于后一类。

### 10. 培养细胞的衰老

根据群体倍增水平（PDL）测量细胞在培养基中的寿命。该计算可监测原代培养后增殖细胞的有丝分裂事件的频率。评估 PDL 的一般公式为

$$pdl_f = 3.32(\log F - \log I) + pdl_i$$

式中,$pdl_f$ 为胰蛋白酶消化时或培养结束时的最终 pdl;$F$ 为最终的细胞计数;$I$ 为在再次培养开始时用于启动单个培养容器的初始细胞数;$pdl_i$ 为用于启动传代培养的细胞的加倍水平。

具有有限寿命的细胞通常显示出衰老的迹象,如细胞形态的丧失、增殖速率的降低、细胞质脂质含量的增加以及细胞凋亡的其他证据。任何特定的有限细胞系或原代培养物显示的 pdl 的量在很大程度上取决于来源器官的年龄。因此,pdl 从文献中确定或根据经验确定。永生细胞系能够在体外无限增殖,只要它们保持在最佳条件下即可。使用永生细胞系并不总是需要监测 pdl。

### 11. 贴壁培养

一些细胞能够在悬浮培养基中生长,而其他细胞需要附着到培养皿上。该培养皿可以采用聚乙烯或聚丙烯处理,使得其静电特性允许隔离的细胞附着和迁移。其他附着基质包括 ECM 的组分,如层粘连蛋白和纤连蛋白。这些组分分别模拟通常存在于上皮层和间质中的体内附着基质。因此,它们可以对上皮细胞或间充质细胞来源有选择性。还有其他支持基质使用微孔过滤膜,其既允许细胞附着又允许大分子通过膜到达细胞层的基底外侧表面。

### 12. 接触抑制

当人类的连续细胞在稀疏的培养环境中增殖时,它们会迁移并占据被培养基淹没的可用表面。当表面变得拥挤时,细胞必然出现细胞膜-细胞膜接触。尽管单层细胞是有活力的,但最终终止增殖并且细胞表现出接触抑制,其特征在于 $G_0$ 期细胞周期的停滞。图 13.8 说明了体外或体内增殖细胞表现出的细胞周期。

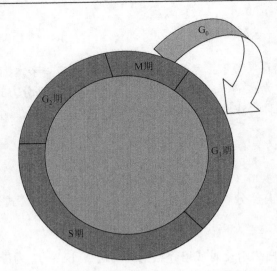

图 13.8　体外或体内增殖细胞的四个连续细胞周期阶段。人类增殖的体细胞大部分存在于间期。当细胞准备分裂时，它进入持续数小时至数天的 $G_1$ 期，其特征在于细胞器的合成和中心粒复制（$G_0$ 期代表 $G_1$ 的静止期或亚期）。当 DNA 合成开始且染色体复制时，S 阶段开始。当 DNA 复制完成且细胞核的含量增加一倍时，$G_2$ 阶段开始。然后，间期的延伸部分继续处于 M 期，细胞分裂阶段：前期、中期、后期和末期。M 期以有丝分裂（核分裂）开始并以胞质分裂（细胞质分裂）结束。细胞分裂终止于胞质分裂的完成

　　不具有接触抑制的细胞可多层生长，随着生长和增殖的空间变得有限，细胞从支持物上离开。因此，尽管有限的多层培养物没有表现出接触抑制作用，但通常发现细胞在周围培养基中漂浮。大多数连续的永生细胞系不会出现人类细胞所存在的生长限制。

　　其他细胞分类方法通常不是常规进行，而是纳入机制研究，包括分析组织特异性分化特性，如大分子的分泌或细胞内酶的存在、结构-功能活性的超微结构鉴定、结构蛋白的荧光标记鉴定、反转录聚合酶链反应（RT-PCR）分析基因特异性引物的表达，以及当注射到免疫缺陷（裸）小鼠中时，细胞形成侵袭性恶性肿瘤的能力。

# 13.3　细胞培养要求

### 1. 培养基组成

　　细胞在液体培养基中培养，其组分被精确控制和监测。该培养基由生理离子浓度的缓冲溶液组成，溶液中含有可溶性氨基酸、碳水化合物、维生素、矿物质、脂肪酸和其他辅助因子。任选成分包括 pH 指示剂、单独的缓冲系统如 HEPES，

以及一些特定细胞类型需要时掺入的非必需氨基酸。可溶性粉末或液体配方中的介质配方很容易获得（参见推荐阅读中列出的网站）。

较常用的培养基有改良 Eagle's 培养基、基础 Eagle 培养基、Dulbecco's 改良 Eagle's 培养基（DMEM）和 Ham's F12 培养基。这些溶液通常用于血清或血清蛋白，并根据需要添加胎牛或新生哺乳动物血清。

血清是由定义不明确的生物成分组成的复杂混合物，由可溶性细胞生长因子、转运蛋白、激素、必需的痕量金属、脂质和 ECM 黏附因子组成。如果没有添加最低百分数的血清（5%～20%）作为制剂的一部分，则细胞增殖不会顺利进行。

在细胞培养中，平衡盐溶液起到洗涤、冲洗、运输和稀释液体的作用，同时保持细胞内和细胞外的渗透平衡。此外，该溶液为细胞提供了正常细胞代谢所必需的水和无机离子，并配制成缓冲系统以将液体维持在生理 pH 范围内（7.2～7.6）。该溶液还与碳水化合物（如葡萄糖）结合，从而在广泛的洗涤过程中为细胞代谢提供能量来源。最常用的配制好的盐溶液包括 Dulbecco 磷酸盐缓冲盐水（PBS）、Earle 平衡盐溶液和 Hanks 平衡盐溶液。

除了需满足细胞的营养需求外，还必须将其置于模拟体内的环境中。表 13.2 总结了支持培养细胞存活、维持和增殖的最低条件。参数包括温度、pH、$CO_2$ 张力、缓冲试剂、渗透压、湿化和无微生物污染（无菌技术）。条件根据细胞类型略有不同。

表 13.2　培养细胞维持和增殖的一般最低要求

| 要求 | 参数 |
| --- | --- |
| 培养条件 | pH，缓冲生长培养基，洗涤溶液，温度，湿度，渗透压，超纯水 |
| 技术 | 无菌技术 |
| 设备 | 生物安全柜或层流净化罩，$CO_2$ 恒温孵育箱，高压蒸汽消毒器，净水系统 |
| 体外培养基补充 | FBS，FCS，NCS，NHS，ECM 组分，MEF，培养插入物，确定的培养基添加剂，预处理培养器 |
| 用品 | 塑料培养井，板材，烧瓶和其他一次性用品 |
| 可选组分 | pH 指示剂，HEPES 缓冲液，NEAA 抗生素，共培养物 |

注：ECM，细胞外基质；FBS，胎牛血清；FCS，胎牛血清；MEF，小鼠胚胎饲养细胞；NCS，新生小牛血清；NEAA，非必需氨基酸；NHS，新生马血清。

### 2. 温度

对于大多数哺乳动物细胞，细胞增殖和分化的最适温度是 37℃。相比于温度上升，细胞更容易承受温度下降。实际上，温度低至 4℃可以减少细胞代谢活动但是不会不可逆地阻止其生物功能。温度高至 39℃可能会促进热休克蛋白的形成，导致不可逆的功能和超微结构的破坏甚至细胞凋亡。

### 3. pH

细胞增殖的最适 pH 范围是 7.2～7.4，有些细胞增殖的最适 pH 极限达到 7.0 和 7.6。相比于碱性条件，有些细胞耐受略酸性条件，二倍体细胞比转化细胞更能耐受 pH 的改变。除此之外，快速增殖的细胞代谢需求高，比一般细胞更快地产生更多的酸性废弃物，导致即使有缓冲液存在，培养液 pH 仍然快速下降。这一类的细胞通常要求更加频繁的清洗。一般来说，在培养箱中 pH 很容易测得，在一般增殖过程用 pH 指示剂也能容易地测得 pH，但指示剂不能影响培养基的稳定性。

### 4. $CO_2$ 张力

大多数培养液都含有碳酸氢盐作为缓冲系统，以防止 pH 的快速大幅下降。在室温和培养箱标准压力下，碳酸氢盐和碳酸维持溶液 pH 在生理范围内。然而，在 37℃时，溶解的 $CO_2$ 会从培养液中释放出来，打破碳酸氢盐、碳酸和 $CO_2$ 建立的平衡。这种情况会干扰培养液中碳酸氢盐和碳酸这一至关重要的平衡。

因此，平衡的 $CO_2$ 张力和 pH 的稳定可以通过增加培养液上方 $CO_2$ 的分压来实现。现代水套式 $CO_2$ 培养箱就是充分维持气相 $CO_2$ 在一个可控的水平上。因此，大多数培养箱会使用 2%～15%的 $CO_2$，从而使得细胞在生长周期过程中维持最适 pH。

### 5. 缓冲试剂

当培养皿、培养瓶或者多孔板从培养室中拿出来时，$CO_2$ 会从培养室和温热培养液中泄漏出来，在没有 $CO_2$ 气相时，所产生的不可避免的结果就是不能充分维持 pH。但是如果在用生理盐水清洗或者更换培养液的过程中将培养的细胞移出，就不存在 pH 不能维持的问题。然而体外试验需要长时间的箱外操作，所以缓冲系统是必要的。很多实验室都会向培养液中加入有机缓冲试剂如 HEPE，在培养物从 $CO_2$ 培养箱中移出时，防止 pH 的快速改变。除此之外，加入足够量的 NaOH 或 $NaHCO_3$ 以达到工作 pH。

若细胞培养过程中要求维持气相或蒸气的环境，如在试验中使用气体毒素，可以在有螺旋帽的培养瓶中进行细胞培养。这种培养瓶充满了特别指定的气体混合物，与外界培养箱分隔开，并用螺旋帽密封防止气体逸出。虽然过程烦琐，但在毒理学测试分析挥发性有机溶液和气体的影响时，这种方法非常有用。

### 6. 渗透压

培养基中渗透压的最适范围取决于细胞类型，一般在 250～325mOsm/kg。粉制培养基的制备过程中，溶液的渗透压是标准化的。在培养过程中，培养室中的相对湿度不能保持饱和状态或接近饱和状态时就要提高注意力了。培养箱的门打开时，干燥空气进入使培养箱温度下降，因此通过蒸发释放湿空气。如果培养箱不能提供充分的热转化，那么培养箱就会变冷。如果培养液的温度较高，那么培养液中的水分就会蒸发，使得剩下的培养液有较高的渗透压。

为了阻止蒸发或者维持培养基合适的渗透压，培养室快速达到热平衡是必要的。现代水套式培养箱有内部湿度控制装置以及散热风扇。这些培养箱是绝缘的、加热的、潮湿的，可防止冷点的形成以维持培养箱室内潮湿。或者，培养室的湿度可以通过在仪器的底部安装一个开放的水槽（最好表面积要大）来维持。在老一代的培养箱中，适当的湿度是指用眼睛可观察到培养箱玻璃门上出现冷凝的水珠，但是在培养皿中不形成冷凝物。有一些培养箱有内部加热门来防止冷凝。

通过测定培养基的渗透压也可以测定湿度。相比刚开始培养细胞的新鲜培养基，蒸发后渗透压增大，推测出湿度不足。

### 7. 需水量

水是细胞培养系统中最基本的要求。容易忽视的是在建立细胞培养试验的初始步骤中，准备培养液和生理盐水所需的水的量。一般来说，蒸馏水和去离子水不足以除去营养液中的所有杂质。水中的污染物可能会以微量金属、有机物、各种二价阳离子（如镁离子、钙离子）和微生物代谢物的形式存在，影响细胞生长和功能。

通过一系列去离子化和有机交换柱将循环水中的杂质除去。这些系统大多数都装有数字感应装置，能够通过显示的欧姆数来测定水的纯度。随着过滤柱将离子和杂质去除，水的阻力增加。细胞培养的阻力测得至少是 $10\Omega$。通过离子交换柱纯化限度在 $18\Omega$。有一些水净化系统在收集结束时用 $\gamma$ 射线杀菌收集水。

### 8. 玻璃器皿的需要

维持细胞培养试验在最佳效率的另一个因素是玻璃器皿的处理、清洗和储存。所有用于细胞培养的玻璃器皿都不可以用于其他化学试剂的储存以及与细胞培养无关的试验。玻璃器皿都应清楚地标记细胞或组织培养所用，清洗所用洗涤剂与实验室物品所用洗涤剂一致。一般来说，清洁剂不应该留下可黏附在玻璃器皿上的残渣，且易被去离子水冲洗。玻璃器皿储存时应该和实验室中的其他仪器和材料分开。

### 9. 无血清培养基

在致力于理解纳米材料以及生长因子和激素对于培养细胞生长、增殖、毒理学机制的影响的研究中，不能使用批量胎儿或新生儿血清。血清的组成复杂，难以准确描述。根据商业分类，血清的组成各种各样。除此之外，血清中会产生一些物质或者是微生物污染物（支原体、病毒、内毒素和朊病毒），这些会使绝大多数细胞产生病变或者可能会诱导细胞基因和结构的转变。

因此无血清培养基代替了血清成为标准化的生长溶液，无血清培养基中加入了人工合成或者限定因子的混合物以满足基本的培养要求。这些因子包括激素（胰岛素、转铁蛋白）、非必需氨基酸、微量金属（锡、镁、锌）、生长因子（表皮生长因子、成纤维细胞生长因子、角质细胞生长因子）、细胞外基质成分（层粘连蛋白和纤连蛋白）。精心挑选的无血清培养基能够促进细胞对培养环境的适应并且符合更高标准的试验条件。

在建立原代细胞培养体系的过程中，无血清培养基会促进所需细胞的分离。培养过程使用无血清培养基一般会减少甚至消除成纤维细胞的过度生长，因为成纤维细胞在血清培养基中快速增殖。无血清培养基是独立配制的，适合于各种类型的细胞。无血清培养基使用的优点已被证明，这种基质被用于很多原代细胞、特殊细胞甚至是有限和传代细胞系的持续培养。

# 13.4　步　　骤

## 1. 静态和灌注细胞系统

一般来说，试验或化验过程中的培养条件不同于储存培养物的一般生长和增殖过程中的培养条件。所有的储存培养物和大多数试验都是静态细胞系统，在传代培养前或者传代培养过程中，细胞培养基会有所改变。一般培养过程中，培养基营养的消耗、新陈代谢酸废物的产生和排泄物的积累都不利于细胞培养。

细胞被培养在培养瓶底部的表面上，类似于单分子层，培养基浸没细胞，培养基上方的气相中有 $2\%\sim15\%$ 的 $CO_2$。细胞也有可能被固定在过滤器内芯或者聚苯乙烯微粒上。摇瓶或者摇管用于增加容器两边和顶部与培养液的接触面积，这也有利于细胞氧化。有些细胞（传代细胞系）不需要黏附在瓶底，可在磁力搅拌悬浮器或者滚筒瓶中培养。

相比于静态细胞系统，灌注培养物更加复杂，因为灌注细胞培养过程中要求培养瓶持续灌溉，以获得持续新鲜的培养基。这些系统也用正压泵和微滤器给培养物提供氧化和无废物的培养液。虽然这些系统的维护条件非常苛刻，但是它们在代谢毒理测试研究中表现出一些直接的优点。请注意大多数细胞培养测试系统相比于动物组织氧化程度低得多，因此该系统主要用于厌氧细胞代谢。

## 2. 组织分散

细胞悬浮液的建立有很多方法。分散方法的选择大部分取决于所需的细胞类

型以及实验员的经验。大多数常用的分离初级细胞或连续细胞系的方法都运用了
组织分散的原理。简言之，组织通过外科手术分离，而细胞用机械、化学或者酶
方法来分散。

　　通常最典型的方法就是使用以下所有的操作。先机械切开、切碎或者修剪组
织，将其通过尼龙网或者消毒纱布，接下来通过反复移取、磁力悬浮或者慢速涡
流完成对组织的分散。化学分散涉及将钙从分散液中去除，通过加入螯合剂如
EDTA 于分散液中。酶分散方法要求使用胰蛋白酶、糜蛋白酶、胶原酶、脱氧核
糖核酸酶或者链霉蛋白酶。图 13.9 说明了从动物体内分离细胞的典型方法，并且
概述了动物麻醉和外科操作的准备、器官获得、组织的准备和机械处理、在酶溶
液中分散细胞以及最终在培养基中的复苏和悬浮细胞的过程。

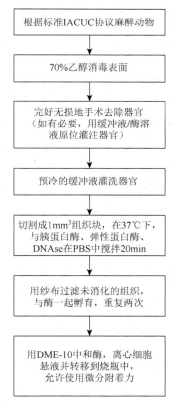

图 13.9　从完整的动物中机械和酶分离细胞的典型方法。所有程序均使用无菌技术在 4℃下进
行。缩写：IACUC，动物护理和使用委员会；PBS，Dulbecco 磷酸盐缓冲盐水；DME-10，Dulbecco
改良的含有 10%胎牛血清的 Eagle 培养基（参见 13.2 节中"克隆生长与维持培养"部分）

　　一般来说，从完整内脏器官分离细胞或者要获得活检标本时应在生物安全柜

中进行。外植体的培养也可以通过在一滴培养液中放置单个解剖组织来建立并允许标本黏附。成功培养细胞最基本的条件是无菌。

### 3. 传代培养

细胞的接种或传代需首先对单层细胞进行机械或酶的破坏，然后将其分开转移到新的培养器中。当细胞占据了培养器大多数或者所有可用表面时，可用到图 13.9 中的步骤。在这种密度下，正常的二倍体细胞会表现出接触抑制，就是说细胞增殖和转移的速度减慢，或者当细胞接触到彼此时就停止生长。用于细胞分散最常见的方法包括机械破坏法和酶破坏法。

机械破坏法采用无菌硅胶或者塑料细胞刮刀将聚合的细胞以单分子层移出。这个方法不利于获得连续培养物，因为连续培养物的细胞膜对机械操作敏感，经常会挤压或者溶解细胞。然而该方法在初步分析的终止试验中常常被用到。

酶破坏法会用到蛋白酶，如胰蛋白酶、胶原酶和过氧核糖核酸酶。这种方法能够获得令人满意的细胞数量，减少对细胞的破坏。酶溶液由 0.5%～2.0%的 $Ca^{2+}$ 和 $Mg^{2+}$、磷酸缓冲溶液和阳离子螯合剂组成。细胞与酶的接触时间不得超过约定时间（10min），因为酶可以破坏细胞膜。通过加入含有血清的新鲜培养基中和溶液的活性来完成酶活性的终止。图 13.10 说明了通常用于细胞单层酶促分散的方案。

计数结束后，稀释细胞悬浮液，将细胞接种在一个合适的培养器中。大多数情况下，细胞接种密度为每平方厘米 $10^4$ 个细胞，接种密度是根据 1/4～1/3 的汇合密度是细胞增殖的最佳密度确定的。新的接种培养板、培养格子或者是培养瓶需培养 7h 以促进细胞附着。

### 4. 测定生长和生存能力

当测定一个细胞系或者新建立的原代细胞的完整性时，有一些重要的考虑一般是建立在细胞培养的知识、经验，特别是细胞类型上。总的来说，有以下两点标准用于判定细胞用于毒理学研究的潜在效用。

（1）在相差显微镜下观察培养物的生存能力和细胞形态，特别是当有限细胞系达到预期最大倍增速度时。

（2）细胞保持原始亲本或者原代细胞的形态学和生物学特征的能力。绝大多数的这些特征会在接下来的章节中介绍到，因为毒理学评估取决于这些特征的保留。

更多用于监控细胞增殖和生长能力的常用的标准包括细胞计数、台盼蓝染料的排除、在正常培养条件下存活或增殖的能力、黏附在培养器表面的细胞所占的百分数。每个程序都是对培养状况进行常规监测的一部分。大多数标准都是根据相差显微镜来检测的。图 13.11 概述了台盼蓝染料排除的方法。

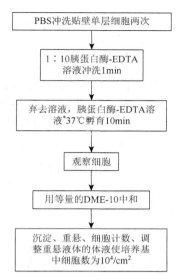

图 13.10 用于酶促分散细胞单层一般方案的概要。*在 PBS 中
1∶10 稀释 10×胰蛋白酶-EDTA 浓缩物

缩写：DME-10，Dulbecco 改良的含有 10%胎牛血清的 Eagle 培养基；PBS，磷酸盐缓冲盐水

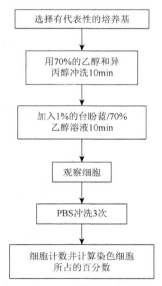

图 13.11 使用台盼蓝活体染料排除法的方案概要

缩写：PBS，磷酸盐缓冲盐水

## 5. 低温保存

大多数细胞系都是冷冻的，随后解冻用于接下来的培养。在体外毒理学测试

过程中，一个细胞系的冷冻保存有其独立的时间和位置，开展标准化体外毒理学必要的先决条件是冷冻保存的培养物。根据共享使用的程度和其他研究人员对其的利用度，采购超低温冰箱非常有用。超低温冰箱维持的温度仅低于冰形成的临界点（−130℃），并且安装了警报器，在没电的时候能够启动自身备用电力。对于独立的实验室，液氮冰箱是非常方便的，但由于液氮不断蒸发需要定期补充液氮。

　　当培养物达到最佳状态后，细胞系和原代培养细胞可被低温保存。图 13.12 概括了单层细胞的接种步骤。这些单分子层的细胞通过浸没在缓冲的胰蛋白酶溶液被分散，用含血清的培养基（完整的培养基）中和、离心（400$g$、10min）。弃去上清液，下层沉淀物悬浮于含有防冻剂（如二甲基亚砜或者甘油）的完整培养基中。细胞移入无菌的 2mL 有螺旋帽的冻存管中，管中加入了 DNE-10 和 7.5% DMSO，浓度为每毫升 $1 \times 10^6 \sim 3 \times 10^6$ 个细胞。将冻存管贴上标签，然后将其放入自动冷冻室中缓慢冷冻，温度降低速度为−1℃/min。这些冷冻室通常作为液氮冰箱使用的附件。或者将冻存管放在泡沫聚苯乙烯容器中并将其放在液氮冰箱的

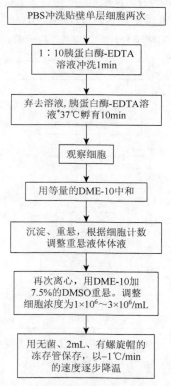

图 13.12　冷冻细胞系的方案概要。*在 PBS 中 1∶10 稀释 10×胰蛋白酶-EDTA 浓缩物

缩写：DME-10 为 Dulbecco 改良的含有 10%胎牛血清的 Eagle 培养基；DMSO，二甲基亚砜；
PBS，磷酸盐缓冲盐水

颈部过夜以达到在液氮蒸气中冷冻。要确保液氮的水平不会特别高以至于不会迅速地冷冻细胞是非常重要的。第二天，冻存管会进入冷冻期，可浸没在液氮中。

每个冷冻通道保存有足够的冷冻细胞。为了防止细胞系污染带来的损失或者其他意料之外的事情发生，挑选一个冻存管中的细胞作为代表进行解冻和培养，以评估冷冻过程。

将冻存管放在 37℃的水中搅拌 3～4min，用 70%乙醇擦拭，使其干燥，然后用无菌紧密的巴斯德吸管将内容物分散在温热的培养基中。对于大多数类型的细胞，培养物需放在适宜环境的培养箱中过夜，之后更换培养液。

### 6. 细胞识别

在需要处理很多细胞系的实验室中，识别细胞系是必要的，特别是防止细胞系间的交叉污染。有些方法可以用于识别特征细胞的标记，包括荧光抗体标记、细胞遗传学核型研究、同工酶和用 RT-PCR 对基因引物进行表达。同时，证明培养物没有支原体感染也是有必要的。细菌缺乏细胞壁，可坚定地黏附在细胞膜上，向培养基中加入常规的抗生素并不能杀死细菌。

实际上，盲目地向培养基和盐缓冲洗涤液中加入抗生素可能导致支原体感染。通过 RT-PCR 试剂盒可以轻易地检测出支原体的存在，这种试剂盒包含支原体特征序列基因表达的引物（请参看章节末尾推荐阅读列出的网址）。

## 13.5　老鼠胚胎干细胞的培养以及老鼠胚胎饲养层的组织培养

### 1. 丝裂霉素-C 处理的小鼠胚胎的制备

#### 1）成纤维细胞（3T3）饲养层

根据前文论述的一般细胞培养步骤以及培养细胞信息表（CCL-92，ATCC），小鼠胚胎成纤维细胞（MEF，3T3 瑞士小鼠成纤维细胞，CCL-92，ATCC）在 T-75 培养瓶中接种，密度为每平方厘米 $10^4$ 个细胞，于 Dulbecco 改良的 Eagle 培养基 [即向 Eagle 培养基中补充加入 10%的小牛血清（DMEM-10）、4.5g/L 葡萄糖、1.5%g/L 碳酸氢钠、4mmol/L 谷氨酰胺、50U/mL 青霉素和 50μg/mL 链霉素] 中培养，将此培养基放于 5%的 $CO_2$ 环境中。当单分子层占 70%底面积时，将细胞放于含有 10μg/mL 丝裂霉素-C 的小牛血清培养基中（DMEM-10），于 37℃放置 2h。将培养板洗干净并用胰蛋白酶-EDTA 处理。细胞沉淀需要测数以备立即使用或者将其放在 T-75 培养瓶的 1∶3 稀释液中过夜。或者如上所述，将几个 T-75 的培养瓶中的 70%的单分子层用 10μg/mL 胰蛋白酶处理随时备用。

2）小鼠胚胎干细胞的培养和接种

ES-D3（CRL-1934，ATCC）从 129S2/SvPas 小鼠的囊胚中得到。这种细胞在没有饲养层或者条件培养基时可以自发分化成胚胎结构。频繁地接种（每 2～3 天）或者用丝裂霉素-C 处理过的营养层可以维持细胞未分化状态。ES-D3 细胞在 DMEM 中增殖，DMEM 中含有 2mmol/L 左旋丙氨酸、谷氨酸盐、1000U/mL 基因重组人 LIF 以及淋巴因子，通过抑制小鼠胚胎干细胞的自然分化使其长期维持胚胎干细胞状态。向培养基中加入 1.5g/L 碳酸氢盐、4.5g/L 葡萄糖、0.1mmol/L 2-巯基乙醇、0.1%非必需氨基酸和 15%的胎牛血清。丝裂霉素-C 处理过的营养层接种单分子层细胞，大约每个 T-75 培养瓶接种 $1.5 \times 10^6$～$2.0 \times 10^6$ 个细胞，时间至少要在细胞铺板前一天。ES-D3 细胞被转移到 15mL 离心管中，离心管中加入 5mL 完整 ES-DMEM，然后将其加入含有饲养层细胞的培养瓶中。将培养瓶放入 37℃、湿度 5% $CO_2$/95%空气的培养箱中培养。培养基每天都在变化，细胞每两天传代一次。

接种用的器皿是 T-75 培养瓶，建议分流比是每 1～2 天 1：4～1：7，接种密度 $3 \times 10^6$～$4 \times 10^6$ 个细胞。如果这些菌落很贴近或者互相接触，那么这些菌落就被过度培养，将导致细胞分化。如上所述，准备足够的含有小鼠胚胎成纤维干细胞的培养瓶。培养液连带细胞一同从培养瓶中吸出，用 PBS 清洗，胰蛋白酶处理。1min 后，ES 菌落优先从培养瓶中分离出来。将细胞分开、离心，在 50mL 新鲜的 ES-DMEM 中悬浮。吸出 4～7 瓶营养层培养瓶的培养液，用 15mL 的小鼠胚胎成纤维细胞悬浮液代替。培养物放在 37℃，湿度 5% $CO_2$/95%空气的培养箱中培养。培养基每天都在改变。用于接种的储存的培养物都维持在未分化状态，方法是让培养物在小鼠胚胎成纤维细胞上增殖并且加入 LIF。

2. 小鼠胚胎干细胞的诱导分化

小鼠胚胎干细胞悬浮培养进行分化时，会形成球形细胞多聚体或者是胚体（即含有各种各样的细胞）。有证据表明在胚体环境中小鼠胚胎干细胞会分化成造血细胞、心肌细胞、平滑肌细胞和神经元。小鼠胚胎干细胞的形态学观察主要用于确定培养物中的分化。

用相差显微镜将未分化的培养物同分化的群落和小鼠成纤维细胞区分开。ES-D3 细胞在饲养层上形成 4～10 个细胞层厚度的聚集体。该聚集体非圆形难以准确定义。电子显微镜也可以用于证实 PC 形态学。电子显微镜检测能够找出核/质比较大且含有较多核糖体的未分化的 D3 细胞。一般而言，未分化的 mES 细胞集有明显的极化结构，有许多绒毛、凋亡小体和面向饲养介质的自噬体。在小鼠胚胎干细胞系中存在紧密连接和间隙连接，尤其是靠近表面处。高度组织化的中间丝状结构，如神经丝和细胞核周边的微管束的小聚集体，都是分化的特征。

3. RT-PCR 检测小鼠胚胎干细胞分化的表达标记

有几种标记可以用于区分未分化的小鼠胚胎干细胞和分化后的细胞，包括存在 SSEA 抗原、OCT3/4、SOX-2REX-1 和 TERF 的标志物。此外，滋养外胚层和胚层标志物也是不存在分化的阴性指示物。

将总 RNA 从细胞沉淀中分离开（德国的 RNAeasy）。每 1μg RNA 中取 100ng RNA 在 20μL 的反应液中合成 cDNA。根据制造商的说明，Superscript Ⅱ（来自美国加利福尼亚卡尔斯巴德英杰公司）是一种改良的马洛尼鼠白血病病毒 RT 和 Oligo（dT）12-18 引物的方法。将相当于上述反应 1/20 的 cDNA 的等分试样用于 20μL 反应体积中。使用 DNA 聚合酶对不同基因进行 PCR 扩增。PCR 反应进行 35 个循环（94℃ 30s、55℃ 30s 和 72℃ 1min），并在 72℃ 下保温 10min 以确保完全延伸。将 PCR 产物放于含有 0.5μg/mL 溴化乙锭的 4%～6%TBE（Tris 缓冲液）聚丙烯酰胺凝胶中进行电泳。使用 100 个碱基对（bp）DNA ladder 来估计扩增带的大小。采用正向和反向引物进行 RT-PCR 选择的基因表达。其他几种标记可以作为阴性对照标记对其进行测试（Ginis et al.，2004）。

4. 大规模生物处理

大规模的哺乳动物细胞培养工程已经使得生产治疗性生物制剂成为可能，包括疫苗、ECM 成分、用于手术操作和伤口愈合的皮肤和组织移植物、抗体和杂交瘤、诊断以及用于研究和临床应用的其他产品。这些工业细胞培养方法提高了代谢工程细胞的生产力，增加了大规模生物处理的能力。

细胞工程的基本生理学基础涉及一系列特征，这些特征选择有利的生长和增殖以及细胞机制的性质，包括代谢、蛋白质加工和细胞凋亡途径。一些细胞培养工程的发展包括加强生物反应器处理、反馈培养和动态营养补充等动物细胞大规模培养的过程效率程序。这些原则和方法在本章末尾和后续章节的推荐阅读和参考文献部分列出的文章和书籍中有进一步描述。

5. 细胞系的来源

用于细胞生物学和遗传学研究的细胞系、细胞株和其他生物体的主要来源是经认证的细胞库，如美国模式培养物保藏所（ATCC，Manasasas，Virginia，USA）和欧洲标准细胞收藏中心（ECACC，Porton Down，Wiltshire，UK）。这些机构作为非营利机构运营，储存了数千种细胞类型。ATCC 将培养物分类为认证细胞系（CCL）或细胞储存库系列。有关 CCL 的更多信息均可获得：供体、核型分析、预期群体倍增、细胞结构特征以及酶和基因标记。另外，这两个细胞库都拥有病毒、真菌、细菌、遗传探针和载体的存储库。其他细胞储存库和联邦登记处在后文列出。

# 推 荐 阅 读

American Type Culture Collection（ATCC），Manassas，VA. [Available from: http://www.atcc.org] [Last accessed August 2012].

Andrei G. Three-dimensional culture models for human viral diseases and antiviral drug development. Antiviral Res 2006；71：96.

Drab M，Haller H，Bychkov R，et al. From totipotent embryonic stem cells to spontaneously contracting smooth muscle cells：a retinoic acid and db-cAMP in vitro differentiation model. FASEB J 1997；11：905.

El-Ali J，Sorger PK，Jensen KF. Cells on chips. Nature 2006；442：403.

European Collection of Cell Cultures（ECACC），Porton Down，Wiltshire，U.K. [Available from: http://www.ecacc.org.uk] [Last accessed September 2012].

Hay RJ. Human cells and cell cultures：availability，authentication and future prospects. Hum Cell 1996；9：143.

Klug MG，Soonpaa MH，Koh GY，Field LJ. Genetically selected cardiomyocytes from differentiating embryonic stem cells form stable intracardiac grafts. J Clin Invest 1996；98：216.

McDonald JW，Liu XZ，Qu Y. Transplanted embryonic stem cells survive，differentiate and promote recovery in injured rat spinal cord. Nat Med 1999；12：1410.

National Disease Research Interchange （NDRI），Philadelphia. [Available from: http://www.ndrire source.org].

National Institutes of Health，Human Embryonic Stem Cell Registry，Bethesda，MD. [Available from: http://stemcells.nih.gov/research/registry].

Potocnik AJ，Kohler H，Eichmann K. Hemato-lymphoid in vivo reconstitution potential of subpopulations derived from in vitro differentiated embryonic stem cells. Proc Natl Acad Sci USA 1997；94：10295.

Seth G，Hossler P，Yee JC，Hu WS. Engineering cells for cell culture bioprocessing：physiological fundamentals. Adv Biochem Eng Biotechnol 2006；101：119.

Williams DJ，Sebastine IM. Tissue engineering and regenerative medicine：manufacturing challenges. IEE Proc Nanobiotechnol 2005；152：207.

Wlaschin KF，Hu WS. Feedbatch culture and dynamic nutrient feeding. Adv Biochem Eng Biotechnol 2006；101：43.

Yamada T，Yoshikawa M，Takaki M，et al. In vitro functional gut-like organ formation from mouse embryonic stem cells. Stem Cells 2002；20：41.

# 参 考 文 献

Alonso L，Fuchs E. Stem cells of the skin epithelium. Proc Natl Acad Sci USA 2003；100：11830.

Bradley A，Evans M，Kaufman M，Robertson E. Formation of germ-line chimaeras from embryoderived teratocarcinoma cell lines. Nature 1984；309：255.

Butler M. Animal cell cultures：recent achievements and perspectives in the production of biopharmaceuticals. Appl Microbiol Biotechnol 2005；68：283.

Evans M，Kaufman M. Establishment in culture of pluripotential cells from mouse embryos. Nature 1981；92：154.

Even MS，Sandusky CB，Barnard ND. Serum-free hybridoma culture：ethical，scientific and safety considerations. Trends Biotechnol 2006；24：105.

Findikli N，Candan NZ，Kahraman S. Human embryonic stem cell culture：current limitations and novel strategies. Reprod Biomed Online 2006；13：581.

Garner JP. Tissue engineering in surgery. Surgeon 2004；2：70.

Ginis I，Luo Y，Miura T，et al. Differences between human and mouse embryonic stem cells. Dev Biol 2004；269：360.

Kim JB. Three-dimensional tissue culture models in cancer biology. Semin Cancer Biol 2005；15：365.

Kuwahara M，Ogaeri T，Matsuura R，et al. In vitro organogenesis of gut-like structures from mouse embryonic stem cells. Neurogastroenterol Motil 2004；16：14.

Mackenzie IC. Stem cell properties and epithelial malignancies. Eur J Cancer 2006；42：1204.

Rosolowsky M，McKee R，Nichols W，Garfi nkle B. Chromosomal characterization of MRC-5 cell banks utilizing G-banding technique. Dev Biol Stand 1998；93：109.

Thorgeirsson SS，Grisham JW. Overview of recent experimental studies on liver stem cells. Semin Liver Dis 2003；23：303.

Turksen K，Troy TC. Human embryonic stem cells：isolation，maintenance，and differentiation. Methods Mol Biol 2006；331：1.

Verlinsky Y，Strelchenko N，Kukharenko V，et al. Repository of human embryonic stem cell lines and development of individual specifi c lines using stembrid technology. Reprod Biomed Online 2006；13：547.

# 第 14 章　急性毒理学试验的细胞培养方法

## 14.1　引　　言

从动物试验获得的数据产生与致死性或亚致死性毒性的剂量有关的信息，其对应于许多不同的一般毒性机制和作用。类似地，体外细胞系统也检测到广泛的未指明的机制和作用。然而，与动物试验相反，目前使用的急性毒性的所有细胞测试均测量干扰或改变细胞内组分、结构或生物化学途径的物质的浓度。

该范围的损伤进一步由接触化学品的时间（温育时间）来决定，从而使得测试可以预测与受试物质的剂量相关的体内毒性效应的风险。这里假设在相同的暴露时间内，在相同的人体组织中检测到相似的浓度。当未分化（或去分化）细胞系用于急性测试时，结果仅限于测定测量浓度的基础细胞毒性①的风险。相反，使用分化细胞的原代培养物（如肝脏、肺脏、心脏或肾脏）可产生能够预测每种器官的细胞毒性的信息。

## 14.2　测　试　原　理

用于模拟局部或全身作用的急性或慢性毒性②的细胞试验与致突变性和致癌性的细胞试验不同。后者能够根据细菌细胞对化学物质的反应提出已知的潜在机制，如突变、转化、启动、促进或进展。因此，它们被称为短期测试，用于预测人类或动物化学物质的致突变性或致癌性。

相比之下，在人体中评估化学物质的潜在致癌性或致突变性通常需要更长的时间并且受到临床和伦理的困扰。急性细胞毒理学测试模拟了在暴露期间由许多不完全机制引起的测试物质所造成的伤害，这些伤害对于急性毒性来说是真实的。可以将数据从定量测试直接外推到类似的体内情况。因此，尽管细胞毒性试验可能是急性的，但它们不是短期试验。另外，与动物试验相比，它们更便宜且节省时间。

细胞培养中的短期致突变性测试和细胞毒性测试之间有相似之处。后一种测试使用与人体毒性相关的标准化技术进行。此外，浓度最终对应于对人体有毒或

---

① 化学物对基本过程的影响，包括对所有哺乳动物细胞膜、线粒体、染色体等细胞器结构和功能的影响。
② 用于描述体外细胞培养模型（如急性或慢性）的术语已经取代了传统的一般毒性术语。

致死的血液浓度，无论是急性的、慢性的、全身性的还是局部的。对于致突变性测试，机制的相关性适用于人类。

　　过去，细胞培养用于机理研究，以确定培养细胞暴露于低浓度化学品或药物时毒性或作用的主要机制。由于细胞毒理学检测的替代模型的开发较新，因此通常将这些方案与机理研究的方案进行比较。所以，细胞培养中的毒性机制研究和细胞毒理学测试之间的一些差异引发了讨论。例如，在机理研究中，参数和系统根据所需信息而变化，使得系统的经验和统计相关性对于理解毒性机制是次要的。但是，对于急性细胞试验，在标准化方案之前进行严格的实验室间评估是必不可少的，并且程序具有明确的毒性评估标准，如细胞活力和细胞功能标准。另外，方案要求严格以确保最小的变异性。

## 14.3　标　　准

　　许多用于评估全身和局部毒性的方法都是可用的，其中一些方法来源于传统的机械模型。它们的有效性通常是由于在一个实验室中频繁使用而建立的，其次是其他人的重复和确认。因此，这种评估方法对于实验室来说更为方便，特别是当该测定容易适应常规测试设施时。这些方法必然是相似的。细胞暴露于不同浓度的测试物质的特定时间段，之后测量活性或功能参数的抑制程度。这些衡量标准代表了毒性的终点。最常见的标准列于表 14.1。

**表 14.1　评估培养细胞急性全身或局部毒性的基础细胞毒性标准**

| 标准 | 用于确定培养细胞急性中毒的方法 |
| --- | --- |
| 细胞培养特性 | 电泳效率、PDL、表型外观损失 |
| 形态学 | 相差显微镜分析 |
| 增殖 | 细胞计数、有丝分裂频率、DNA 合成 |
| 代谢 | 糖酵解、蛋白质和脂质合成、酶活性 |
| 细胞质膜 | 标记泄漏、染料保留 |
| 线粒体 | 线粒体完整性、细胞活力（MTT 测定） |
| 溶酶体 | 染料吸收（NRU 分析） |
| 染色体 | 核型分析（SCE 分析） |

　　一些毒性指标检测不同化学物质的净效应，其优点是显示了许多类型的机制所共有的毒性终点。这些指标包括细胞膜损伤或活性丧失，通常称为活性力［线粒体减少（MTT）或中性红摄取（NRU）］测定。其他标准更具选择性和敏感性，但是对降低的细胞活性的测定可靠性较低（如测量糖酵解途径或特定酶诱导或

活性的测定）。抑制细胞增殖是细胞对化学物质反应的敏感指标，特别是与代谢测量相结合时。

　　增殖和活性的同时测量是细胞完整性的标准指标，并且与代谢试验的数据相结合对细胞培养系统预测或筛选毒性的能力做出重大贡献。然而，细胞增殖指标对于表征缓慢分裂的细胞系（如新鲜制备的原代培养物，从成人供体获取的细胞或非分裂细胞）的细胞毒性是不可靠的。因此，标准包括确定为完全完整或可操作的参数，以形成剂量-反应曲线的基础。

　　将细胞暴露于毒物之后最容易检测到的效应是在低倍镜下观察单层的形态改变或在较高放大倍数下观察单个细胞的变化。不同的毒性效应也需要敏感性更高的研究工具。使用光学显微镜可观察到脂质的大量改变如起泡、空泡形成和脂质积聚，并需要进一步的组织学观察，而超微结构改变需要通过透射或扫描电子显微镜或免疫组织化学进行观察分析。

　　毒性的另一个指标是改变细胞增殖，其中化学效应对细胞复制能力的影响可作为毒性指标。半数抑制浓度（$IC_{50}$）是 50%细胞不增殖的测试物质的浓度。图 14.1 是增殖细胞暴露于特定时期时的典型浓度效应曲线。从图中通过外推法计算 $IC_{50}$（0.43mg/mL）、$IC_{75}$（0.6mg/mL）、$IC_{30}$（0.3mg/mL）和 $IC_{15}$（0.15mg/mL）。后三个浓度代表对应于对照的 25%、70%和 85%的界值。

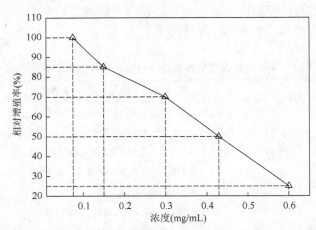

图 14.1　培养细胞暴露 72h 后浓度效应曲线。测量参数是细胞增殖率（对照组百分数）

　　另一个评价增殖的指标是铺板率，即在有毒物质存在下培养 10～15 天后细胞形成集落的能力。这个参数获得的信息以及细胞增殖信息，提供了关于细胞存活、复制和从毒性损伤中恢复的更完整信息。使用如下几种方法测量细胞增殖，包括细胞计数、DNA 含量、蛋白质含量和酶活性。使用生物化学方法检测 DNA 含量和监测 DNA 中结合的放射性标记前体代表两种提供类似信息的不同方法。

另一个普遍的毒性指标是细胞活性。毒性终点可通过使用生物染色剂来测量，例如，台盼蓝仅进入死亡细胞的受损细胞膜，而中性红可以被活细胞主动吸收。后者通常用于琼脂覆盖方法中的生物材料测试和急性全身毒性的细胞测试。将死亡和活细胞的数量与对照组进行比较，计算测试化合物的致死率。

来自不同器官或组织的细胞（体外保留一些特定功能或保持特定结构）也广泛用于体外毒理学。对于保留差异化特征的细胞，除了对基本过程的影响外，还监测对更专门的功能和结构的影响，包括对特定最终产物、代谢途径和膜完整性的测量。表 14.2 列出了用于保留原始器官某些特征的原代细胞和连续细胞的特定终点的一些通用应用。

表 14.2　培养细胞的毒理学指标或细胞生物标志物仍保留一些差异化特征

| 描述性方法 | 监控指标实例 |
| --- | --- |
| 特定分子的合成、释放、掺入 | 蛋白质、碳水化合物、脂质合成、代谢终端产物 |
| 特定酶的合成、释放、活性 | 酶的释放和活性 |
| 化学物质与细胞的相互作用 | 细胞内积累、吞噬作用、促有丝分裂响应 |
| 代谢途径的选择 | 对碳水化合物和脂质的储存和释放的影响 |
| 细胞表面活性 | 受体结合、膜极化、趋化反应 |

一些细胞系统不具有有效的代谢活性或已在体外连续传代去分化①，因此培养物中的测试可能需要某种形式的代谢活化，通常以下三种方式之一进行。

（1）添加来自大鼠肝脏的 S9 组分。在分离原代培养物之前用苯巴比妥或 $\beta$-萘酚乙烯酮处理动物，在培养的细胞中诱导混合功能氧化酶。

（2）将测试物质与原代肝细胞培养物一起预孵育并将预培养的培养基加入测试培养物中。

（3）在测试物质存在下与靶细胞共同培养肝细胞。

除了毒性标准的差异之外，细胞培养方法包含不同的培养时间和暴露时间，并且需要不同的培养基体积、细胞密度、血清浓度和气相。大多数试验在 6 孔、12 孔、24 孔、96 孔和 384 孔微量滴定板（384 孔板的容量为 0.1mL/孔）中进行。这允许使用微升量的测试物质并且允许更简单的程序自动化。使用微滴定仪以连续或对数步骤稀释测试溶液，并且利用分光光度计、具有荧光或发光能力的平板扫描仪同时分析许多培养物（图 14.2）。

---

① 通过几次传代维持，传代培养的致死或永生细胞丧失了一些原始的基因型和表型特征，同时保留了组织特异性功能。

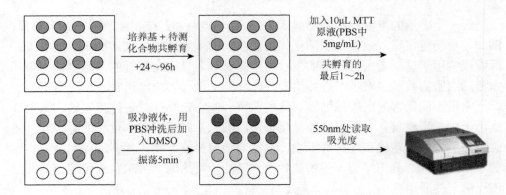

图 14.2　MTT 测定法流程。将细胞与递增浓度的测试化学品（灰色实心圆圈）加空白（透明，填充圆圈，无细胞）一起温育。缩写：DMSO，二甲基亚砜；MTT，甲基噻唑四唑盐；PBS，磷酸盐缓冲盐水。照片显示 BioTek FLx800 Multidetection Microplate Reader®

资料来源：www.biotek.com

　　试验过程中的一个关键变量是暴露时间。与体内研究一样，较长的暴露时间需要较低浓度的化学物质而不是引起急性毒性的浓度。因此，如果毒性终点是在96h 后而非 24h 后测量的，则许多物质的毒性可能会增加 10～100 倍。

　　其他改变毒性浓度的因素包括培养基中的血清成分以及培养物是增殖或静止的。例如，高血清浓度通常会降低蛋白质结合物质的毒性。具有细胞间接触的单层细胞相比于对数增殖期或原代培养的细胞，对其他类似的毒性浓度有更强的抵抗力。

　　测试影响化合物的物理化学性质的暴露条件和培养基中毒剂的浓度。培养基通常是含有各种可溶性添加剂的含水盐溶液，只有亲水性测试化合物完全溶解。对于挥发性有毒物质，如果已知分配系数和溶解度，则需要特殊的孵育步骤以确保随时间持续暴露。类似的问题也适用于疏水性试验化合物和矿物颗粒。亲脂性物质通常不溶于水溶液，但在加入培养基之前用乙醇、丙酮或二甲基亚砜（DMSO）溶解。在这些条件下，一项研究通常包括一个单独接受载体溶剂的额外对照组。这些实际考虑将在第 18 章中进一步讨论。

# 14.4　试 验 测 定

## 1. 活性（细胞毒性）测定

　　为了增加结果的可比性并优化测试程序，应当遵守标准化试验方案，使用特征明确的人类来源的细胞系是非常重要的。将特定的毒性终点和最合适的测定方法统一整合到细胞毒素学筛选中。定期检查细胞培养物是否可能被微生物污染、是否与其他哺乳动物细胞类型交叉污染以及其遗传完整性。

大量资料提供了暴露条件的详细信息以及测试化合物纯度和来源的信息。此外，在试验开始和结束时测量化合物浓度，特别是对于不溶性或挥发性物质，这有利于实验室间结果的比较。下面描述了两种常用的微量滴定法，即 NRU 和 MTT 测定法。两者都适用于测定快速筛选原代和连续细胞系中的细胞增殖和活力。

### 2. 台盼蓝排除法检测细胞活力

台盼蓝排除测试用于确定存在于细胞群中的活细胞的数量。该测试假定活细胞具有完整的细胞膜，可排除某些高分子量染料如台盼蓝、伊红或丙锭进入细胞。死亡的细胞不排除染料的进入。在该方案中，将染料施用于培养中的单层细胞或与细胞悬液混合。然后在相差或光学显微镜下目测检查样品中是否存在染料。通常，活细胞不会内吞染料，实际上已经排除了化学物质。因此，这些细胞显示出清晰的细胞质。失去细胞膜完整性的无活力细胞不能排除染料。因此，化学物质渗透到细胞质中并且染料未被排除，死细胞出现蓝色细胞质。

图 14.3 概述了台盼蓝排除方案所涉及的详细步骤。该程序可以在细胞培养层上或在细胞悬液中进行。如果细胞已从培养板中被胰蛋白酶消化[①]，则采用后种方

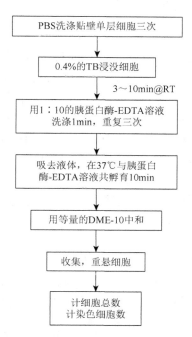

图 14.3　台盼蓝（TB）排除测定细胞活性的概要。有关方案的详细信息，请参阅正文内容。缩写：EDTA，乙二胺四乙酸；DME-10，Dulbecco 改良的含有 10%胎牛血清的 Eagle 培养基

---

① 指细胞用酶处理后远离塑料培养板表面。

案处理。首先用足量的磷酸盐缓冲盐水（PBS）洗涤并覆盖单层细胞，重复操作三次。每次洗涤后，PBS 都被吸出。然后用含 0.4%的台盼蓝溶液和 70%乙醇或 70%异丙醇的 PBS 覆盖细胞[①]。在室温下孵育 3min。用胰蛋白酶消化细胞（如 13.4 节中的"传代培养"部分所述），并在与台盼蓝混合的 3～5min 内计数——温育时间过长将导致细胞死亡并降低其生存能力。将一滴台盼蓝/细胞悬浮液置于血细胞计数器上并计数。根据每毫升等分试样的活细胞总数计算活细胞百分数，即血细胞计数器中活细胞数占细胞总数的百分数，其中：

活细胞百分数（%）= 每毫升等分试样的活细胞总数/每毫升等分试样的细胞总数×100%

染料排除是一种测量细胞活力的简单快速技术。然而，如同下面描述的细胞活力测定（MTT、NRU）一样，通过染料渗透性测量细胞膜完整性，属于间接监测细胞活性。因此，在维持膜完整性的情况下，细胞活性可能仍然受到损害，从而导致假阳性。另一个潜在的问题是观察部分染料吸收的主观性，可能导致读数不准确。另一种方法是使用碘化丙锭摄取法，检测细胞散射光的能力。然而，这种技术需要用荧光计或流式细胞仪进行定量荧光测量，后面的章节将对后者进行描述。

### 3. NRU 分析

NRU 细胞毒理学分析目前正在验证中，以确定其作为预测体内急性全身毒性的替代选择的适用性（参见本章末尾参考文献部分的 ICCVAM）。该测定方法使用弱阳离子染料——中性红（3-氨基-7-二甲基氨基-2-甲基吩嗪盐酸盐），其优先被吸收到溶酶体中。研究结果基于这样一个前提，即细胞毒性化学品无论其作用部位或机理如何都会干扰正常的溶酶体摄取，溶酶体吸收反映了活细胞的数量。由于只有活细胞能够维持溶酶体过程完整，与试验化合物浓度成比例的活性抑制程度指示了毒性。

任何对溶酶体有选择性作用的化学物质都会产生假阳性反应。或者，这种动态变化使得该系统对检测选择性影响溶酶体的化学物质有用，因此更容易提出具体的作用机制。例如，磷酸氯喹特异性地改变溶酶体 pH，因此比有毒的化学物质对 NRU 有更大的影响。

将细胞接种在微量滴定板中，使其沉降并黏附 24h（图 14.2）。用含有递增浓度的测试化学品的新鲜培养基代替生长培养基。在暴露期结束前 3h，从孔中吸出培养基并用中性红溶液代替（在培养基中终浓度为 50μg/mL）。将培养物在 37℃孵育 3h，之后除去培养基并用 PBS 冲洗细胞，固定细胞并用乙酸/50%乙醇脱色。振荡平板 10min，用酶标仪在对照和空白孔中读取 540nm 处的吸光度。吸光度数据在 0.2～1.0 的特定光密度范围内与细胞活力线性相关。

---

[①] 来自台盼蓝染色的培养基的血清蛋白质可能干扰观察的解释。

该测定法的一个主要缺点是可见细小的针状晶体染料沉淀,造成读数不准确。沉淀是由一些化学物质引起的, 因此在这个过程中的视觉检查阶段很重要。

### 4. MTT 分析

在该测定中, 四氮唑盐 3-(4, 5-二甲基噻唑-2-基)-2, 5-二苯基四唑鎓溴化物(MTT) 被主动吸收到细胞中并在线粒体依赖性反应中被还原以产生甲臜。甲臜不能穿过完整的细胞膜, 所以在细胞内积累。加入 DMSO、异丙醇或其他合适的溶剂后, 无菌产品被溶解, 从细胞内储存中释放出来, 并且容易用比色法定量。由于只有活细胞能够减少 MTT, 减少的 MTT 的量与蓝紫色形成的强度和最大的细胞活力成正比。因此细胞活力与细胞毒性相关。该测定适用于显示较高水平线粒体活性的多种培养系统。应该指出的是, 一些化合物选择性影响线粒体, 可能导致毒性被高估。

检测开始的方式与 NRU 法程序相同 (图 14.4)。在与被测化学品共孵育的最后 1h, 将 10μL 0.5%MTT 溶液加入测试培养基中, 并在 37℃孵育 1～2h。然后用 DMSO 代替培养基加 MTT 并搅拌 5min。用酶标仪在 550nm 处读取平板、对照空白(不含细胞的孔)的吸光度。吸光度在 0.2～1.0 的特定光密度范围内与细胞数量(活性)呈线性关系。最近, XTT 已被 MTT 替代, 因为 XTT 已经可溶于水性介质并且不需要 DMSO。

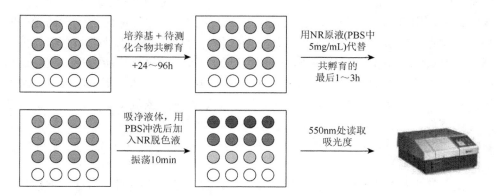

图 14.4　NRU 测定程序概述。将细胞与递增浓度的测试化学品(灰色实心圆圈)和空白(透明, 填充圆圈, 无细胞)一起温育。缩写:NR, 中性红;NR 脱色液, 1%乙酸/50%乙醇;PBS, 磷酸盐缓冲盐水。照片显示 BioTek FLx800 Multidetection Microplate Reader®

资料来源: www.biotek.com

### 5. 寻找在毒理学中的生物标志物

急性毒理学测试的最重要目标之一是预测药物、化学品和其他异生素对哺乳动物系统的不良影响。传统的毒理学测试通常提供有关化学品、药物和物理因素的潜在毒性的描述性信息。这些测试为确定毒性事件的途径提供了机制信息。过去，体内测试是预测毒性的主要模型。然而，由于啮齿动物模型不一致，它们评估对人类风险的能力有限。测试必然涉及人与动物模型之间的不完美关联。体外试验的出现和发展已经支持和改进了动物模型的预测能力。体外试验已经为毒理学测试提供了更为合乎伦理的方法。但是从这些模型获得的结果和数据的巨大复杂性往往导致对结果解释的混淆。此外，根据测试的方法，风险分析和结论可能不可靠。为了确保从体外试验获得的数据可靠，并与丰富的动物数据相关，寻求准确的预测生物标记物已经为非凡的技术发展开辟了领域。

迄今，已经出现了几个 10 年前不存在的领域，包括系统生物学领域、计算机系统、动力学建模、基因表达和基于生理学的药代动力学建模。这些新兴领域整合了有关化学分子及其相互作用的数据，并将它们置于网络行为中。因此，这些模型一起或系统地结合可帮助毒理学发挥其预测作用。

另外，多年来已经使用多种体内参数来测量靶器官功能以评估病理事件。值得注意的是，除组织病理学评估外，血清蛋白生物标志物已成为最常见和最传统的参数。尿液也被纳入毒理学概况，以获得有关不同器官状况的信息。因此，血清蛋白质指标、尿液电解质和成分，以及通过 microRNA 鉴定获得的基因表达一起促进了毒理基因组学的发展，这是一个相对较新的学科，其将上述领域与新兴的基因组学、蛋白质组学和生物信息学结合，其目的是识别和表征已知和怀疑毒物的毒性作用机制。迄今，这些测试中最受认可的申请已经应用于化学诱导的肝损伤、发育毒性研究、肾毒性、内分泌干扰物、毒代动力学以及推断影响体外、体内的剂量浓度水平。其他需要进一步调查的领域涉及氧化应激指标、表观遗传标记和用于危险识别的 DNA 加合物标记。随着技术进步和检测方法的进一步改进，将开发出大量可用的生物标志物，用于估计和预测依赖于临时风险分析方法的毒性事件。

## 6. 结论

由监管机构资助的几项多实验室验证研究和项目已经证明，当试验组使用类似的孵育时间和抑制浓度时，细胞系的细胞毒性试验产生相似结果。这表明不同的细胞类型和方法测量的毒性结果可比。

细胞系之间相对较小的差异可能取决于细胞代谢活动、方案和技术变异性所引起的变化，导致试验方法敏感性的差异。因此，用这些测试方法检测到的急性或慢性毒性经常被称为基础细胞毒性学（参见 Ekwall B，推荐阅读），这表明任何合理的方法包含已建立的细胞系将精确测量所有受毒性损伤影响的细胞固有的基本过程。

7. 急性靶器官毒理学测试

1）原代培养特化细胞

从完整器官的结构框架中分离同质细胞群是一项艰巨的工作，但却为研究单一细胞类型的代谢提供了特有的机会。已经有多种系统用于原代培养特化细胞类型，从器官分离的细胞作为原始培养物，仍保留亲代细胞的足够表型和基因型特征。即使几次传代之后，培养的细胞也能够像体内靶器官一样对化合物的毒性作用做出反应。在大多数情况下，能够解释毒性机制作用的毒理学家感兴趣的靶器官包括肺、肝、皮肤、肾、造血系统、神经组织、免疫系统细胞以及骨骼肌和心肌。

除了使用角质形成细胞或眼部毒性模型的技术之外，迄今尚未开发出标准化或确认的测试方法[①]。原因是原代培养在评估器官特异性细胞毒性方面存在如下缺点。

（1）建立原始培养物往往需要重复和可再生的动物来源。

（2）分离器官和建立原始培养物的程序烦琐。

（3）当检测和定量靶器官的全身毒性时，原代培养物仅限于许多可能的器官损伤中的一小部分，这些损伤可以用动物来确定，这是该技术的一个限制。在传统的整体动物试验中，所有显示出严重病理影响的器官都可进行分析。然后根据分析方案将器官冷冻或无菌保存。

（4）为了使测试方案标准化并生成可比较的数据，原代培养物需来自同一动物物种或菌株。

来自人类捐赠者的原代细胞的发展也充满了理论、技术和道德方面的障碍。即使努力将捐助者的年龄、性别匹配，一个人建立的原代细胞也不一定与另一个人相同。通过进行必要的基本测试来表征原始培养物，包括核型分析和功能标志物鉴定，克服了这一障碍。这种分析方法中的一系列程序确保了标准化方法的发展，并促进了实验室间的比较。

尽管建立用于体外测试的初始培养物有很多缺点，许多类型的特化细胞仍被用来检测化学物质的靶器官毒性。化学原型及其类似物经常被筛选，以便在同一系统中比较它们的毒性。某些物质建立的毒性数据可为先前未知的不相关物质毒性做参考。肝细胞完成这种测试作用主要是因为肝脏在异体生物代谢中的重要性，即外源物质的代谢。在目标器官毒理学测试中具有历史或当前实用价值的其他细胞类型包括肺巨噬细胞、内脏上皮细胞、血液、心脏、肾脏、神经元和肌肉细胞。下面简要描述从肝脏、肾脏和肺脏分离细胞的流程。

2）肝细胞原代培养的建立

肝脏在体内药物和异体代谢中发挥重要作用。给予药物或化学品后，肝脏可

---

① 只有在验证中或已经过验证的局部毒性测试可供选择。

对大多数化合物进行初步筛选。由于首过效应，一种化学品在口服吸收后立即受到生化代谢过程的影响，因为上肠道的循环与胆道的循环密切相关。毒代动力学过程①改变了母体化合物的化学结构，使其大部分变为水溶、无活性物质，由肾脏排出。因此，毒代动力学的研究可以提供暴露后有毒化合物处置的有用信息。该信息可用于预测或监测母体化合物的代谢产物，是否有毒、有无活性、持续作用时间、在隔离体内的隔离以及消除途径。

在体内对化学物质进行代谢或解毒的过程通常遵循两步机制，导致水溶性、无活性代谢物的形成。该过程的第一步，即 I 期生物转化，涉及一组细胞酶，包括单加氧酶、酯酶和水解酶，统称为细胞色素 P450 酶。通过一系列还原/氧化反应，化学品的活性位点被转化为暴露亲电极性取代基。随着这些反应的完成，随后的 II 期生物转化反应将循环血浆和间质组分连接至 I 期代谢产物的亲电位点。这些组分由乙酰基、葡萄糖醛酸和谷胱甘肽部分组成，这些部分将 I 期代谢产物转化为水溶性化合物，由此制备用于消除的无毒产物。需要注意的是，虽然大部分物质通过这一系列反应被解毒和灭活，但仍有一些物质被从无毒或无活性的母体化合物活化为活性毒性代谢物②。

肝脏是所有器官中最能改变化学物质性质的器官，但并不排除其他器官对化合物的代谢能力。因此，使用肝细胞培养物的基本原理是基于肝脏在体内进行生物转化的丰富的代谢潜能。此外，一种对完整器官产生作用的药物也会同样作用于被分离的器官细胞。基于这个前提，许多使用肝细胞培养物的研究得出了针对特定靶器官毒性的结论。不可否认，靶器官毒性可以与来自特定物种的肝脏生物转化试剂的能力相关，并有效地将其解毒。然而，从体外模型到体内情况的推断并不完全取决于代谢的最终产物，也不取决于肝脏改变化学物质的选择性作用，而是取决于化合物在肝脏中的积累导致的细胞毒性。因此，肝细胞培养物适合用作全身毒性的筛选物质，因为它们可以提供关于基础和器官特异性细胞毒性的信息。

肝脏具有广泛的代谢能力，其可以筛选大多数循环中的外源性物质，因此肝细胞倾向于筛选被肝脏选择性改变或隔离的毒物。然而，使用致死的二倍体肝细胞的显著缺点是它们不能作为分化的连续细胞系被常规维持，必须作为每个试验的原代培养物来建立。用于分离和维持肝细胞原代培养物的各种方法包括原位肝灌注、消化、原代肝细胞富集和肝细胞培养（悬浮和附着培养）。

3）原位肝灌注

原位肝灌注依赖于分离新鲜的完整大鼠肝脏灌注液体，并在最后一次洗涤步

---

① 定性和定量研究完整生物体中吸收、分布、生物转化和消除药剂的时间过程。

② 事实上，许多治疗药物，特别是癌症血液治疗药物的机制，都依赖于非活性母体化合物向活性代谢物的转化。

骤结束时收集在流出物中的细胞。最初，将配制在 HBSS 中且含有肝素作为活性成分的洗涤灌注介质通过下腔静脉以 25～35mL/min 通过 Y 形管连接器的一个臂注入。溶液从门静脉循环中移除血液。10min 后，也用含胶原酶的 HBSS 配制的消化灌注介质通过连接器的另一个臂注入 10min。然后将肝脏转移到培养皿中，并将 20mL 新鲜细胞洗涤培养基注射到肝脏中。

通过机械搅拌、手术切除器官中的小切口并刮擦肝叶，刺激肝细胞的进一步释放。重复该程序并收集溶液、离心。原代培养物通过接种培养液与细胞悬液开始。所有溶液都准备好后，无菌条件下进行操作。

来自人供体的外植肝标本的灌注需要以与原位灌注所描述的方式不同的方式执行无菌技术。简言之，新鲜的活检材料通过器官外表面上的表面暴露的血管灌注。灌流、消化和洗出介质在组成上与上述类似，并且流速保持恒定并再循环。原代肝细胞的进一步释放通过转移至无菌培养皿后轻轻梳理和切碎完整器官来完成。

4）原代肝细胞富集

操纵分离的肝细胞悬液以从所需培养物中去除非肝细胞和失活细胞。低速等密度 Percoll TM（Sigma-Aldrich Co.LLC，St.Louis，MO，USA）离心方法（Gomez-Lechon, M. J. et al.）用于富集来自肝细胞分离物的原代肝细胞群。使用无菌技术，将新鲜分离和洗涤的细胞悬液，于等渗 Percoll 原液中混合，然后分层并在 4℃、50$g$ 离心 10min。将肝实质细胞分离并从管底部除去，而污染和失活的细胞漂浮在顶部。然后将原代细胞重悬于适当的培养基中以备原代培养。

5）肝细胞培养

与大多数细胞培养一样，使用常规培养程序维持新鲜分离的肝细胞。选择系统的标准是基于原始培养物一旦暴露于人工培养条件下所经历的分化程度，以及其分化功能随之消失。实质细胞悬浮培养物的原代培养物是不可取的，因为这些细胞导致分化功能和细胞色素 P450 水平的快速丧失。因此细胞毒性试验必须在12h 内进行。

使用已经铺设了基底膜基质的烧瓶或孔的附着培养更合适。在涂覆有细胞附着组分的塑料细胞培养板上建立原代培养物保持了其分化特征、改善了活力和膜完整性，特别是在创伤性分离程序之后，还保持数周细胞色素 P450 的活性。基质包括 I 型和IV型胶原蛋白、层粘连蛋白、纤连蛋白或这些蛋白的组合，并且作为可溶性溶液加到培养板表面。

6）原代肝细胞培养的功能标记

表14.3 总结了用于评估新鲜分离的肝实质细胞的功能和分化特征的一些重要标准。这些标准也纳入显示器官特异性毒性的化学品的细胞毒性试验中。实际上，一种或多种测试方法用于筛选具有潜在的肝毒性的化学物质。另外，使用肝细胞的原代培养物可有效评估化学物质进行生物转化的能力。

**表 14.3　原代肝细胞培养的功能标记**

| 功能标记 | 描述性指标 |
|---|---|
| 细胞膜完整性 | 台盼蓝排除、乳酸脱氢酶泄漏、天冬氨酸氨基转移酶泄漏 |
| 阶段 I 代谢作用 | 7-乙氧基香豆素-O-去乙基化活性 |
| 阶段 II 结合反应 | 谷胱甘肽测定、谷胱甘肽-S-转移酶活性 |
| 过氧化物酶体氧化能力 | 对氰化物不敏感的酰基辅酶 A 氧化酶活性、肉碱酰基转移酶活性 |

7）建立其他器官的原代培养

接下来的章节将介绍分离细胞和建立原代培养的原理。本章末尾列出的几篇参考文献中详细介绍了分离方案的详细方法。

8）肾皮质细胞的分离

几种方法可以有效地获得来自各种动物物种的充足数量和纯度的肾皮质细胞。皮质细胞来源于肾皮质，是肾脏中代谢最活跃的细胞。其中近端小管和远端肾小管细胞更常用于评估体外肾毒性。分离和获得富集的管状细胞群的方法依赖于程序选择性地排除其他污染细胞类型的能力，如与肾小球和皮质集合管相关的细胞。最常用的方法包括酶法、机械方法和显微切割技术。这些方法中的任何一个都可以与 Percoll 上的密度梯度离心偶联以富集近端或远端小管细胞的组分。

虽然微分离作为分离皮质细胞的原始方法之一开发，但由于小管细胞的产量低、所需时间长和微解剖限制，其使用受到限制。本质上，该方法需要使用具有显微切割能力的精确操作技能以集中于肾单位肾小管。该方法耗时且不能提供足够的细胞用于合适的细胞毒性试验程序，以达到筛选肾毒性化学物质的目的。

用纯化的胶原酶在平衡盐培养基中进行轻度酶消化是从基底膜释放皮质细胞的首选方法。通常，该程序类似于上述用于肝细胞分离的酶消化的程序。

近端细胞的机械分离依赖于肾脏与氧化铁颗粒的悬浮液的原位灌注。这些微粒化的小球寄存在肾小球中，并允许近侧肾小管细胞从过滤装置中分离。理想情况下，灌注后，部分皮质被人工均匀化、粗略过滤、悬浮液暴露于机械搅拌棒，铁负载肾小球被吸引和分离。

因此，选择特定的分离程序必须产生足够数量的足以进行毒性测试的细胞，此外，细胞必须具有足够的纯度以便产生可靠的数据。基于这个前提，需要评估细胞类型的功能特征。

9）连续培养肾细胞系的使用

在过去的 30 年中，用于维持细胞连续培养的方法逐步改进，已经实现一般细胞毒理学机制的研究。肾细胞培养技术主要受益于改进的方法学，其方式与其他领域非常相似。然而，与其他连续培养细胞系相关的问题也困扰着肾细胞连续培养的维持（包括在第 13 章中讨论的那些），其中最重要的包括分离后体内特征的丢失和随后经过几次这种去分化可能会导致细胞类型鉴定和细胞毒性评估所需的功能标记物水平的降低，然而，连续培养细胞系的增殖对理解肾细胞生物学和生理学有重要贡献。然而，对肾细胞毒理学的研究可能需要更加谨慎地使用细胞系。如同使用来自任何器官的连续细胞系一样，化学药物的明显毒性可能是细胞基底细胞毒性的反映，而不是特异性肾毒性。

用于肾脏研究的最常用的永生化细胞系是转化的细胞，包括 Madin-Darby 犬肾和 LLC-PK 肾上皮细胞系。

Madin-Darby 犬肾细胞保持形态特征和功能特征与远端小管/集合管起源细胞一致。此外，尽管可获得与亲本细胞系有显著不同的几种菌株和克隆，它们都表现出运输上皮的生化证据。

LLC-PK 细胞来源于猪近端小管细胞并共享其亲本细胞特征性的形态学特征，包括形成圆顶的能力、顶端膜微绒毛的存在和几种连接复合物。在生理上，它们表达刷状缘膜标记酶的高活性，保留运输小分子的能力，并且在微孔膜过滤培养插入物上培养时表达高跨上皮电阻。

分化的肾皮质细胞的原代和连续培养物的功能特征的评估包括用于膜完整性和细胞增殖的一般细胞培养标记物和用于表型外观的形态学检查。评估细胞用于毒代动力学研究的能力需要完整和足够高水平的酶活性，包括细胞色素 P450 同工酶和存在于近端管状刷状缘（磷酸化酶、脱氢酶和 ATP 酶）中的其他氧化酶的存在。总的来说，这些特征为细胞的起源提供了证据，并支持代谢调查过程中产生的数据。

10）肺细胞原代培养的建立

肺组成细胞的异质性，阻碍了哺乳动物肺器官特异性毒性的机制研究。肺器官中有 40 多种不同的细胞类型，并不是所有细胞都有广泛的特征。这种复杂的细胞组织，以及广泛的血管、淋巴和神经元网络与细胞相互作用，对于肺特异性毒性的机制研究的表现和解释提出了巨大的挑战。表 14.4 列出了目前用于肺部研究的一些主要细胞类型，以及它们独特的生化特征。这些细胞也可用于体外细胞毒性研究。

表 14.4 细胞培养中分离的哺乳动物肺细胞类型

| 细胞类型 | 器官 | 体外结构特征 | 功能特性 |
| --- | --- | --- | --- |
| II 型肺泡细胞 | 肺泡上皮 | 不规则的立方形的细胞，显示微绒毛和层状组织 | 合成和储存，异型生物质新陈代谢 |
| I 型肺泡细胞 | 肺泡上皮 | 鳞状上皮细胞，长细胞质的扩展 | 气体交换 |
| Clara 细胞 | 细支气管 | 细支气管上皮细胞，有电子致密物颗粒 | 分泌，异型生物质新陈代谢 |

续表

| 细胞类型 | 器官 | 体外结构特征 | 功能特性 |
|---|---|---|---|
| 纤毛细支气管上皮细胞颗粒 | 细支气管气管的起源 | 纤毛上皮细胞气管与电子致密物上皮细胞 | 再生与修复 |
| 肺泡巨噬细胞 | 肺泡间质和上皮表面 | 体积大、单核吞噬细胞、大量的细胞质的扩展 | 吞噬、迁徙、免疫激活 |

注：肌小泡通常与平滑肌细胞稀疏的肌浆网有关，用于钙的释放和隔离。

从哺乳动物肺中分离和维持相对纯的肺泡和细支气管上皮细胞和内皮细胞系，利用正常啮齿动物肺的酶消化，进行离心、洗涤、激光流式细胞术或差异黏附程序。在从大鼠、兔子、猫、仓鼠和小鼠中分离后，Ⅱ型肺细胞一直保持在连续培养中。它们保持高水平的酶活性，显示细胞质层状夹杂物，合成和分泌表面活性剂。这些特征在培养中维持数周，因此用于肺泡特异性毒素的机械细胞毒理学研究。然而，从原代培养物衍生的肺泡上皮细胞的连续细胞系通常导致特征性特征的消失，如细胞色素P450酶活性的丧失和初始分离2周内的增殖减少。

器官培养代表适合于体外细胞毒性反应研究的模型系统。分离的细胞在明胶海绵方块上分层，重新聚集并形成肺泡状结构，因此类似于它们的体内外观。通常，培养物是由胎儿、新生鼠和产后的大鼠中培养的。培养物在培养中保持较长时间的分化特征，并保持它们产生和分泌肺表面活性物质的能力。Ⅱ型肺细胞的器官模型可用于鉴定具有氧化性肺损伤潜在能力的药剂。

Clara细胞是具有分泌作用的非纤毛细支气管上皮细胞的例子。超微病变特征与肺内皮细胞一样，广泛的内质网、丰富的线粒体和许多不透明的嗜锇颗粒[①]的存在表明其高水平的代谢活性。代谢活性细胞是化学损伤的目标，与异生代谢酶的存在有关。因此，Clara细胞和Ⅱ型肺细胞由于它们的酶促能力，在外源生物的解毒过程中起着重要的作用。

骨髓中巨噬细胞是单核吞噬细胞的主要来源之一。肺泡巨噬细胞迁移，主要在肺和脾脏的毛细血管中循环。这些细胞的直径约为20μm，并以其未解离的细胞核、微绒毛和缺少中性粒细胞为特征。巨噬细胞在免疫反应和对感染的抵抗中起重要作用。它们吞噬细胞，将外来颗粒和细胞碎片吞入胞质内空泡。它们对体液和细胞免疫中激活淋巴细胞也是有用的。

肺泡巨噬细胞通过肺灌洗（反复滴注并抽吸气管中的无菌平衡盐溶液）从啮齿动物获得。离心后从收集的肺液中分离细胞。为了说明巨噬细胞特异性酯酶，在形态学和细胞化学上鉴定和表征了培养物。

肺泡毛细血管网络位于基底膜下的黏膜下层，占全身毛细血管系统的约20%。

① 当与四氧化锇反应时，它们表现为致密的不透明细胞质颗粒。

这些血管内有有孔和无孔的内皮细胞，这些细胞在溶质的气体交换和运动中起作用。细胞调节重要化学介质如生物胺、激肽、血管紧张素和前列腺素的循环。此外，它们监测单核细胞、粒细胞、嗜中性粒细胞和淋巴细胞从淋巴系统向全身循环的迁移。

内皮细胞非常适合进行血管活性物质肺部处理中重要的各种特定代谢活动。酶、化学介导的抑制剂、细胞质受体和内皮细胞的转运系统决定了进入循环的激素水平。通过调节这些机制，肺内皮细胞在肺对外源性物质的反应中发挥重要作用。

肺血管的大小不同，其内皮细胞各具特色。细胞膜表面上有孔状、器官特异性抗原和细胞膜特异性糖蛋白，它们是不同来源细胞之间存在差异的例子。通常通过从啮齿动物或兔肺中酶消化更大的血管来分离细胞。细胞使用常规细胞培养技术生长形成有限的单层。

在培养过程中，内皮细胞表现出典型的立方形排列，在它们的管腔表面有凹窝。在功能上，血管紧张素转化酶在质膜上的活性和胞质内异种生物代谢酶活性是培养细胞的标志。

11）差异毒理学测试

需要注意的是，从原代培养传代的分化细胞受到毒性侵犯时，倾向于反映基础细胞毒性学的器官特异性和间接影响。然而，通过研究器官特异性细胞的特殊功能，可能需要对暴露期间使用的剂量进行微调，以区分基底细胞毒性和靶器官效应。或者，通过选择较窄范围的剂量或较短时间的暴露来证明毒性。这需要在暴露期间进行分析，而不是在暴露结束时进行分析。

# 14.5　总　　结

由于测试方法与传统体内方案的相似性，在过去 20 年中，用于评估急性全身毒性的体外方法的发展已经取得了相当大的进展。此外，由于细胞培养模型的发展，现在许多生物标志物已经在体外鉴定，以预测各种未知物质的毒性。但是，在筛选急性全身毒性时，必须谨慎使用细胞培养方法的某些方面。例如，假阳性和假阴性结果通常是估计误差，并且与测试物质的物理化学性质密切相关。测试物质在溶剂中的溶解度难以低估真正的毒性浓度。必须考虑溶剂对细胞培养的整体效应的贡献。

虽然在体外没有单一的方法可以考虑所有这些参数，但单个测试的组合解决了这些终点。对成功的预期依赖于科学、监管、工业、商业和公众代表之间的集体合作，需要利用一系列经过验证的分析方法的概念来筛选具有人体毒性潜力的化学品。

# 推 荐 阅 读

Barile FA. Continuous cell lines as a model for drug toxicity assessment. In: Castell JV, Gómez-Lechón MJ, eds. In Vitro Methods in Pharmaceutical Research. London: Academic Press, 1997.

Bartsch H, Arab K, Nair J. Biomarkers for hazard identifi cation in humans. Environ Health 2011; 10: 1.

Ekwall B. Basal cytotoxicity data（BC data）in human risk assessment. In Proceedings of Workshop on Risk Assessment and Risk Management of Toxic Chemicals, National Institute for Environmental Studies. Ibaraki, Japan, 1992, 137.

Ekwall B. The basal cytotoxicity concept. In: Goldberg A, van Zupten LFM, eds. Alternative Methods in Toxicology and the Life Sciences. New York: Mary Ann Liebert, 1995; 11: 721.

Ekwall B, Barile FA. Standardization and validation. In: Barile FA, ed. Introduction to In Vitro Cytotoxicology: Mechanisms and Methods. chap. 11 Boca Raton, FL: CRC Press, 1994.

Koturbash I, Beland FA, Pogribny IP. Role of microRNAs in the regulation of drug metabolizing and transporting genes and the response to environmental toxicants. Expert Opin Drug Metab Toxicol 2012; 8: 597.

Koturbash I, Beland FA, Pogribny IP. Role of epigenetic events in chemical carcinogenesis—A justification for incorporating epigenetic evaluations in cancer risk assessment. Toxicol Mech Methods 2011; 21: 289.

Martyniuk CJ, Alvarez S, Denslow ND. DIGE and iTRAQ as biomarker discovery tools in aquatic toxicology. Ecotoxicol Environ Saf 2012; 76: 3.

Pogribny IP. Epigenetic events in tumorigenesis: putting the pieces together. Exp Oncol 2010; 32: 132.

Tajbakhsh J. DNA methylation topology: Potential of a chromatin landmark for epigenetic drug toxicology. Epigenomics 2011; 3: 761.

# 参 考 文 献

Afshari CA, Hamadeh HK, Bushel PR. The evolution of bioinformatics in toxicology: Advancing toxicogenomics. Toxicol Sci 2011; 120: S225.

Aufderheide M, Knebel JW, Ritter D. Novel approaches for studying pulmonary toxicity in vitro. Toxicol Lett 2003; 140: 205.

Barile FA, Cardona M. Acute cytotoxicity testing with cultured human lung and dermal cells. In Vitro Cell Dev Biol Anim 1998; 34: 631.

Barile FA, Arjun S, Hopkinson D. In vitro cytotoxity testing: biological and statistical significance. Toxicol In Vitro 1993; 7: 111.

Bishop AE, Rippon HJ. Stem cells: potential for repairing damaged lungs and growing human lungs for transplant. Expert Opin Biol Ther 2006; 6: 751.

Borenfreund E, Puerner JA. Cytotoxicity of metals, metal–metal and metal–chelator combinations assayed in vitro. Toxicology 1986; 39: 121.

Braun A, Hämmerle S, Suda K, et al. Cell cultures as tools in biopharmacy. Eur J Pharm Sci 2000; 11: S51.

Bruner LH, Carr GJ, Curren RD, Chamberlain M. Validation of alternative methods for toxicity testing. Environ Health Perspect 1998; 106: 477.

Casciano DA. The use of genomics in model in vitro systems. Adv Exp Med Biol 2012; 745: 210.

Chapin RE, Creasy DM. Assessment of circulating hormones in regulatory toxicity studies ii. Male reproductive hormones. Toxicol Pathol 2012; 40: 1063-1078.

Cockshott A, Evansl P, Ryan CA, et al. The local lymph node assay in practice: a current regulatory perspective. Hum Exp Toxicol 2006; 25: 387.

Dolbeare F, Vanderlaan M. Techniques for measuring cell proliferation. In: Tyson CA, Frazier JM, eds. In Vitro Toxicity Indicators, Methods in Enzymology. San Diego: Academic Press, 1994; 1B: 178.

Elaut G, Henkens T, Papeleu P, et al. Molecular mechanisms underlying the dedifferentiation process of isolated hepatocytes and their cultures. Curr Drug Metab 2006; 7: 629.

Forbes B, Ehrhardt C. Human respiratory epithelial cell culture for drug delivery applications. Eur J Pharm Biopharm 2005; 60: 193.

Freed LE, Vunjak-Novakovic G. Space flight bioreactor studies of cells and tissues. Adv Space Biol Med 2002; 8: 177.

Fuchs TC, Hewitt P. Biomarkers for drug-induced renal damage and nephrotoxicity—An overview for applied toxicology. AAPS J 2011; 13: 615.

Fuchs TC, Hewitt P. Preclinical perspective of urinary biomarkers for the detection of nephrotoxicity: what we know and what we need to know. Biomark Med 2011; 5: 763.

Geenen S. Systems biology tools for toxicology. Arch Toxicol 2012; 86: 1251.

Ginis I, Luo Y, Miura T, et al. Differences between human and mouse embryonic stem cells. Dev Biol 2004; 269: 360.

Gomez-Lechon MJ, Donato MT, Castell JV, Jover R. Human hepatocytes in primary culture: the choice to investigate drug metabolism in man. Curr Drug Metab 2004; 5: 443.

Guha C, Lee SW, Chowdhury NR, Chowdhury JR. Cell culture models and animal models of viral hepatitis, Part Ⅱ: hepatitis C. Lab Anim 2005; 34: 39.

Huggins J. Alternatives to animal testing: research, trends, validation, regulatory acceptance. ALTEX 2003; 20: 3.

Interagency Coordinating Committee on the Validation of Alternative Methods (ICCVAM), Report of International Workshop on In Vitro Methods for Assessing Acute Systemic Toxicity, NIH Publication 01-4499. National Institute of Environmental Health Sciences, Research Triangle Park, NC, 2001. [Available from: http://iccvam.niehs. nih.gov/docs/guide-lines/ subguide.htm].

Interagency Coordinating Committee on the Validation of Alternative Methods(ICCVAM), Guidance Document on Using in Vitro Data to Estimate in Vivo Starting Doses for Acute Toxicity, NIH Publication 01-4500. National Institute of Environmental Health Sciences, Research Triangle Park, NC, 2001. [Available from: http://iccvam.niehs.nih.gov/ docs/guide lines/subguide.htm].

Interagency Coordinating Committee on the Validation of Alternative Methods (ICCVAM), Biennial Progress Report of National Toxicology Program, NIH Publication 04-4509, National Institute of Environmental Health Sciences, Research Triangle Park, NC, 2003. [Available from: http://iccvam.niehs.nih.gov/about/annrpt/bienrpt044509.pdf].

Jones B, Stacey G. Safety considerations for in vitro toxicology testing. Cell Biol Toxicol 2001; 17: 247.

Kia R. Stem cell-derived hepatocytes as a predictive model for drug-induced liver injury: Are we there yet? Br J Clin Pharmacol 2012; Epub ahead of print.

Kong YW, Ferland-McCollough D, Jackson TJ, Bushell M. MicroRNAs in cancer management. Lancet Oncol 2012; 13: e249-258.

Louekari K, Sihvonen K, Kuittinen M, Somnes V. In vitro tests within the REACH information strategies. Altern Lab Anim 2006; 34: 377.

Louisse J, Verwei M, Woutersen RA, Blaauboer BJ, Rietjens IM. Toward in vitro biomarkers for developmental toxicity and their extrapolation to the in vivo situation. Expert Opin Drug Metab Toxicol 2012; 8: 11.

Mosmann T. Rapid colorimetric assay for cellular growth and survival: application to proliferation and cytotoxicity assays.

J Immunol Methods 1983；65：55.

Rasoulpour RJ，LeBaron MJ，Ellis-Hutchings RG，Klapacz J，Gollapudi BB. Epigenetic screening in product safety assessment：are we there yet? Toxicol Mech Methods 2011；21：298.

Roth RA，Ganey PE. Animal models of idiosyncratic drug-induced liver injury—Current status. Crit Rev Toxicol 2011；41：723.

Van Summeren A，Renes J，van Delft JH，Kleinjans JC，Mariman EC. Proteomics in the search for mechanisms and biomarkers of drug-induced hepatotoxicity. Toxicol In Vitro 2012；26：373.

Vermeir M，Annaert P，Mamidi RN，et al. Cell-based models to study hepatic drug metabolism and enzyme induction in humans. Expert Opin Drug Metab Toxicol 2005；1：75.

Waring WS，Moonie A. Earlier recognition of nephrotoxicity using novel biomarkers of acute kidney injury. Clin Toxicol（Phila）2011；49：720.

Yokoi T，Nakajima M. Toxicological implications of modulation of gene expression by microRNAs. Toxicol Sci 2011；123：1.

# 第15章 体外急性局部毒理学试验

## 15.1 引　言

在体外毒理学测试中，没有其他领域能够推动学术、工业和政府资源开发细胞建模系统，以及替代局部毒性测试的需求。这主要是由于无处不在的化妆品、洗漱用品，以及全球销售使用的皮肤和眼部药物。此外，原始模型的皮肤和眼部毒性试验结果未能成功预测体内所遇到的影响，主要原因是动物模型产生的数据与人类风险暴露之间的不一致。然而，技术进步和细胞培养技术知识的提高改善了细胞系统的发展，美国和欧盟（EU）正在对一些测试进行全面验证和评估。

局部毒性的细胞模型发展包括从专门组织（特别是真皮和眼上皮）建立原代培养物。这些原代培养物具有可区分选择性毒性作用的特异性功能标记。特别是，它们评估化学物质对眼部上皮细胞独特的特定功能靶点的影响，并区分化学物质对眼部细胞和其他细胞类型的影响。用于筛选局部毒性的其他分离的体外模型不限于起源器官和包括支持结构如结缔组织细胞的组织类型。例如，已经引入角膜上皮细胞培养模型来测试具有眼效应潜力的化学品。

正在开发中的大多数体外试验涉及人或动物来源的细胞和组织培养物。这些系统用于评估在没有激素、免疫或神经影响的孤立环境中物质的影响。这些优点也被视为缺点：消除系统中的其他生物因素并不能使该方法模拟整个有机体中发生的相互作用。自20世纪90年代初以来，许多体外方法已经被开发出来。然而，特别是在美国，监管接受度有限。问题集中在开发测试所需的时间和成本以及艰苦的验证过程上。

## 15.2 眼部毒理学测试

目前的体内 Draize 兔眼试验可识别不可逆的（如腐蚀）和可逆的眼部效应。它还提供评分，允许对轻度、中度或严重刺激引起的可逆作用进行相对严重程度的分类。然而，Draize 试验因缺乏重现性、评估的主观性、结果的可变性解释、所用试验材料的高剂量、人类反应过度预测以及对动物的疼痛影响而受到批评。体内兔眼试验的正常毒性终点包括角膜浑浊、炎症和细胞毒性。该过程在"第二部分"中有详细描述。

1. 等级测试方法

等级测试是标准化且经过验证的方法，已经经过广泛的风险评估讨论和审查（参见参考文献）。特别是因为它们必须不断更新以适应化学品、方法和数据大量涌入监管领域。等级测试方法依赖于在测试策略中使用的等级级别的系统序列。第一级或初级水平的测试指标阳性，通常根据指标所检测到的效果的复杂程度可在随后一级测试中确认阴性结果。例如，对测试药物的结构-活性关系和物理化学性质的分析常用作第一级的筛选测试。化学结构特征的分析可能表明化学物质在结构相关类别中具有类似的毒性机制。接下来是第二组（第二层）包含短期细菌或哺乳动物测定的测试，然后基于对第一级和第二级积累的数据结果的评估确定决策点。该过程继续在第三层次上进行指定类别中人类和动物风险的评估。

具体而言，目前用于评估眼睛刺激的替代方法通常基于证据权重（WoE）方法的分层检测策略（McNamme et al.，2009）。其原理是在评估眼刺激时考虑所有可用信息，其中可能包括测试化学品的物理化学性质、历史体内动物数据、体外和人体数据以及暴露情况。根据数据是否来自 WoE 方法而使用策略树方法的分层测试方法被认为是不够的：三步决策树评估包含所有可用数据（步骤 1）、体外严重眼刺激性试验（步骤 2）和体外轻度至中度刺激性试验（步骤 3）。有一个更复杂的替代决策树使用经验证的体外测定法以及具有可接受的工业经验的科学应用的体外方法来评估无刺激物、刺激物和严重的眼睛刺激物。目前的环境保护局（EPA）眼部测试指南和联合国（UN）全球化学品统一分类和标签制度（GHS）（2003）指出，如果预计会造成严重的眼部损伤，则可以考虑对单一动物进行测试[①]。当观察到预期的损害时，则不需要进一步的动物测试（EPA，1998），如果未观察到，可以连续评估另外的测试动物，直至观察到一致的刺激性或非刺激性反应。

2. 体外眼部毒理学检测方法的发展

20 世纪 90 年代早期开发的作为评估眼睛刺激的生化过程的原始模型之一是 EYTEX[TM] 系统（Courtellemont et al.，1999）。该测试基于以下概念：角膜的正常透明状态取决于角膜蛋白质的水合作用和组织的相对程度。因此，角膜浑浊是蛋白质构象和聚集变化引起蛋白质水合作用减少的结果。EYTEX 测试通过使用有序大分子基质的水合和构象改变来模拟角膜浑浊，以预测体内眼睛刺激性。虽然该模型不能证明作为用于测定化妆品配方的眼睛刺激潜能（IP）的体外预筛选系统是可靠的，但它为进一步开发眼部毒理学测试模型奠定了基础。

对方法的逐渐改进涉及使用来自专门组织（特别是眼上皮来源的细胞）的原

---

① 对兔眼的严重眼损伤被描述为暴露后第 21 天仍然发生的不可逆的不良反应。

代培养物建立局部毒性的细胞模型。这些原代培养物具有可区分选择性毒性作用的特异性功能标记。特别是化学物质对一种特殊的功能靶点的影响，区别于化学物质对眼细胞或其他细胞类型的影响。用于筛选局部毒性的其他分离的体外模型不仅限于起源器官，也包括支持性结构如角质形成细胞上皮细胞、结缔组织细胞或体外隔室模型（Barile，1997；Calabro et al.，2008；Konsoula and Barile，2007；Barile，2010）。这些细胞保留了类似于哺乳动物眼睛的足够的生理学特性，允许对测试物质产生应答。例如，已经引入角膜上皮细胞培养模型来测试具有检测眼效应的潜力的化学品。

最近，器官型模型作为维持哺乳动物角膜在一个孤立系统中的短期正常生理和生化功能的方法已获批准。在这些测试方法中，通过使用不透明度测定法和分光光度测定法分别对角膜浑浊度和渗透性的变化进行定量测量来评估测试物质的损伤。两种测量都用于刺激分类，以预测测试物质的体内眼部 IP。纳入这些标准的器官模型的实例包括牛角膜浑浊度和渗透性（BCOP）测定、分离的鸡眼（ICE）测试方法（或鸡眼核试验方法）和分离的兔眼（IRE）测定。第四种方法即鸡蛋测试绒毛膜尿囊膜（HET-CAM）测定，在评估标准上有所不同，但通常也包括在这类体外方案中。

本章将详细讨论这些方案中的每一种作为评估眼睛刺激和腐蚀的代表性候选体外器官型方法。概括总结了方法、协议细节、应用程序及其验证状态。还提到了体外眼部测试模型发展的简要历史观点。更重要的是，强调现有技术的改进和故障排除，以便将模型作为独立的体外工具用于眼部毒性评估。到 2003 年，环境保护局提名了四种体外眼部毒理学测试方法供美国替代方法验证部门协调委员会（ICCVAM，NIEHS）评估。

（1）鸡蛋-绒毛尿囊膜测试。

（2）牛角膜浑浊度和渗透性测定［第 4 部分，OECD TG 437］。

（3）离体鸡眼试验方法或鸡眼摘除试验方法（第 4 部分，OECD TG 438）。

（4）离体兔眼试验。

ICCVAM 赞同美国毒理学替代方法跨部门评价中心对这些方法进行预评估，并就每种方法推荐背景审查文件。该程序作为许多欧盟国家临床前试验的一部分，用于识别眼刺激物。该程序的原理及验证状态列于表 15.1 并在下面进行了回顾。

表 15.1 当前眼部毒理学测试的替代方法的器官模型

| 名称 | 验证状态 | 测试方法指标 | 测试目标 |
| --- | --- | --- | --- |
| HET-CAM | 已验证（美国） | 出血、凝血、细胞溶解 | 视觉敏感度和腐蚀 |
| BCOP | 已验证（美国） | 增加角膜浑浊度和厚度 | 视觉敏感度和腐蚀 |
| ICE | 已验证（美国） | 增加角膜浑浊度和厚度 | 视觉敏感度和腐蚀 |

| 名称 | 验证状态 | 测试方法指标 | 测试目标 |
|---|---|---|---|
| IRE | 已验证（美国） | 增加角膜浑浊度和厚度 | 视觉敏感度和腐蚀 |
| EpiOcular | 未验证 | MTT 细胞活性 | 视觉敏感度和腐蚀 |

注：HET-CAM，鸡蛋-绒毛尿囊膜测试；BCOP，牛角膜浑浊度和渗透性；ICE，离体鸡眼试验；IRE，离体兔眼试验。

# 15.3　HET-CAM 测试

## 1. 背景

HET-CAM 测试提供了暴露于测试物质后结膜中可能发生的影响的信息。该测试方法是胚胎毒理学家和病毒学家使用传统鸡胚胎模型的延伸（Luepke and Kemper，1986；Parish，1985），并且基于观察到胚胎发育的鸡蛋的 CAM 与人或兔子眼睛的血管化的黏膜组织相似。初步结果在 20 世纪 90 年代，使用当前 HET-CAM 测试的修正版，结果显示测试化学品和化妆品配方结果与 Draize 体内数据之间有高度相关性。

后来的研究包括几类刺激物的分类，从非刺激性到严重刺激性，系统之间高度相关。这一发现令人鼓舞，因为它表明体外模型可以有效地替代并预测体内眼部毒性。因此，有理由推断对 CAM 的不利影响可能与体内刺激或腐蚀相关。因此，美国 EPA（1996）、欧盟（2001）和联合国 GSH 分类和标签化学物质（UN，2003）定义 HET-CAM 能够预测眼部腐蚀和严重或不可逆转的影响。

## 2. 测试方法概述

HET-CAM 测试方法的主要组成部分包括用测试物质暴露和处理鸡蛋的 CAM。CAM 是由融合的绒毛膜和尿囊组成的富含血管的胎膜。对终点的发展进行观察和评分，并根据预测模型对数据进行评估。终点监测 CAM 中血管发生的变化。

尿囊液通过充当胚胎呼吸、排泄和储存器官来维持鸡胚胎生存力。在鸡胚发育期间，尿囊增大，包裹胚胎并与绒毛膜融合形成 CAM。两种膜的融合允许胚胎与环境之间的气体自由交换，之后在孵育的前 10 天表面积迅速增加。因此该程序监测鸡蛋 CAM 的血管变化。

简言之，将受精鸡蛋在优化的条件下孵育 9 天。第 10 天，鸡蛋被打开，CAM 暴露。将测试物质施用于 CAM 表面 20s，用水冲洗，并在冲洗后 0.5min、2min 和 5min 评价刺激性终点（充血、出血和凝血）的发展。主观地评估 CAM 血管和蛋白中的刺激作用，并根据每个终点发展所需的时间分配分数。对得分进行总计得到受试物质的总刺激评分（IS；最大值为 21）。

3. 典型测试方法的细节

受精的白色 Leghorn 鸡蛋在 37℃±1℃、平均相对湿度为 62.5%的条件下培养 9 天或 10 天。鸡蛋质量通常在 50~80g，每天旋转数次直到进行试验。通常，基于对 CAM 发展的观察，测试应用的最早孵育日是第 7 天。在第 10 天，用旋转锯或具有切割盘的工具手术切割鸡蛋，部分蛋壳去除，内膜和 CAM 被暴露。

将 200~300μL 的测试物质添加到 CAM 的表面 20s 并用水冲洗。纳入适当的测试物质控制措施，包括阳性、阴性、溶剂和基准控制。在冲洗后 0.5min、2min 和 5min 时，目视检查用于评估刺激性终点的发展，包括充血、出血和凝血。结合其他终点包括注射（轻度出血）、血管收缩、扩张和溶解来评估出血和凝血的发展。

评分是根据每个终点发展所需的时间分配的，根据用户定义的评分标准进行评估。一般而言，评分范围从 0（无效）到 3（严重刺激效应）（Balls et al.，1995；Steiling et al.，1999）。例如，IS 代表测试物质基于第一次出血（出血时间）、血管溶解（溶解时间）或蛋白质凝血（凝血时间）的 IP 值（$S$）。

4. 决策标准

在决策分析中解释了相关分数的几个计算。$Q$ 分数表示测试物质的 IP 与对照物质的 IP 的比较。该分数使用测试物质和参考物质的 IP 来计算。刺激阈值浓度（ITC）被定义为施用测试物质后产生轻微或弱反应所需的最低浓度。$S$ 评分（严重性评分）是针对测试物质评估的任何终点的最高总分。基于 0~3 的范围，对每种测试物质的所有复制鸡蛋，对每个终点分配的严重性评分进行合计，并计算产生终点总分。严重刺激评分（SIS）基于受试物质的抗血管生成效应的效力。总结得分以得到测试物质的 IS（最高分数为 21），随后将它们根据表 15.2 分配到刺激类别中。美国联邦有害物质法案分类系统（Gettings et al.，1996）根据 $Q$ 分数、平均凝血检测时间、IS 和 ITC 的组合及 $S$ 分数来分配刺激分类。

**表 15.2　现行的皮肤毒理学测试方法模型**

| 名称 | 验证状态 | 测试方法指标 | 测试目标 |
| --- | --- | --- | --- |
| LLNA | ICCVAM/US | 过敏性皮肤反应 | 皮肤过敏 |
| Corrositex | ICCVAM/US | 视觉颜色变化 | 皮肤过敏 |
| EpiDerm | EU/US | MTT | 皮肤过敏 |
| EpiSkin | ECVAM/EU | MTT | 皮肤过敏 |
| TER | ECVAM/EU | 电阻 | 皮肤过敏 |
| 3T3 phototoxicity | ECVAM/EU | NRU | 光毒性 |

注：ECVAM，欧洲替代方法验证中心；EU，欧盟；ICCVAM，美国替代方法验证部门协调委员会；LLNA，局部淋巴结试验；MTT，噻唑蓝检测；NRU，中性红检测；US，美国。

基于 IS 分类，HET-CAM 提供人体或动物结膜暴露于测试物质后可能发生的局部损伤反应的信息，而不是监测直接的细胞毒性。该测试还假设测试物质对膜中毛细血管和蛋白质引起的急性效应与经处理兔眼中相同测试物质诱导的效应相似，而且与人眼中的刺激和/或腐蚀相关。

5. 验证

HET-CAM 测试方法目前被多种毒理学测试联盟用于等级测试策略中识别眼部腐蚀物和严重刺激物。在这种方法中，为了将物质归类为眼部腐蚀性或严重刺激性，在 WoE 决定中考虑了体外阳性测试结果。正如 EPA（1996）、EU（2001）和 GHS（UN 2003）所定义的，测试能够正确识别眼部腐蚀物和严重刺激物，已在受控验证研究中进行调查（ICCVAM，NIH 出版物第 06-4511 页，2006）。基于这些研究的结果，HET-CAM 不建议替代 Draize 兔眼试验，用于筛查和鉴别眼部腐蚀物和严重刺激物。

然而，HET-CAM 测试方法在 GHS 分层测试方案中使用时，已显示出改善和减少眼睛刺激测试中动物使用的潜力。另外，为了评估严重的眼睛损伤，这种方法减少了受试动物的数量，并且通过将兔子排除在腐蚀物和严重刺激物的测试之外减少了兔子的疼痛和痛苦。

# 15.4　牛角膜浑浊度和渗透性测定

1. 背景

BCOP 测定是改良的器官型模型（即分离的全器官）体外眼刺激试验方法，其使用来自屠宰牛的分离眼睛。该测定法可在分离系统中短期维持角膜的正常生理和生物化学功能。测试的基础依赖于角膜的作用，作为意外眼睛暴露于化学品过程中发生的损伤引起的视觉障碍的指标。此外，用 BCOP 测定法获得的结果与体内 Draize 眼试验所获得的结果相当，因为后者的角膜效应在用于眼刺激性的评分系统中具有相当重要的意义。

2. BCOP 概述

作为视觉功能中重要的透明组织，角膜是光线通过镜片并通向视网膜的光路中的主要折射元件。BCOP 测定测量影响角膜的眼睛刺激的两个重要组分：浑浊度和渗透性。浑浊度，是试验确定的通过角膜的透过率，最初被确定为许多体内眼刺激试验的唯一的角膜分级终点。刺激诱导的角膜浑浊是蛋白质变性、肿胀、空泡形成或上皮或基质层损伤的指标。渗透性通过穿过所有角膜细胞层的荧光素钠染料的量来测量。然而，由于眼睛刺激也可能涉及虹膜和结膜，因此该方法最初没有充分反映眼睛对刺激物的复杂反应。为了克服这些，在 BCOP 测定中增加了几个额外的终点，包括角膜肿胀和形态学改变的组织学评估。另外，联合使用浑浊度和渗透性可以更好地预测眼睛刺激性。

### 3. 典型测试方法细节

自从 Gautheron 等（1992）首先描述基本程序以来已经进行了一些修改。BCOP 分析使用从当地屠宰场获得的新鲜屠宰的牛的眼睛中分离的角膜。屠宰场应距离较近，以便在动物死亡后 2～4h 内将眼睛运送到实验室。眼睛应浸入 Hanks 的平衡盐溶液（HBSS）在低温条件下储存运输。

最初的试验准备步骤需要从眼睛结构上解剖角膜，并将其安装在装入能够测量光透射的双室单元的塑料支架上。通过手术切除角膜以避免上皮和内皮损伤。应保留 2～3mm 的巩膜边缘以便随后的处理。将分离的角膜安装在由前部和后部隔室（5mL 体积）组成的角膜支架中，所述角膜支架分别与角膜的上皮和内皮侧面相接。这两室内充满了一种介质，然后角膜安装在围绕后房开口的 O 形环上。腔室被夹在一起，角膜的上皮和内皮侧在每个腔室顶部的给药孔单独处理。在 32℃±1℃ 下平衡 1h，之后更换培养基并测量基线浑浊度。平衡期后，检查角膜缺损，如果基线读数高于 10，则丢弃角膜。在角膜的上皮侧处于前部位置时，将测试物质引入上部室中，然后通过分光光度法测量透过率。

通过角膜的光通量的变化通常用白光、双光束不透明度计来评估，其提供光透射的中心加权读数。两个隔室各自具有自己的光源和光电池，分别用于处理过的角膜以及校准和标准化。

渗透性测量是基于透过角膜进入后房的荧光素钠（NaFL）的量。在完成最终的浑浊度测量后，立即将 1mL NaFL（0.4% 用于液体和表面活性剂，0.5% 用于固体）加入角膜固定器的前房中。将该装置孵育 90min，并通过使用酶标仪或 UV/vis 分光光度计测量 490nm 时后室中培养基的光密度（与对照相比）来确定穿透角膜的染料的量。染料扩散到下腔的量与浑浊度指数（参见下文"决策标准"）和体内 Draize 测试分数相关。

根据测试物质特性（例如，对于液体、表面活性剂或固体）分别采用不同处理方案。通过给药孔注入 750μL 溶液稀释液并将角膜在 32℃±1℃ 下水平孵育 10min±1min。化学品从前房内移出，上皮表面至少洗涤三次。在用新鲜培养基补充两个室之后，记录第二次浑浊度，之后将角膜温育 2h 后最终测量浑浊度。固体在 32℃±1℃ 条件下作为溶液或悬浮液测试 4h，20% 稀释于盐水或去离子水中。在检查可见的不溶性或悬浮颗粒后，测试材料随后被当作液体处理。

尽管 BCOP 测定法可适应各种物理化学特性，但低密度不溶于水的物质在治疗过程中不能充分接触角膜。此外，不透明或有色测试物质会干扰浑浊度和渗透性。还必须采取适当的控制措施，以监测阳性、阴性、溶剂和基准的活动。

### 4. 决策标准

计算每个处理组的平均校正浑浊度值和平均校正渗透性值（OD±SD）。与 HET-CAM 测定一样，结合浑浊度和渗透性值计算体外刺激评分。根据体外刺激评分阈值 55.1 及以上或渗透值大于 0.600 对物质进行分类，以鉴别严重刺激性化学物质。按照表 15.3 中列出的分类系统对物质进行分类。

**表 15.3   OECD TG：化学品急性、眼部和皮肤检测的体外指南**
（根据提交的年份，不包括体外致突变性测试）

| TG 编号及提交年份 | 题目 | 目的 | 描述 |
| --- | --- | --- | --- |
| 429（2010） | 皮肤致敏，LLNA | 诱导小鼠耳廓淋巴结中淋巴细胞增殖，引流化学处理部位 | 增殖与施加的剂量成比例；提供敏感度量；使用放射性标记来测量细胞增殖。LLNA 方法可减少 40% 的动物使用 |
| 439（2010） | 体外皮肤刺激 | 根据联合国 GHS 分类和标签（第 2 类）识别刺激性化学品的危险 | 基于重建的人表皮（RhE）；使用 MTT 测定法测量细胞活性。刺激性测试物质通过它们将细胞活性降低到低于确定的阈值水平的能力来识别 |
| 442A（2010） | 皮肤敏化局部淋巴结分析：DA（LLNA：DA） | LLNA：DA 是 LLNA 方法的非放射性修饰，用于鉴定潜在的皮肤致敏试验物质 | 测量 CBA/J 小鼠耳廓淋巴结中受试物诱导的淋巴细胞增殖情况；基于生物荧光法测量 ATP 含量作为增殖的指标 |
| 442B（2010） | 皮肤敏化局部淋巴结分析：BrdU-ELISA | LLNA：BrdU-ELISA 是 LLNA 方法的非放射性、改良法用于鉴定潜在的皮肤致敏试验物质 | 测量 CBA/JN 小鼠耳廓淋巴结中受试物质诱导的淋巴细胞增殖；基于对胸苷的类似物 BrdU 含量的测量，作为增殖的指标 |
| 437（2009） | 牛角膜浑浊度和渗透试验 | 鉴定眼部腐蚀和严重刺激物的方法 | 用于将物质分类为眼部腐蚀剂和严重刺激物；对角膜的毒性作用被测量为浑浊度和渗透性（见正文） |
| 438（2009） | 离体鸡眼（ICE）测试 | 鉴定眼部腐蚀和严重刺激物的方法 | 通过浑浊度，对上皮损伤的评估，增加的厚度的测量以及对表面的宏观形态学损伤的评估来测量对角膜的毒性作用（见正文） |
| 435（2006） | 体外膜屏障试验 | 鉴定皮肤腐蚀性的方法 | 根据穿过膜屏障的物质渗透时间，使用设计用于响应腐蚀性物质的人工膜。检测体系由合成大分子生物载体和化学检测系统两部分组成。测量将测试物质施加到膜屏障和屏障穿透之间经过的时间 |
| 428（2004） | 皮肤吸收：体外方法 | 提供有关吸收放射性标记的测试物质的信息 | 可行的人或动物皮肤，用于测量受体流体以及测试物质在双室扩散测试系统中的随着时间的推移的分布和吸收曲线 |
| 430（2004） | 体外皮肤腐蚀：TER 测试 | 鉴定皮肤腐蚀性的方法 | 将测试材料施加到分隔室的皮肤盘的表皮表面上。正常角质层完整性和屏障功能的丧失是指标，通过将 TER 降低至阈值水平以下则是辅助指标（5kΩ 对于大鼠） |

续表

| TG 编号及提交年份 | 题目 | 目的 | 描述 |
|---|---|---|---|
| 431 (2004) | 体外皮肤腐蚀：人皮肤模型试验 | 在证据权重确定的支持下鉴定腐蚀性和非腐蚀性化学物质 | 将测试材料应用于 3D 人体皮肤模型，其由具有功能性角质层的重建表皮组成。通过细胞活性的降低和基于通过扩散/侵蚀穿透角质层的能力来鉴定 |
| 432 (2004) | 体外 3T3 NRU 光毒性测试 | 通过在存在与不存在光的情况下暴露于化学品的细胞的活性的相对降低来评估细胞光毒性 | 使用 Balb/c 3T3 纤维原细胞单层膜。基于浓度依赖性降低活体染料 NR 的溶酶体摄取的细胞毒性；可以区分活细胞、受损细胞或死细胞 |

注：ATP，三磷酸腺苷；BrdU，5-溴-2-脱氧尿苷；LLNA，局部淋巴结试验；NR，中性红；TER，经皮电阻。

或者，浑浊度和渗透性值是独立评估的，并与基准材料进行比较。如有必要，组织学观察用于确定角膜损伤的类型和深度以及组织损伤的可逆性。评分确定后，将角膜固定在 10%中性福尔马林缓冲液（NBF-10）室温至少 24h，然后按照石蜡切片进行处理。用苏木精和伊红为角膜切片染色，并检查上皮、基质和内皮中的损伤。因此，组织病理学分析对于可疑的可观察到的眼刺激物，澄清可逆性，确定隐匿性变化或减少假阴性结果具有重要性。

5. 验证

欧盟监管机构接受依据 BCOP 眼部刺激试验的阳性结果对严重眼刺激物进行分类和标记的方法。当获得阴性结果时，需要进行体内测试，因为 BCOP 未充分区分眼刺激物和非刺激物（EU 2004）。该测定法目前被一些美国和欧盟公司用作内部方法来评估各种物质的眼部 IP。此外，在分层测试策略（如 GHS；UN 2003）中，BCOP 测试方法可能用于识别药物和化学品的不可逆、腐蚀性和严重 IP。EPA、GHS 和 EU 还评估并推荐了其可能的未来用于鉴别轻度、中度眼刺激物的用途，基于角膜组织的组织病理评估、使用保持角膜曲率正常的角膜支架，或者检查修改各种测试方法（如暴露持续时间）对测试方法准确性和可靠性的影响。

根据目前的验证研究结果，在适当的情况并在一定的限制条件下，有足够的数据支持使用 BCOP 测试方法作为筛查测试，采用分层检测策略（ICCVAM，NIH 出版物 No. 06-4511，2006）以鉴定物质是否为眼部腐蚀物和严重刺激物（即 EPA 分类 I，联合国 GHS 分类 1，欧盟分类 R41）。但是，ICCVAM 不建议按照 GHS、EPA 和 EU 分类系统（EPA 1996；EU 2001；UN 2003）确定所有危害类别的物质，特别是因为 50%造成显著病变的 EPA III 类物质在 BCOP 中呈假阴性。此外，BCOP 测试方法可用作筛选测试，以从所有其他危害类别（GHS 类别 1、2A 或 2B）中识别未标记为刺激物的物质（即未标注 EU，未分类的 GHS）（ICCVAM 2009）。

# 15.5　离体鸡眼试验

## 1. 背景

ICE 方案首先基于 IRE 方法开发（参见 15.6 节"离体兔眼试验"），以避免试验动物作为试验眼的来源。由于这个原因，它与 IRE 分析基本保持一致。ICE 测试方法是一种器官型体外生物测定法，其中将测试物质应用于从已经加工供人食用的鸡分离的眼睛角膜。该模型提供了对隔离系统中鸡眼的正常生理和生化功能的短期维持。

## 2. 方法概述

立即解剖去核的鸡眼并用等渗盐水冲洗。测试物质以单剂量施用 10s，然后用等渗盐水冲洗。药物处理后 4h 内，观察角膜反应。与 BCOP 测定一样，测试物质的损伤通过测定角膜指标来评估：①角膜肿胀；②浑浊度；③荧光素保留（FR）。

（1）通过计算角膜厚度的增加来确定角膜肿胀，从基线测量结果来看，角膜厚度的增加是角膜损伤的定量和可靠的终点。

（2）通过测量角膜浑浊度确定角膜损伤程度，提供了一个与体内兔眼试验直接相关的指标。

（3）FR 提供角膜渗透性的评估，指示角膜表面的损伤。每种物质计算定量分数以确定总体刺激指数，或者将化学物质定性分配到体外刺激分类中。

## 3. 典型试验方法的细节

从 7 周龄、重 2.5～3.0kg 的鸡中分离去核鸡眼。实验室应靠近饲养场或屠宰场，以便将其在 2h 内运送到实验室。运输过程中的温度并不重要。立即将眼睛解剖并置于通过钢管与蠕动泵连接的供应有等渗盐水（32℃±1.5℃）的超聚变装置中。每只眼睛都安装在一个定制的不锈钢夹具中，角膜垂直放置，然后转移到超聚变装置中的一个腔室。用裂隙灯显微镜检查眼睛的这些最低生存力要求和基线测量值：角膜厚度不应该偏离平均值 10% 以上，FR 评分不应大于 0.5（表示角膜渗透性），以及不应显示角膜浑浊或任何其他损伤迹象。

平衡期后，将眼睛从超聚变装置中取出并放置在支架上。将 30μL 测试物质作为单剂量施用 10s，接着用等渗盐水（20mL）冲洗。暴露于化学物质后，通过测量角膜指标来确定角膜损伤的程度。角膜反应在治疗后 4h 内定期测量，并测定每个参数的平均值（角膜肿胀和浑浊度）。FR 在治疗后 30min 评估。在治疗前和治疗后 30min、75min、120min、180min 和 240min 检查测试眼睛、对照眼睛和其他适当的对照，包括阳性、阴性、溶剂和基准对照。

定量测量（以对照百分数表示）仅通过分析角膜肿胀来确定，因此提高了精确度，降低了实验室间的变异性。作为角膜肿胀指标的角膜厚度测量是在狭缝灯显微镜上用光学测厚仪进行的，测量角膜顶点。角膜浑浊也可以通过裂隙灯检查来确定，通过对最密集不透明的角膜区域进行评分。基于在任何时间点观察到的角膜不透明度的最高平均得分，为每种测试物质分配整体类别得分。所有测试眼睛的平均 FR 值仅在治疗后 30min 的时间点计算。在确定 FR 之前，必须充分除去黏附在角膜上的物质。在 4h 的最终检查后，通常将眼睛固定在 4%NBF 中进行组织病理学检查。

4. 决策标准

对于 ICE 测定方法，测试物质的 IP 基于测量的最大平均值，并且定义在从非刺激性到严重刺激性的范畴内。因此，根据表 15.4 中列出的分类，可以单独或组合监测角膜厚度、角膜浑浊度和荧光素保留测量来解释四种刺激类别。

表 15.4 ICE 刺激分类系统

| 参数 | 测量 | 得分 | 类别* |
|---|---|---|---|
| 角膜厚度 | 平均角膜肿胀 | 百分数 | I ～IV |
| 角膜不透明度 | 平均最高分 | 0～4.0 | I ～IV |
| FR | 平均 FR | 0～3.0 | I ～IV |

注：ICE，离体鸡眼试验；FR，荧光素保留率。

*测试物质的分类包括：I. 无刺激性；II. 轻微刺激性；III. 适度刺激性；IV. 严重刺激性。

5. 验证

在 ICCVAM 进行的验证研究中，按照 EPA（1996）、EU（2001）和 GHS（UN 2003）的定义，ICE 测试方法用于鉴定眼部腐蚀物和严重刺激物。在体外和体内对比研究中分别评估比较发现在三种危险分类系统中具有可比性（83%～87%）。验证研究得出结论，该方法仅评估角膜效应，它没有考虑到虹膜和结膜的影响，也没有测量角膜效应的可逆性。没有观察到眼部滴注后的系统效应，该测定法不能识别慢作用的刺激物。但是，有足够的数据支持使用 ICE 测试方法作为筛选测试，以便在等级检测策略中作为 WoE 方法的一部分鉴定眼部腐蚀物和严重刺激物（即 EPA I 类，UN GHS 1 类，EU R41）。此外，研究建议应用标准化评分方案对角膜组织进行组织病理学评估，以表征和提高该方法的有用性（ICCVAM，NIH 出版物 No. 06-4511，2006）。

# 15.6　离体兔眼试验

## 1. 背景

IRE 测试被开发为用于评估眼睛刺激的体内 Draize 兔眼测试方法的体外替代方案（兔眼核试验；Burton et al.，1981）。与 ICE 一样，IRE 是一种器官型测试方法，这消除了使用活动物进行眼睛刺激性测试，从而避免了可能与体内 Draize 兔眼测试相关的疼痛和痛苦。该方法也包含从出于其他目的（如食物来源）的安乐死动物分离的兔眼。

## 2. 方法和验证总结概述

在 IRE 测试方法中，候选物质以类似于 ICE 测试的方式施加在去核兔眼的角膜上。与 BCOP 一样，测试物质对孤立眼角膜的影响定量测量为厚度（肿胀）、浑浊度和荧光素渗透的增加，以及对角膜上皮的形态学改变。然而，缺乏被广泛接受的用于检测眼部腐蚀物和严重刺激物的标准化方案妨碍了该测试方法被用作 Draize 兔眼测试的替代试验。此外，根据准确性、假阴性和假阳性率（35%~40%），ICCVAM 不建议用该方法筛查和鉴定眼部腐蚀物、严重刺激物，或区分非刺激物与轻度刺激物（ICCVAM 06-4511，2006；ICCVAM 2009）。此外，使用全部四个建议的 IRE 终点（角膜浑浊、角膜肿胀、荧光素渗透和对角膜上皮显著影响的组织学观察）数据均不充分。因此，关于模型和协议的更多信息可以在其他综述中找到（Guerrier et al.，2004）。

## 3. EPIOCULAR™ 模型

EpiOcular（OCL-200，MatTek Corporation，Ashland，Massachusetts，USA）是一种体外人角膜模型，旨在取代传统的动物 Draize 眼测试。该模型由在可渗透聚碳酸酯膜上培养的正常人源表皮角质形成细胞组成的三维体外人角膜上皮（HCE）组成，所述聚合物膜形成类似于角膜的层状鳞状多层上皮。该组织结构具有空气-液体界面并表现出模拟体内条件的形态和生长特征。

使用 $IC_{50}$ 终点，通过 MTT 比色测定法测量细胞活力，以用于不同潜在毒物之间的比较。该模型提供了测量细胞毒性作为反映眼睛刺激的数据。该试验旨在产生与体内兔眼试验的反应相当的眼刺激数据。尽管未经验证，但该测试可以区分轻微毒性产品。

## 4. HCE™方法

与 EpiOcular™ 模型类似，HCE™（SkinEthic Laboratories，Nice，France）模

型由在聚碳酸酯基底膜上的空气-液体界面处培养的永生化人角膜上皮细胞组成。空气上皮组织缺乏角质层，因此在形态上类似于人眼的角膜黏膜。使用 MTT 比色测定法以及其他体外指标，特别是 LDH 释放、组织学、细胞因子释放的定量和基因表达来测量细胞活性。ECVAM 在正式验证研究中赞助了体内-体外比较，其结果指示了该模型作为检测成分和原材料的眼睛刺激性的预筛选的有用性。虽然该方法尚未完成一项完整的正式验证研究，但 HCE 模型适用于体外检测角膜修复和恢复。

# 15.7 　皮肤毒理学测试

## 1. 分级测试方法

使用检测局部毒性的筛选技术来研究各种刺激性物质对皮肤和在肺中的影响。在肺细胞培养中研究的物质包括烟草烟气、柴油废气、二氧化氮、醛类、佛波酯和百草枯。肺泡上皮细胞和非纤细支气管上皮（Clara）细胞的分离及其在原代培养物中的建立极大地加速了对异生素的局部肺响应的潜在机制的研究。然而，培养条件不是没有问题，并且通常是劳动密集型的（参见 13.2 节中 "原代培养" 内容）。此外，这些细胞的连续培养难以维持其分化状态。尽管如此，要确保分离真皮和肺细胞，因为它们在炎症反应中起着重要作用。

## 2. 体外皮肤毒理学测试方法的进展

早期在体外评估化学物质皮肤刺激性的尝试已经遇到了相当大的挫折。作为皮肤毒性模型的真皮成纤维细胞连续培养时，其争议集中于去分化的缺陷。它们失去了其原始亲代细胞的表型外观和特征。皮肤毒理学研究的最新进展集中于模拟哺乳动物皮肤的器官模型的发展。表 15.2 列出了用于体外皮肤毒理学测试的当前模型。

与体内测试一样，OECD TG 体外测试是政府、行业和学术实验室用来确定化学品和化学制剂安全性的相关测试方法的集合。这些方法是通过国际合作设计的，包括化学物理化学性质测试、人体健康影响、环境影响及环境中的降解和累积。表 15.3 列出并总结了 OECD 体外 TG 用于真皮体外毒理试验（OECD 化学品试验准则中的第 4 部分），不包括体外诱变试验（第 16 章）。尽管大多数这些测试被归类为动物测试方案的体外替代试验，但其中一些测试方法，如 OECD TG 442A，是原始动物方法的改进版本（局部淋巴结测定，LLNA），可减少和改进用于这些用途的动物。

## 3. 鼠局部淋巴结测定

LLNA（OECD TG 429；表 15.3）是一种用于评估物质产生皮肤致敏作用潜

力的科学认可的方案。LLNA 在常规方法中使用小鼠作为豚鼠的替代物，其基础是在 20～40 只动物的皮肤上反复施用同一种化学物质后，能够引起过敏反应。尽管这不是一种真正的体外方法，但该试验的有效性得到了同行评审评估的支持，该评估基于其对动物造成较少疼痛和痛苦的能力（ICCVAM，2005）。OECD TG 429 中描述了一种降低 LLNA 的方法，该方法使用的动物数减少了 40%。它以[³H]-甲基胸苷为指标（刺激指数）进行放射性标记。

### 4. Corrositex™ 分析

Corrositex 测定法（InVitro International，Irvine，California，USA）用于评估皮肤腐蚀的标准化和定量体外测试。它基于测试化学品渗透生物膜所需的时间。该膜由重建的胶原蛋白基质组成，被开发用于模拟大鼠皮肤的物理化学性质。视觉颜色变化所需的时间与测试化学品的腐蚀性水平成反比。Corrositex 获得美国运输部、EPA、食品药品监督管理局、职业安全卫生管理局和消费品安全委员会的监管批准。该方法取代了体内 Draize 兔皮肤试验，其用途仅限于评估特定类别的化学品（包括有机碱和无机酸）的腐蚀性。

### 5. EpiDerm™、Episkin™、TER 和 NRU

欧洲替代方法验证中心（ECVAM）已经验证了用于检测皮肤腐蚀性的三种可选体外测试模型：EpiDerm（EPI-200，MatTek Corporation，Ashland，Massachusetts，USA）、Episkin（Imedex，Inc.，Alpharetta，佐治亚州，美国）和大鼠皮肤经皮电阻（TER）方法。

EPI-200 皮肤腐蚀测试是一种经美国和欧盟验证的替代 Draize 兔的皮肤腐蚀测试方法。Episkin 已被验证用于鉴定化学品的腐蚀性。这是一项在欧盟和三个联合国包装集团中的两家都可以接受的测试（Ⅰ组和Ⅱ/Ⅲ组，ICCVAM，2002）。EpiDerm 和 Episkin 都使用由重建的人体表皮和功能性角质层组成的三维系统①。使用透射电子显微镜分析角质层揭示正常人表皮的细胞间层片特征。与以前的模型不同，EpiDerm 具有排列在组织良好的基底膜上的半桥粒。该测试在加拿大和欧盟进行验证，可作为动物皮肤腐蚀研究的全面替代品。此外，EpiDerm 是欧盟和美国监管机构批准的唯一商业上可用于评估皮肤腐蚀性的器官型体外模型。

TER 方法通过随时间推移的化学暴露监测大鼠皮肤中经皮电阻（TER；OECD TG 430）的变化。电阻值大于 5kΩ/cm 的物质被认为是无腐蚀性的。TER 方法经过验证，是欧盟针对皮肤腐蚀进行的一系列测试的一部分。

ECVAM 与欧盟和欧洲化妆品盥洗用品及香水协会（COLIPA）合作完成了其

---

① 小组分配基于化学品在 3min、1h 和 4h 后引起皮肤腐蚀的能力。

他测试的验证研究，包括 3T3 中性红摄取（NRU；OECD TG 432）、光毒性测试及其在紫外线过滤器中的应用（ECVAM，1998-2001）。体外 NRU 测试（标准细胞活性测定）使用 BALB/c 3T3 小鼠成纤维细胞来确定化学物质在存在或不存在无细胞毒性紫外线辐射的情况下的细胞毒性作用。NRU 测试在欧盟得到验证，作为急性动物光毒性研究的替代品。

## 15.8 总　　结

由于测试方法的机制与传统体内方案的相似性，在过去 20 年中，用于评估急性局部毒性的体外方法的发展已经取得了相当大的进展。事实上，用于局部毒理学测试的细胞培养模型特别包含了与皮肤和眼部毒理学的动物测试方法一致有时甚至更好的几个特征，具体如下：

（1）体外培养时间与体内培养时间相当。

（2）测试物质直接与眼睛或真皮上皮接触。

（3）除角膜葡萄膜层外，缺乏血管可使组织接触到稳定状态的化学物质浓度，因此由测试方案获得的结果不会因吸收中断或局部药代动力学现象而偏斜。

或者，在筛查眼刺激时，必须谨慎使用细胞培养方法的某些方面。例如，假阳性和假阴性结果通常是估计误差，并且与测试物质的物理化学性质密切相关。又如，体内物质的严重刺激性质可能由极端 pH 引起，这可能不会在体外检测到。另外，测试物质在溶剂中的溶解度难以估计，可能低估了真正的毒性浓度。

虽然没有单一的体外方法考虑所有这些参数，但单个测试的组合解决了这些问题。对成功的预期依赖于科学、监管、工业、商业和公众代表之间的勤勉的集体合作，他们利用一系列经过验证的检测方法的概念来筛选具有人体毒性潜力的化学品。

## 推 荐 阅 读

Barile FA. Cell culture methods for acute toxicology testing. Chapter 13 In：Principles of Toxicology Testing. New York：Informa HealthCare，2007：175-202.

Barile FA. Continuous cell lines as a model for drug toxicity assessment. In：Castell JV，Gómez-Lechón MJ，eds. In Vitro Methods in Pharmaceutical Research. London：Academic Press，1997.

Calabro AR，Konsoula R，Barile FA. Evaluation of in vitro cytotoxicity and paracellular permeability of intact monolayers with mouse embryonic stem cells. Toxicol In Vitro 2008；22：1273.

Cooper KJ，Earl LK，Harbell J，Raabe H. Prediction of the ocular irritancy of prototype shampoo formulations by the isolated rabbit eye（IRE）test and bovine corneal opacity and permeability assay（BCOP）assay. Toxicol In Vitro 2001；15：95.

Ekwall B. Basal cytotoxicity data（BC data）in human risk assessment. In Proceedings of Workshop on Risk Assessment and Risk Management of Toxic Chemicals. National Institute for Environmental Studies, Ibaraki, Japan, 1992: 137.

Gautheron P, Dukic M, Alix D, Sina JF. Bovine corneal opacity and permeability test: an in vitro assay of ocular irritancy. Fundam Appl Toxicol 1992; 18: 442.

McNamme P, Hibatallah J, Costabel-Farkas M, et al. A tiered approach to the use of alternatives to animal testing for the safety assessment of cosmetics: eye irritation. Regul Toxicol Pharmacol 2009; 54: 197.

# 参 考 文 献

Atkinson KA, Fentem JH, Clothier RH, Balls M. Alternatives to ocular irritation testing in animals. Lens Eye Toxicol Res 1992; 9: 247.

Barile FA, Cardona M. Acute cytotoxicity testing with cultured human lung and dermal cells. In Vitro Cell Dev Biol 1998; 34: 631.

Basketter DA, Chamberlain M, Griffi ths HA, et al. The classifi cation of skin irritants by human patch test. Food Chem Toxicol 1997; 35: 845.

Burton AB, York M, Lawrence RS. The in vitro assessment of severe eye irritants. Food Cosmet Toxicol 1981; 19: 471.

Cockshott A, Evansl P, Ryan CA, et al. The local lymph node assay in practice: a current regulatory perspective. Hum Exp Toxicol 2006; 25: 387.

Courtellemont P, Pannetier M, Biesse JP, et al. Evaluation of the Eytex(TM)system in the COLIPA eye irritation program. Toxicology in Vitro 1999; 13: 295.

Dearman RJ, Basketter DA, Kimber I. Local lymph node assay: use in hazard and risk assessment. J Appl Toxicol 1999; 19: 299.

Fentem JH, Botham PA. ECVAM's activities in validating alternative tests for skin corrosion and irritation. Altern Lab Anim 2002; 30: 61.

Hoffman J, Heisler E, Karpinski S, et al. Epidermal Skin Test 1000 (EST-1000): a new reconstructed epidermis for in vitro skin corrosivity testing. Toxicol In Vitro 2005; 19: 925.

Interagency Coordinating Committee on the Validation of Alternative Methods (ICCVAM), Biennial Progress Report of National Toxicology Program, NIH Publication 04-4509, National Institute of Environmental Health Sciences, Research Triangle Park, NC, 2003. [Available from: http://iccvam.niehs.nih.gov/about/annrpt/bienrpt044509.pdf].

ICCVAM. Test method evaluation report: In vitro ocular toxicity test methods for identifying severe irritants and corrosives. NIH Publication No.: 06-4511, National Toxicology Program (NTP), NICEATM, NIEHS, NIH, U.S. Public Health Service, Department of Health and Human Services, 2006.

ICCVAM. Background review document: Current status of in vitro test methods for identifying ocular corrosives and severe irritants: bovine corneal opacity and permeability test method. (NIH Publication No.: 06-4512, National Toxicology Program (NTP), NICEATM, NIEHS, NIH, U.S. Public Health Service, Department of Health and Human Services, 2006.

ICCVAM. Background review document: Current status of in vitro test methods for identifying ocular corrosives and severe irritants: isolated chicken eye test method. NIH Publication No.: 06-4513, National Toxicology Program (NTP), NICEATM, NIEHS, NIH, U.S. Public Health Service, Department of Health and Human Services, 2006.

ICCVAM. Background review document: Current status of in vitro test methods for identifying ocular corrosives and severe irritants: isolated rabbit eye test method. NIH Publication No.: 06-4514, National Toxicology Program(NTP), NICEATM, NIEHS, NIH, U.S. Public Health Service, Department of Health and Human Services, 2006.

ICCVAM. Background review document: Current status of in vitro test methods for identifying ocular corrosives and severe irritants: hen's egg test-chorioallantoic membrane test method. NIH Publication No.: 06-4515, National Toxicology Program (NTP), NICEATM, NIEHS, NIH, U.S. Public Health Service, Department of Health and Human Services, 2006.

ICCVAM. Draft proposed ICCVAM test method recommendations: Evaluation of the validation status of alternative ocular safety testing methods and approaches. National Toxicology Program (NTP), NICEATM, NIEHS, NIH, U.S. Public Health Service, Department of Health and Human Services, 2009.

Jones PA, Budynsky E, Cooper KJ, et al. Comparative evaluation of five in vitro tests for assessing the eye irritation potential of hair care products. Altern Lab Anim 2001; 29: 669.

Kimber I, Dearman RJ, Betts CJ, et al. The local lymph node assay and skin sensitization: a cut-down screen to reduce animal requirements? Contact Dermatitis 2006; 54: 181.

Robinson MK, Perkins MA. A strategy for skin irritation testing. Am J Contact Dermat 2002; 13: 21.

Robinson MK, Cohen C, de Fraissinette Ade B, et al. Non-animal testing strategies for assessment of the skin corrosion and skin irritation potential of ingredients and finished products. Food Chem Toxicol 2002; 40: 573.

Stobbe JL, Drake KD, Maier KJ. Comparison of in vivo (Draize method) and in vitro (Corrositex assay) dermal corrosion values for selected industrial chemicals. Int J Toxicol 2003; 22: 99.

Ubels JL, Ditlev JA, Clousing DP, Casterton PL. Corneal permeability in a redesigned corneal holder for the bovine cornea opacity and permeability assay. Toxicol In Vitro 2004; 18: 853.

Ubels JL, Pruis RM, Sybesma JT, Casterton PL. Corneal opacity, hydration and endothelial morphology in the bovine cornea opacity and permeability assay using reduced treatment times. Toxicol In Vitro 2000; 14: 379.

U.S. Environmental Protection Agency, Health Effects Test Guidelines, OPPTS 870.2400, Acute Eye Irritation, 1998.

# 第16章　体外毒代动力学试验

## 16.1　引　　言

　　毒代动力学研究的是化合物作用于体内或体外发生的代谢过程以及这种代谢如何影响化合物在靶器官中的浓度。器官、组织和细胞是化学分布的目标。因此，毒代谢动力学是指影响胃肠道中，通过皮肤，经由肺或穿过黏膜吸收毒性剂量的化学物的事件。无论吸收程度如何，化学品都会被代谢成相关化合物，这些化合物的毒性或强或弱。这种代谢主要发生在肝脏，也发生在其他代谢活跃的器官，如肺或肾。

　　化合物尽管存在代谢，但物理化学性质决定了该化合物进入体内循环或者分配到不同的器官中。最后，化合物通过肾的过滤过程主动或被动地消除，或者通过肺、皮肤或肠道选择性地消除。

　　毒代动力学基于计算的、潜在的人类或动物暴露对化学物质进行风险评估。通过体外毒代动力学模型研究来补充体内研究的数据，进行化学物的风险评估。不出所料，大多数毒代动力学效应都是在细胞培养系统中作为化学物和细胞功能之间相对简单的相互作用来测量的。

　　以下讨论介绍试验化合物在体外系统中的动力学分布和代谢概念，并协调当前可用于未来的研究的信息。第3章标题为"毒代动力学"，描述吸收、分布、代谢和消除的一般原理。

## 16.2　细胞培养的代谢研究

　　肝脏在有毒物质的解毒过程中起着关键作用，但它也可以将化学物质转化成比母体化合物毒性更强的代谢物。有毒的代谢物可能会诱发肝脏和其他靶器官的损伤。许多化学物质的肝脏损伤的潜在机制可以通过毒代谢动力学分布来解释，这些化学物质的靶点并不特定。

　　肝细胞的原代培养可以研究代谢物诱导的肝脏毒性和肝脏代谢的药理学方面：化学物质的解毒或活化。使用来自啮齿动物和人类的细胞并将其作为器官培养物、单层细胞或悬浮液中的分离细胞保存在培养物中。小鼠和大鼠的细胞从肝脏的器官灌注中获得，使用胶原酶快速并且温和地分离细胞。细胞色素 P450 酶是有功能的，并且可以在系统中维持几小时至几天。人肝细胞的培养物也可通过其他细胞系饲养层的共培养来实现。最近，功能性人肝细胞在冷冻后一直保持活力状态，这一点非常重要，因为肝脏代谢存在物种特异性。另一个进步是使用具有P450 活性的细胞系而不是肝细胞的原代培养物。最后，将共同培养肝细胞和其他靶细胞的几个系统用于毒代动力学建模研究。

在不同类型的细胞培养物中，用大量物质研究代谢和肝细胞转运特性。具体研究领域的例子包括：①肝细胞和 S9 混合物代谢能力的比较；②肝细胞中细胞色素 P450 活性的保存；③物种特异性代谢；④肝损伤情况下,还原型谷胱甘肽（GSH）的保护作用；⑤肝脏与其他器官如肾、肺和肠的代谢能力的比较。

## 16.3　生物转化在细胞培养中的应用

### 1. 酶促代谢

大多数体内细胞具有将化学物质酶促代谢成毒性较小、水溶性较高的化合物的能力，这些化合物随后通过尿液排出体外。这种能力在肝细胞中显然是最明显的，但肾、肺、肠和皮肤也具有异体代谢能力。大多数其他器官，如血细胞、内皮细胞、肌肉和结缔组织，具有较低的生物转化能力。大多数活性细胞对化学物质进行生物转化的主要方面是能够添加随后与内源性物质如葡萄糖醛酸或 GSH 结合的官能团（阶段Ⅰ反应），导致代谢物的水溶性增加（阶段Ⅱ生物转化）。

最重要的Ⅰ期酶是细胞色素 P450 加氧酶，可由苯巴比妥等化学品诱导。其他更常见的酶的实例是环氧化物水解酶（阶段Ⅰ）和转移酶（阶段Ⅱ）。重要的是，所描述的生物转化可能导致更多的反应性（毒性）代谢物。这些反应的细节在第3 章中讨论。

具有高代谢活性的特定细胞的维持培养显示出生物转化能力，包括几小时或几天显著的 P450 活性。这个短时期是否足以模拟临床相关的各种化学物质的代谢是值得怀疑的。有限细胞系的早期传代，特别是胎儿细胞，可能表现出一定的代谢活性。然而，大多数其他有限的和连续的细胞系培养物都表现出低水平或不可测量的 P450 水平，有时与水解酶或葡萄糖醛酸转移酶活性偶联。在一些细胞系中发现的 P450 活性通过体外诱导而增加。因此，与体内最不耐受的细胞类型相比，很少有细胞系具有生物转化能力。

大鼠肝细胞的原代培养物被用于各种毒性测定中代谢活化系统。如上所述，新鲜分离的细胞用于确保代谢完整性，因为连续培养物随时间流逝丧失代谢能力。此外，动物和人体组织代谢化学物质的能力存在差异，尽管个体捐献者之间的差异可能避免物种之间的固有差异。因此，原代培养物是评估体外生物转化的合适模型。

## 2. 使用 S9 混合物

目前有两种方法可用于增加细胞培养物的生物转化能力：①将靶细胞培养在更具代谢能力的细胞的饲养层上，例如，经辐照以抑制有丝分裂的 BHK21 细胞；②将整个微粒体加入培养基中，或者最好添加来自用 Arochlor 1254 预处理的大鼠或小鼠的均质肝脏部分，其含有 P450 和其他重要的微粒体酶。这部分加上 NADPH 辅助因子被称为 S9 混合物。

在短期测试系统中克服有限代谢能力障碍的第一次尝试是基于以下观察结果：将许多致癌物激活为其活性形式所需的代谢主要在肝细胞的内质网中的混合功能氧化酶。Ames 试验的缺点决定性地表明，随着添加大鼠肝脏匀浆的粗馏分，致癌物细菌试验的预测性显著增加。这些发现建立了肝 S9 分数作为大多数短期测试方案中选择的激活系统。

S9 增强的细胞系培养物比原代肝细胞培养物具有一定的优势：①该系统灵活，易于制备，可用于多种细胞培养模型；②药物代谢酶相对稳定；③该系统增强Ⅰ相反应，如反应性代谢物的形成，但诱导生物合成Ⅱ相反应相对减少，因为富含能量的Ⅱ相辅助因子不包含在混合物中。

显著的缺点常阻碍混合物的使用：①补充 S9 的培养物需要添加外源辅因子，如 NADPH；②补充剂对许多系统具有细胞毒性，每毫克蛋白质的检测结果和酶活性差异很大；③混合物常在酶、辅因子、暴露条件、混合物中 S9 的浓度和酶诱导剂中表现出技术上的差异；④酶活性可能不会反映来源器官的物种、性别和特异性。

## 3. S9 馏分的制备

S9 活化系统来自 Aroclor 1254 诱导的大鼠肝匀浆的 9000g 自旋的上清液。在注射大鼠后，Aroclor 1254[①]诱导广谱的药物代谢酶。然后将肝脏匀浆，并使用差速离心从连续内质网片段分离含有Ⅰ期混合功能氧化酶的微粒体。

上清液 S9 部分用作粗匀浆或通过额外的高速离心进一步富集微粒体活性。将高度富集的微粒体沉淀与上清液囊液部分分开。前者含有Ⅰ期生物转化酶，而上清液含有许多Ⅱ期（接合）代谢酶。然后用辅因子配制 S9 缓冲液混合物，如图 16.1 所示。

---

① 也使用多氯联苯的混合物或苯巴比妥和 $\beta$-萘黄酮的混合物。

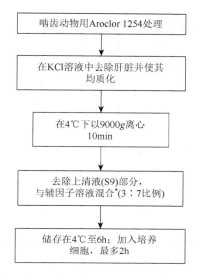

图 16.1 制备 S9 混合物的方案。辅因子溶液由 MgCl$_2$、葡萄糖-6-磷酸、
pH 7.4 的磷酸盐缓冲液中 0.2mol/L 的 NADPH 组成

资料来源：Flint OP，Orton TC. Toxicol Appl Pharmacol，383，76，1984

4. 体外吸收、分布、代谢和清除研究

化学物质的吸收、分布和消除（ADME）受体内生物转化过程的相互作用影响。下面列出的是影响这些过程的一些因素：

（1）物质穿过细胞屏障（如肠黏膜、血脑屏障和皮肤）所需的能力和时间。

（2）物质进入并结合到靶点的能力。

（3）与血液蛋白结合的程度以及脂质室中的积聚和隔离。

（4）通过毛细血管内皮的通道。

（5）物质的水-脂溶解度比例及其通过肠道、血液、细胞外和细胞内液体的分布。

从结构-活性关系模型中预测化学物质结构式的毒性和生物转化机制的能力是可行的，也可以预测物质结构的吸收、分布和消除及其与特定细胞转运蛋白的反应性。

一种化学物质的物理化学特性如水溶性、脂溶性、酸碱性及蛋白质结合能力也有助于预测其毒代动力学特征。例如，大且高度电离的分子难以进入或穿过细胞膜导致吸收不良，小且中等酸性或碱性的分子被吸收并分布到胞外和胞内空间。此外，高亲脂性试剂容易被吸收并迅速分布到所有生理隔间。另外，它们经常在高浓度下与组织结合，这也可能是细胞内蛋白高度结合的原因。

大多数致突变和致癌物质在相对较低的浓度下影响细胞。这是通过物质的生物转化完成的，因此大多数诱变剂被归类为间接作用。然而，具有一般毒性效应的物质，特别是在急性毒性剂量后，在较高浓度下显示出毒性，从而使肝脏的生物转化能力饱和。如果已知该物质的剂量和物理化学性质，则可以估计该浓度。总之，容易进行体外试验以确定分布系数、蛋白质结合、解离和细胞转运能力，并且由这些研究产生的物理化学数据补充其他类型的体内毒性数据。因此，ADME的体外模型越来越受关注，因为它们提供了筛选大量先导化合物的信息，特别是在进行高通量自动化和分析时。这些模型将在下一部分引用的文献中讨论。

## 推 荐 阅 读

During A，Harrison EH. Intestinal absorption and metabolism of carotenoids：insights from cell culture. Arch Biochem Biophys 2004；430：77.

Flint OP，Orton TC. An in vitro assay for teratogens with cultures of rat embryo midbrain and limb bud cells. Toxicol Appl Pharmacol 1984；76：383.

U.S. Food and Drug Administration. Guidance for Industry-Drug Metabolism/Drug Interaction Studies in the Drug Development Process：Studies In Vitro. Rockville，MD，1997.

## 参 考 文 献

Andersen ME. Toxicokinetic modeling and its applications in chemical risk assessment. Toxicol Lett 2003；138：9.

Bakand S，Winder C，Khalil C，Hayes A. Toxicity assessment of industrial chemicals and airborne contaminants：transition from in vivo to in vitro test methods：a review. Inhal Toxicol 2005；17：775.

Blaauboer BJ. Biokinetic and toxicodynamic modelling and its role in toxicological research and risk assessment. Altern Lab Anim 2003；31：277.

Ding S，Yao D，Burchell B，Wolf CR，Friedberg T. High levels of recombinant CYP3A4 expression in Chinese hamster ovary cells are modulated by co-expression of human reductase and hemin supplementation. Arch Biochem Biophys 1997；348：403.

Ekins S，Waller CL，Swaan PW，et al. Progress in predicting human ADME parameters in silico. J Pharmacol Toxicol Methods 2000；44：251.

Gonzales FJ，Korzekwa KR. Cytochrome P450 expression systems. Annu Rev Pharmacol Toxicol 1995；35：369.

Groneberg DA，Grosse-Siestrup C，Fischer A. In vitro models to study hepatotoxicity. Toxicol Pathol 2002；30：394.

Guillouzo A. Liver cells models in in vitro toxicology. Environ Health Perspect 1998；106：511.

Hayashi Y. Designing in vitro assay systems for hazard characterization：basic strategies and related technical issues. Exp Toxicol Pathol 2005；57：227.

Kedderis GL，Lipscomb JC. Application of in vitro biotransformation data and pharmacokinetic modeling to risk assessment. Toxicol Ind Health 2001；17：315.

Lin JH. Tissue distribution and pharmacodynamics：a complicated relationship. Curr Drug Metab 2006；7：39.

McCarley KD，Bunge AL. Pharmacokinetic models of dermal absorption. J Pharm Sci 2001；90：1699.

Zucco F，De Angelis I，Testai E，Stammati A. Toxicology investigations with cell culture systems：20 years after. Toxicol In Vitro 2004；18：153.

# 第17章 体外致突变性和致癌性试验

## 17.1 引　　言

近几十年来，检测化学诱变剂和致癌物的短期试验取得了显著进展。这一进步依赖了了解导致这些化学品潜在致癌作用的复杂过程以及短期测试如何筛选对人体的危害。体外试验包括多种方法，在如检测突变、染色体断裂和其他遗传效应等方面，比全动物试验更快速、经济和方便。

突变是脱氧核糖核苷酸（DNA）和核糖核苷酸（RNA）的变化，导致正常细胞增殖、生殖、生理学和细胞生物学的改变。突变可造成短期和长期影响，也可能表现为基因序列中的稳定遗传改变，从而导致表型改变。突变后果的类型和程度取决于剂量、频率、暴露持续时间以及由生物体对初始扰动的响应引起的次级效应。这里列出了几个用于定义化学物质对染色体装置影响的术语。

有丝分裂：急性或慢性细胞反应，导致细胞增殖增加。

遗传毒性：化学物质或其代谢物的作用，诱导基因组变化并导致恶性转化的产生。

化学致癌性：化学物或其代谢物诱导正常细胞发生生物学的不可逆变化，导致细胞可逆或不可逆的转化，细胞增殖不受控制。这些变化由基因突变引起，干扰遗传信息的转移，并且通常表现为致死效应。

大量的工作已经投入到开发短期试验中，短期试验是检测、筛选和理解化学致癌物质基础的方法。因此，短期测试方法是基于已知的知识，即突变是暴露于致突变和致癌化学物质的部分结果。所以，体外试验系统使用各种指标，反映在致癌物和致突变物（包括微生物、植物、昆虫和培养的哺乳动物细胞）存在下的突变事件，以筛选潜在致突变、致畸和致癌物质。体外试验的优点取决于对大量化学品的快速评估，致癌性或致突变性机制的建议，动物试验的减少、替代和改进，以及对与人和动物风险评估及动物毒理学测试的预测能力相关的贡献。

本章的前几小节讨论致突变性和致癌性的机制，以及多阶段致癌作用的原理，这将为理解体外试验的快速发展奠定基础。

## 17.2 致 癌 过 程

癌症是一组疾病，细胞增殖不受控制，表达其起源前体细胞不同程度的保真度。这种细胞增殖几乎发生在所有组织中，并且受到各种环境的影响。在正常生理状态下，细胞增殖与细胞凋亡（细胞程序性死亡）之间的微妙平衡持续存在，以确保器官和组织的完整性和正常功能。DNA 突变导致癌症发展，通过破坏其调控来干扰这种有序的过程。因此，癌症的发生是由于细胞增殖的异常和不受控制，其特征在于不受调节的细胞分裂和细胞病灶向远处组织的转移（扩散）。

　　癌变指在统计学上年龄匹配的低风险组中不正常外观或异常细胞增殖的发生率增加，该组癌症发展的倾向较低。致癌物是任何增加新肿瘤频率或分布的化学或病毒剂，导致低风险或其他早期年龄组中发生癌症，或造成新的病理性生长而在实验对照中不存在。

　　大多数化学致癌物需要进行代谢活化才能表现出致癌性。与大多数毒性现象一样，需要最小剂量才能引发致癌事件。表观遗传或非遗传毒性致癌物通过除 DNA 改变之外的机制增强肿瘤的生长。这些化学物质影响吸收和生物转化，或减少引发剂的消除。共同致癌物质重新激活对细胞增殖的作用并抑制细胞间交流，因此具有更大的增殖能力。或者，它们诱导保护性免疫途径的免疫抑制。

　　因此，致癌过程是在正常细胞的遗传物质内发生的突变反应，导致不受控制的细胞分裂和向永生表型的转化。细胞的无限快速增殖进一步表征为良性或恶性。良性肿瘤不转移，通常局限于局部靶器官，临床上易受治疗并且有较好的预后。恶性肿瘤转移到远处的器官，不一定适合治疗性干预，且预后不佳。诱变是指病毒或化学试剂诱导哺乳动物或细菌细胞基因序列变化，从而改变细胞特征性表型表达。基因毒性是指一种试剂在体细胞中对稳态控制的基因诱导可遗传变化的能力，同时增加良性或恶性转化的风险。遗传毒性物质通过直接与 DNA 结合或间接改变 DNA 序列而产生遗传毒性，导致不可逆的损伤。然而，值得注意的是，遗传毒性物质不一定具有致癌性。

　　另外，化学、物理或病毒制剂与核酸相互作用导致遗传信息转移的破坏以及基因型和表型改变的发展。最后，有丝分裂通过刺激细胞周期的转运来诱导真核或原核细胞内的细胞分裂（有丝分裂）。需要持续暴露于生长因子才能使细胞进入细胞周期。

　　根据定义，癌症必须至少有六个标准：①生长信号的自足性；②对生长抑制信号的不敏感性；③逃避凋亡；④组织侵袭和转移；⑤持续的血管生成；⑥无限复制潜力。诱导肿瘤是一个多阶段的过程，其发生时间很长，其阶段包括起始、促进和进展（参见 17.4 节"多阶段致癌"）。大多数人类癌症的病因尚未明确，但是相当多的证据表明，环境和生活方式因素以及化学制剂发挥重要的作用。例如，吸烟造成发达国家约 30%的癌症患者死亡。流行病学观察支持环境因素对人群癌症发病率的影响。

　　（1）虽然各国的癌症总发病率相当稳定，但特定肿瘤类型的发病率差异很大。

（2）单个国家的人口中存在巨大的癌症发病率差异。

（3）移民人群一代至两代人是组成其移民的新环境中癌症发病率的主要人群。

（4）人群中的癌症发病率变化很快。

因此，了解化学致癌作用的分子和细胞过程对于致癌风险评估、机理性化学预防和人类癌症治疗策略的发展至关重要。

# 17.3　化学致癌的机制

## 1. 代谢

致癌剂通过利用以下两种途径之一启动癌症进程。

（1）母体化学物质可直接引起癌症，如重金属。

（2）一些化学品需要对活性中间体进行代谢活化以影响致癌过程，例如，有机化学品如苯并（a）芘首先转化为亲电中间体，然后与细胞大分子共价结合。因此，需要代谢活化以发挥其致癌作用的化学致癌物被称为前致癌物，而其高度活化的代谢物被称为终致癌物。致癌物和终致癌物之间的代谢中间体被称为近致癌物。

细胞色素 P450 1 相和 2 相酶参与致癌物的代谢，导致反应性代谢物的形成。2 相酶催化反应通常导致解毒和消除，从而有效地防止化学致癌作用。随着时间的推移，细胞不断受到停留在细胞水平的活性代谢物的攻击，可能导致与细胞大分子相互作用，造成癌症的发生。

## 2. 化学结构和致癌活性

致癌物质的化学结构可能与其致癌活性之间存在某种关系。芳香族化合物，如芳香硝基、N-氧化物、单烷基氨基和二烷基氨基以及脂肪族和芳香族环氧化物是与致癌活性最相关的化学物质。这些结构性"警报"显然可用于致癌风险评估。

## 3. 自由基和活性氧类

就像前致癌物被化学活化为近似致癌物一样，化学物质的生物活化也导致自由基和活性氧（ROS）的形成，即化学物质导致生物分子包括核酸（DNA）、蛋白质和脂质的氧化损伤。这些活性物质是由电离辐射、紫外线以及各种外源性和内源性细胞来源产生的（图 17.1）。

ROS 与 DNA 的相互作用诱导加合物的形成，这可能导致原癌基因的激活和/或肿瘤抑制基因的失活。自由基和 ROS 还能够靶向细胞信号分子，包括转录因子和蛋白激酶级联，导致细胞信号转导和基因表达的改变。自由基和 ROS 引起 DNA 突变并引起细胞信号传导失调的能力有助于多阶段致癌通路（图 17.1）。

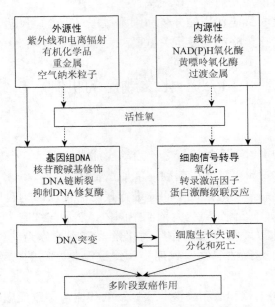

图 17.1　自由基和活性氧参与多阶段致癌作用

### 4. 诱变

如前所述，当哺乳动物或细菌细胞基因序列发生改变以致转录和翻译改变时发生诱变，诱导了细胞特征性表型表达的改变，导致永久的病理变化而不是有益的调整。一般来说，致癌物质被分为基因毒性和非基因毒性。因此，具有遗传毒性的致癌物能够直接与 DNA 相互作用，导致突变。突变的产生主要是 DNA 结构的化学或物理改变，导致该基因的不准确复制。该过程包括两个主要步骤。

（1）结构 DNA 改变和细胞增殖导致永久的 DNA 改变。由致癌物的生物活化衍生的活性中间体与 DNA 的相互作用形成 DNA 加合物、DNA 链断裂和 DNA-蛋白质交联，导致大量 DNA 加合物形成的致癌物通常特异性地与嘌呤环中的位点特别是鸟嘌呤的 N7 位反应。该靶标是 DNA 中最具亲核性的位点，许多终致癌物与其结合形成共价加合物。几种烷基化致癌剂直接烷基化 DNA 碱基也已被证实。

（2）由 DNA 核苷酸碱基羟基化引起的 DNA 修饰通常是 ROS 反应性的表现。虽然所有四种碱基都发生变化，但最容易被理解的步骤是形成 8-羟基-2′-脱氧鸟苷。

致癌物与 DNA 的相互作用不仅在 DNA 碱基上产生加合物，还在糖和磷酸骨架上产生加合物。致癌剂对 DNA 的共价修饰可能最终导致癌症的发生。尽管致癌物对 DNA 的修饰严重影响 DNA 突变的诱导，但诱变过程也受到各种 DNA 修复机制的很大影响。

5. DNA 修复

终致癌物与 DNA 的相互作用导致各种 DNA 加合物的形成，加合物的持续存在促使细胞机器修复结构改变。据估计，有超过一百个基因致力于 DNA 修复，其目的是纠正由致癌物诱导的结构损伤。这样，可以防止诱变，DNA-致癌物加合物的存在表明 DNA 修复的不足。

6. 表现遗传致癌作用

正如前面所讨论的，遗传毒性的致癌物质通过化学物质中活性亲电子代谢物的存在直接与 DNA 相互作用导致突变。相反，非遗传毒性（或表观遗传）致癌物质不会直接影响 DNA 诱导癌症[①]。事实上，非基因毒性致癌物有以下特点：①非突变；②没有证据显示与 DNA 直接发生化学反应；③不具备共同的化学结构特征；④表现出良好的剂量阈值效应；⑤表现出比遗传毒性致癌物更低的致癌可能性。

DNA 损伤被认为是遗传毒性致癌物致癌作用的一般机制，而非遗传毒性机制更具有异质性。表 17.1 总结了非遗传毒性癌发生的机制。

**表 17.1　OECD 测试准则（TG）：化学品遗传毒理学的体外试验指南**
（提交年份，不包括涉及体内基因测试的试验[a]）

| TG 号 | 标题 | 提交年份 | 目的 |
|---|---|---|---|
| 471 | 细菌回复突变试验 | 1983[b] | 检测恢复测试菌株中突变，并恢复细菌合成必需氨基酸功能的能力 |
| 473 | 体外哺乳动物染色体畸变试验 | 1983[b] | 鉴定在培养的哺乳动物体细胞中引起结构染色体或染色体畸变的试剂 |
| 476 | 体外哺乳动物染色体畸变试验 | 1984[b] | 检测由细胞系中化学物质诱导的 TK、HPRT 和 XPRT 中的常见基因突变 |
| 477 | 遗传毒理学：黑腹果蝇连锁隐性致死试验 | 1984 | 检测 D.melanogaster 的 X 染色体中的突变在携带突变基因的雄性中表型的表达 |
| 479 | 遗传毒理学：哺乳动物细胞中体外姊妹染色单体交换试验 | 1986 | 检测复制染色体的两个姊妹染色单体之间 DNA 的相互交换 |

[①] 美国国家毒理学计划（NTP）关于化学致癌性的报告估计，40%被列为致癌物的化学物质是非遗传毒性（表观遗传）致癌物质，肝脏是最常见的靶器官（NTP，2009）。

续表

| TG 号 | 标题 | 提交年份 | 目的 |
|---|---|---|---|
| 480 | 遗传毒理学：酿酒酵母中的基因突变试验 | 1986 | 测量 *S.cerevisiae* 酵母菌株中的正向或反向基因突变 |
| 481 | 遗传毒理学：*S.cerevisiae* 中的有丝分裂重组 | 1986 | 测量 *S.cerevisiae* 中的有丝分裂重组（基因转换或交叉） |
| 482 | 遗传毒理学：在体外哺乳动物细胞中，DNA 损伤、修复和不定期的 DNA 合成 | 1986 | 切除后检测 DNA 修复合成，并去除含有由试剂诱导的损伤区域的一段 DNA |
| 487 | 体外哺乳动物细胞微核试验 | 2010 | 检测在暴露于测试物质期间或之后发生细胞分裂间期细胞的细胞质中的微核 |

注：HPRT，次黄嘌呤-鸟嘌呤磷酸核糖基转移酶；TK，胸苷激酶；XPRT，黄嘌呤鸟嘌呤磷酸核糖基转移酶的转基因。

a. OECD TG 474、475、478、483、484、485、486 和 488 是在分析之前需要动物参与的体内遗传测试。

b. 最新更新，1997 年。

## 17.4　多阶段致癌

癌发生过程分为三个试验确定的阶段：肿瘤起始、促进和进展。这种多阶段致癌作用的发展需要将良性增生细胞转变为恶性状态，包括侵袭和转移，作为进一步遗传和表观遗传学改变的表现。图 17.2 与以下相关讨论说明化学致癌作用三个阶段发生的事件，该图还概述了完成多阶段过程的需求。

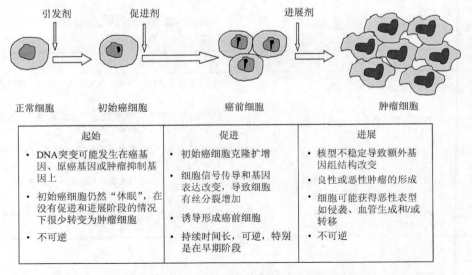

图 17.2　化学致癌三个阶段的示意图

## 1. 起始阶段

肿瘤起始的早期概念表明化学致癌作用的初始变化涉及不可逆的遗传改变。然而，最近来自分子研究的关于癌前人类肺和结肠组织的数据暗示表观遗传变化是癌发生中的早期事件。基因启动子区域的 DNA 甲基化可以转录沉默肿瘤抑制基因。因此，致癌物质-DNA 加合物的形成是化学致癌作用理论的核心，并且可能是肿瘤发生的必要条件，但不是充分的先决条件。DNA 加合物的形成导致原癌基因的活化或肿瘤抑制基因的失活是肿瘤起始事件。该阶段的一个重要特征是不可逆性，使得在这个过程中出现初始癌细胞的基因型/表型改变。能够引发细胞癌变的化学物质被称为引发剂。此外，引发后没有后续促进和进展作用便很少产生恶性转化。

## 2. 促进阶段

在癌症发生过程中，促进阶段指的是基因激活引发细胞选择性的克隆扩增。由于突变的积累速率与细胞分裂速率成比例，起始细胞的克隆扩增会产生更多的具有更多遗传变化和恶性转化风险的细胞群。肿瘤启动子区通常不发生突变，不仅仅是致癌的，并且通常能够在没有代谢活化的情况下介导细胞的生物学效应。此外，它们不直接与 DNA 相互作用。有趣的是，肿瘤促进阶段是可逆的，而且促进剂的持续存在对细胞群癌前病变状态的维持至关重要。因此，该阶段持续时间一般较长，特别是在人类中，因此，该过程是试验干预时常选的阶段。典型的肿瘤促进剂有十四酰佛波醇乙酸酯、苯巴比妥和 2, 3, 7, 8-四氯二苯并二噁英。

在肿瘤促进期间，可能发生恶性转化，如癌前细胞转化为具有恶性表型的细胞。该过程中进一步发生了遗传改变。在肿瘤的发生过程中，暴露肿瘤促进剂的频率比剂量更重要。此外，如果在细胞恶性转化发生之前停止暴露肿瘤促进剂，癌前病变或出现好转。给予细胞肿瘤促进剂会促进癌变过程，因为细胞数量增多增大了发生恶性转化的概率。这些细胞中的一部分会转化为恶性肿瘤，使得细胞分裂率增高，良性肿瘤或癌前病变中的分裂细胞数量增加。在某种程度上，这些遗传变化是由 DNA 合成过程的不确定性所致。

## 3. 肿瘤进展

肿瘤进展包括细胞恶性表型的表达和恶性细胞随时间获得更多侵袭性特征的趋势。此外，转移可能与肿瘤细胞分泌蛋白酶的能力有关，该蛋白酶可以促进细胞的转移侵袭。细胞恶性表型的特征是基因组不稳定和生长不受控，并且可以发生进一步的遗传和表观遗传变化，包括原癌基因的激活和抑癌基因的失活。抑癌基因的功能丧失通常以双峰方式发生，并且最常涉及一个等位基因的点突变和第二个等位基因的缺失、重组或染色体未分离。这些现象促进了细胞增长，同时使其具有侵袭能力，最终导致肿瘤细胞远处转移扩散。尽管有某些突变对细胞的恶性转化有明显影响，但突变的累计是细胞恶性转化的决定因素。

# 17.5　致癌的特点

从试验上看，致癌物是一种与未处理的动物相比显著增加恶性肿瘤发生率的药物。致癌物质是化学物质、物理因素（如紫外线和 γ 辐射）以及生物催化剂（如病毒）。化学致癌物是最常被研究的毒理学介质。

### 1. 分类

化学致癌物根据其化学特征进行分类，例如：①有机化学品有苯并（a）芘、黄曲霉毒素 B1 和苯；②无机化学品有砷、镉、铬和镍；③激素物质有雌激素、合成代谢激素和雄激素类固醇。

此外，根据动物和人类的致癌性证据，基于与 DNA 的反应性，将化学致癌物归类为遗传毒性或非遗传毒性（表观遗传）致癌物或者根据动物或人类中的致癌证据，可分为动物或人类致癌物。国际癌症研究协会相应地对人类致癌物进行评估和分类。

第 1 组：这些药物具有充分的人类致癌性流行病学证据，因此它们被标记为已知的人类致癌物，如砷、黄曲霉毒素 B1、苯、雌激素、氯乙烯、镍和铬。

第 2A 组：这些物质对动物具有充分的致癌性证据，但对人体有致癌作用的证据有限，因此，它们被标记为可能对人类致癌，如苯并（a）蒽、多氯联苯酚和氧化苯乙烯。

第 2B 组：它们具有对人类致癌的有限证据，或具有足够的动物致癌性证据和对人类致癌性不足的证据，被标记为可能对人类致癌，如苯乙烯、N-甲基-N-亚硝基氨基甲酸乙酯。

第 3 组：根据致癌性不可能将该组分类，如苯并[e]芘和二苯并[a, c]蒽。

第 4 组：这些化学品在动物和人体中都没有足够的致癌性证据，因此可能不会对人类致癌，如己内酰胺。

### 2. 鉴定致癌物

致癌物质的鉴定是致癌风险评估的关键步骤。虽然流行病学研究提供了确定人类接触致癌物质致癌性的最明确手段，但它们不能保护人类健康，因为致癌性结论通常是在事件发生后得出的。另外，流行病学研究对致癌物鉴定的敏感性有

限。因此，根据体外和动物试验的结果确定潜在的致癌物，并根据以下方案进行
分类。

（1）短期生物测定：包括诱变测定和细胞培养物中的肿瘤转化。持续时间从
几周到 3 个月。

（2）中期生物测定：目标是定性和定量分析癌前病变证据。动物中进行 2～8
个月试验。

（3）长期动物试验：时间范围为 18～24 个月。

美国 FDA 法规要求对啮齿动物进行为期 2 年的生物研究，以确定潜在的致癌
物。关于体内测试要求的进一步信息在第 11 章 "体内致癌试验和致突变性试验"
中描述。

### 3. 致癌潜力

并非所有的致癌物都能成功地诱导肿瘤形成，也就是说，它们表现出不同的
致癌能力。化学品的致癌潜力被定义为诱导肿瘤的剂量-反应曲线的斜率。然而，
根据慢性致癌生物测定的数据不足以估计致癌潜力。历史上，已经开发了几种方
法来测量致癌潜力，特别是半数剂量致瘤率（$TD_{50}$）。$TD_{50}$ 用于评估许多化学物
质的致癌潜力而广受欢迎。$TD_{50}$ 为致癌剂的剂量率 [mg/(kg BW·d)]，当在标准时
间内长期给药时，一半的测试动物诱导发生肿瘤。该值是针对自发性肿瘤设计的，
是致癌风险评估的重要组成部分。

### 4. 致癌风险评估

致癌风险评估过程与第 4 章概述的毒理学风险评估非常相似。具体而言，这
些步骤包括：①致癌物及其潜力的确定和评估；②机制阐明；③暴露评估；④剂
量反应评估；⑤定性和定量评估人类的风险。

如前所述，流行病学研究所产生的信息和结论受到实验室、实验方法的影响，
这是由于前者的非保护特性和有限的灵敏度。然而，在科学和实际应用实验室生
物分析所得到的信息来估计人类的风险时，会受到一些限制。例如，根据简单的
实验室数据估算致癌风险需要主要假设，以便将生物分析中的致癌信息外推至人
体，其实例在第 2 章中概述。另一个重要问题是剂量-反应关系。在 2 年的动物试
验中使用高剂量（如测试药物的最大耐受剂量）用于鉴定致癌性。人体暴露于特
定潜在致癌化学物质的实际水平通常远低于实验室动物试验中使用的水平。因此，
将用高剂量测试物质处理过的动物获得的致癌数据应用于人类，在推断统计数据
中会产生显著的误差。此外，从致癌风险评估的高剂量到低剂量的推断，由于存
在遗传毒性致癌物阈值的假设而进一步复杂化。

定性和定量风险评估是确定人类致癌风险的另一个考虑因素。基于各种生物

测定所得信息的定性分析，定性风险评估更容易开展。相比之下，定量风险评估更麻烦，并且可能会有更大的变化。为了验证定量风险分析，该过程应整合特定致癌化学品或混合物的生物学数据、毒代动力学信息和毒动力学参数。为了实现这一目标，已经开发了各种数学模型和算法用于人类致癌风险的定量评估。其中包括一次（线性）、多次（k-hit）、多阶段、极值、log-probit 和 MKV 生物数学模型，以及基于生物学的癌症模型，其中一些 EPA 用于定量分析致癌风险。

### 5. 致癌和遗传毒性药物

无论是集体暴露还是个体暴露都涉及环境毒理学。在实验研究的支持下，流行病学研究确定各种风险因素简况。由于人类持续不断地改变环境，因此这种简况描述永远是不完整的，增加了与可能没有保护机制的药物相互作用的风险。多种化学或物理致癌物质并不适合研究，因为癌症的发展很可能不是由于接触单一致癌因素，而是由于接触多种可能致病因素的总和。

在各种环境有害化合物中，卷烟烟气与人类的癌症风险具有最高的因果关系。吸烟在肺癌、口腔癌和食道癌的病因以及各种慢性退行性疾病中起主要作用。尽管卷烟烟气是大约 4000 种化学物质的混合物，但它包含 60 多种已知的人类致癌物，4-甲基亚硝基氨基-1-(3-吡啶基)-1-丁酮（尼古丁衍生的亚硝基氨基酮，NNK）是最致癌的烟草特异性亚硝胺。NNK 诱导小鼠、大鼠和仓鼠的肺肿瘤产生，国际癌症研究机构（IARC）确定 NNK 和 $N$-硝基-去甲肾上腺素（NNN）为已知的人类致癌物。NNK 由肺中的 CYP P450 酶代谢活化并在 DNA 中产生 O6-甲基鸟嘌呤。该反应产生 G：C 至 A：T 突变，随后激活 K-Ras 原癌基因并导致肿瘤起始。

辐射是诱发人类癌症的物理因素。辐射促进 DNA 中的双链断裂（DSB），导致染色体畸变和细胞死亡，并产生各种氧化性 DNA 损伤。由于潜在的遗传毒性，高剂量辐射很明显会导致人体各种肿瘤的出现。例如，即使在低剂量下，放射性氡及其衰变产品中暴露可占全世界所有肺癌死亡的 10%～20%。

一些重要的国际计划旨在协调遗传毒理学测试策略和测试标准。OECD 在制定国际协调测试协议的建议方面发挥着重要作用。OECD 制定的协议定期更新（http://www.oecd.org/）。表 17.1 列出了 OECD 关于遗传毒理学测试的指南以及体外测定的选择和应用指南，表中的许多测试将在下一节详细介绍。第二部分介绍了致突变性和遗传毒性测试。

## 17.6　细菌细胞系统

短期试验使用原核和真核细胞来检测绝大多数潜在的致癌物和致突变物。原核生物包括细菌和蓝绿藻（蓝细菌）。细菌测试系统使用营养缺陷型生物，其生长和增殖取决于生长培养基中基本限速营养成分（通常为氨基酸）的存在。因此营养缺陷型生物体代表在基因位点中具有高度特异性缺陷的突变型细菌。相反，正常或野生型原养型生物体缺乏突变，其增长并不取决于添加的必需限速营养素。原养生物能够利用最小必需生长培养基组分维持正常细胞增殖。图 17.3 描述了营养缺陷型和原养型细菌的典型生长特性，作为准备 Ames 试验的初步试验。

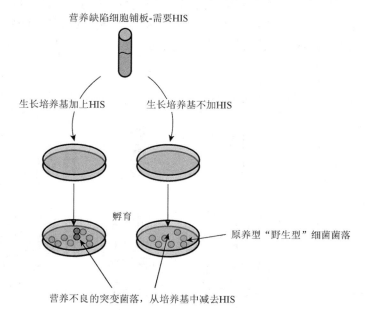

图 17.3　营养缺陷型和原养型细菌的生长特性

缩写：HIS，组氨酸

　　细菌测试的基础是诱导：①从组分依赖性菌株到野生型的逆向突变，其能够在最低限度必需培养基上维持生长；②是一种正向突变，在这种突变中，额外诱导的表型遗传变化被识别出来。

　　检测正向突变导致化学物质的更大的遗传靶点，在特定的基因组中呈现几个位点用于鉴定表型变化。反向突变分析为化学作用提供了特定的和选择性的靶位点，依靠第二种药剂诱导的突变来修饰预先存在的突变的影响。

1. Ames 试验

　　直接作用诱变剂的细菌致突变性试验、回复突变板测试、平板掺入测试或琼脂覆盖测试，使用与已知浓度的测试试剂混合的细菌菌株。悬浮液与含有营养缺陷型生物体生长必需成分的琼脂溶液一起温育。细菌在存在测试化品的情况下繁殖数代。然后将混合物覆盖在缺乏基本培养基组分（最小限度的琼脂）的琼脂平板表面上。

　　在琼脂平板上，除了那些回复突变为原养型生长模式的生物体，所有营养缺陷型有机体停止生长。因此，突变的生物体（最初在不存在限速关键组分的情况下不能生长）在必需营养物耗尽时形成单一"野生型"细菌的后代。除非出现广泛的遗传变化或对营养缺陷型细菌基因组的致死性损伤的证据，否则回复体的数量与培养基中测试试剂的浓度成正比。图 17.4 是在缺乏或存在诱变剂的情况下 Ames 试验和营养缺陷型细菌的生长特性的示意图。

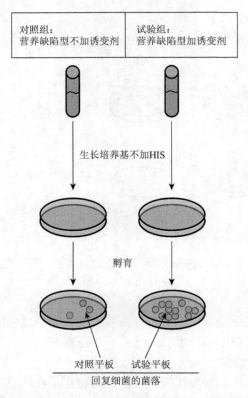

图 17.4　在存在或不存在诱变剂的情况下，营养缺陷型细菌的 Ames 试验和生长特性。制备两种组氨酸（HIS）依赖性沙门氏菌菌株培养物。将可能的诱变剂添加到试验组中，然后将样品接种至缺乏 HIS 的培养基，37℃下孵育 24～48h。突变（回复体）接种到 HIS 独立的细菌将形成菌落。计数菌落并与自发的 HIS 非依赖性对照板比较

　　细菌诱变测定是用于筛选潜在诱变剂和致癌物最广泛使用的短期试验。它们对遗传毒剂非常敏感，且简单、快速、经济。最广泛使用的细菌测定系统使用由 Ames（1972）开发的鼠伤寒沙门氏菌的突变测试菌株。使用合成组氨酸（HIS）缺

陷的菌株。后来通过在测试菌株中引入额外的突变增加了检测的灵敏度（表 17.2），
专门设计用于检测由不同类别的诱变剂诱导的移码或碱基对替换突变。

**表 17.2　引入原始沙门氏菌菌株突变增加 Ames 试验对致突变物的敏感性**

| 突变 | 特征 |
| --- | --- |
| uvrB | 消除 DNA 切除修复系统 |
| rfa | 干扰细胞壁 LPS 组分的合成，导致细菌细胞壁对诱变剂的渗透性增加 |

注：LPS，脂多糖。

　　所有菌株在 HIS 操纵子中都含有某种类型的突变，而另外的突变增加了它们
对诱变剂的敏感性。例如，rfa 突变引起细菌的脂多糖表面涂层的部分损失，因此
增加它们对通常不穿透细胞壁的大分子的渗透性。另一种突变（uvrB）通过缺失
编码 DNA 切除修复的基因大大增加了细菌对诱变剂的敏感性。
　　许多标准测试菌株还含有 R 因子质粒 pKM101。这些菌株对许多在非 R 因子
亲本菌株中无活性的诱变剂很敏感。因此，鉴定致突变剂的灵敏度以及检测不同
类别致癌物的特异性是取得的显著进步（表 17.3）。今天，Ames 试验是唯一经过
验证且对检测致癌物质敏感的短期试验。它的灵活性使其适用于测试具有不同特
征的大量化学品。尽管如此，在评估和解释数据时，认识其局限性也是很重要的。
最重要的是要遵守标准化方案以减少实验室内的差异。接下来将介绍 Ames 的两
种变形：斑点试验和标准试验。

**表 17.3　包含额外突变的测试菌株**

| 测试菌株 | HIS 基因的突变 | 额外的突变 | 特征 |
| --- | --- | --- | --- |
| TA1535 | 碱基对替换 | rfa，uvrB | 增加对干扰碱基对替换的化学品的敏感性 |
| TA100 | 碱基对替换 | rfa，uvrB，plasmid pKM101 | TA 1535＋的特征是转移抗生素耐药 R 因子质粒到 TA1535 |
| TA1537 | 移码突变 | rfa，uvrB，plasmid pKM101 | 增加对干扰移码突变的化学品的敏感性 |
| TA1538 | 移码突变 | rfa，uvrB | 增加对干扰移码突变的化学品的敏感性 |
| TA98 | 移码突变 | rfa，uvrB，plasmid pKM101 | TA1538＋的特征是转移抗生素耐药 R 因子质粒到 TA1538 |

### 2. 斑点试验

　　斑点试验是快速筛选大量化学品的最简单技术。TA98、TA100 或 TA1535 鼠
伤寒沙门氏菌测试菌株在基本培养基中培养。该生物体应用含有限量 HIS 的琼脂

覆盖层以引发生长（平板掺入试验）。用已知浓度的测试剂浸泡的薄片盘放置在琼脂上孵育。含有溶解的化学物质的可扩散溶液的毒性与生长抑制区的直径成正比，与施用部位周围的回复细菌的生长成正比。尽管水溶性药剂不易渗透琼脂，且化学浓度的稀释随着向外扩散而增加，但该试验对检测诱变剂的剂量范围很有用。该方法用于检测每个琼脂培养基中几种敏感和不敏感的试验菌株。

### 3. 标准 Ames 试验

如前所述，原始测试系统使用已知浓度的测试菌株与液体琼脂、HIS 和增加浓度的测试化学品一起温育。将该混合物加到含有基本培养基（无 HIS）的培养皿中，孵育 48～72h，计数回复菌落并与对照组（自发回复物）比较。该测试的主要局限性是期望该测定可以筛选所有种类的化学致癌性，并且该细菌系统可以模拟哺乳动物生物体的代谢能力以激活前致癌物，这就需要代谢活化成更具活性的物质。

因此，一些重要类别的化合物如环境致癌物、多环芳烃和亚硝胺在没有外源代谢活化的情况下表现出最小的致突变活性。解决这一难题的方法在于发现哺乳动物肝脏的匀浆提供了细胞色素 P450 混合功能氧化酶的来源。存在于肝细胞内质网中的这些酶可用于将促致癌剂转化为活性致癌物。因此，通过将大鼠或人肝脏匀浆添加至温育混合物，致癌物的细菌测试系统的预测性得到显著改善。此外，还建立了肝 S9 部分作为首选的激活系统（见第 16 章），并将沙门氏菌-哺乳动物微粒体测试方法固化为检测短期遗传毒性剂的选择。

为了避免标本中存在高度可变的肝酶活性水平，将年轻雄性大鼠用 Aroclor 1254（多氯联苯、PCB 的混合物）处理。5 天后，通过差速离心处理肝脏匀浆以去除细胞核、大多数细胞器和膜碎片。S9 上清液部分从连续内质网片段中分离，形成含有高浓度 I 相混合功能氧化酶的微粒体。该馏分作为粗制匀浆使用，通过高速离心法进一步富集，或冷冻保存。

为了完成短期试验，将等分的 S9 部分添加到沙门氏菌测试化学琼脂缓冲悬浮液中，覆盖在基本培养基琼脂平板上，并在 37℃孵育 48～72h。计数回复菌落并与对照组比较（图 17.4）。

## 17.7　哺乳动物细胞系统

### 1. 哺乳动物系统诱变试验的基础

确定农药和除草剂等化学品的致突变性需要高灵敏度和特异性的试验。一个有效的策略是使用能够产生重复性的测试以及基于三个阶段的生物学相关数据。

第一阶段使用如前所述的细菌基因突变测定法；第二阶段检测是细胞遗传学检测，用于监测致癌性和致畸性（本章后面会介绍）；第三阶段测定记录培养的哺乳动物细胞中诱导的基因突变。

　　作为第三阶段的一部分，在哺乳动物细胞中进行诱变试验以确定化学物质是否为高等动物的诱变剂。在哺乳动物中进行的测试假设更高程度的 DNA 修复和异生代谢与细菌系统明显不同。因此，几种测定法包括各种连续细胞系和动物源及人源的原代培养物。虽然原代培养物保持一定的生物转化能力，但连续细胞系的潜力有限。因此细胞培养系统可以更仔细地研究引起基因突变和染色体畸变的作用机制。

　　短期哺乳动物试验使用中国仓鼠肺（V79）或中国仓鼠卵巢（CHO）细胞检测次黄嘌呤-鸟嘌呤磷酸核糖转移酶（HGPRT）基因位点的突变、小鼠淋巴瘤 L5178Y 细胞系或 TK6 人淋巴母细胞系中胸苷激酶（TK）基因位点的突变。细胞的化学处理在特定的位点诱导正向突变，之后将培养物恒温孵育以诱导突变体的表型表达。突变体在含有选择性试剂的培养基中形成菌落，该选择性试剂在促进突变体增殖的同时可抑制野生型细胞。致突变潜力与突变细胞集落形成成正比。

　　V79、CHO、L5178Y 和 TK6 细胞缺乏激活促变应原的代谢能力，因此补充了包括肝 S9 部分或完整细胞激活系统的外源激活系统。然而，外部因素和系统的添加引入了测试系统内的主要可变性来源。

### 2. 细胞系

#### 1）CHO 和 V79 细胞

　　这些细胞具有稳定的核型（分别为 $2N = 20$，21），倍增时间为 $12\sim16\text{h}$。连续细胞系与各种遗传标记一起使用，包括对 8-氮杂腺嘌呤、放线菌酮和甲氨蝶呤的抗性。诱变系统涉及 HGPRT 基因位点的突变，其基因存在于 X 染色体上。该位点编码负责将嘌呤、次黄嘌呤和鸟嘌呤转化为核苷酸的 HGPRT 酶。如 6-硫鸟嘌呤（6-TG）和 8-氮鸟嘌呤的化学试剂对含有 HGPRT（HGPRT⁺）的细胞具有细胞毒性，而在 HGPRT 基因位点（HGPRT⁻）处的突变诱导抗性。

　　该试验依赖于 HGPRT 将 6-TG 和 8-氮鸟嘌呤代谢为有毒的核糖磷酸化衍生物，当衍生物掺入 DNA 时会引起细胞死亡。CHO 细胞或 V79 细胞（HGPRT⁺）在存在或不存在 S9 补充剂的情况下与检测试剂一起培养。将培养物在含有 6-TG 的培养基中孵育并重新接种。在 HGPRT 基因位点（HGPRT⁻）上的突变使酶失活并抑制来自 6-TG 的毒性代谢物的催化形成。突变细胞能够使用从头嘌呤生物合成来存活并形成浓度为 6-TG 的菌落，其通常对野生型细胞具有细胞毒性[1]。

---

① CHO 系统还广泛用于检查染色体畸变和姐妹染色单体交换，从而允许比较具有不同终点的测试数据。

2）小鼠淋巴瘤 L5178Y 细胞

小鼠淋巴瘤 L5178Y 诱变系统基于定量发生在杂合 TK 基因位点（L5178Y/TK±）上的正向突变。该基因表达负责外源性胸苷磷酸单酯合成的 TK 酶。当三氟胸苷（TFT）取代胸苷作为底物时，得到的磷酸化 TFT 不可逆地抑制胸苷酸合成酶，导致细胞死亡。基因位点上的突变导致 TK 活性的丧失和纯合菌株（TK–/–）的形成。掺入 5-溴脱氧尿苷（BrdUrd）导致 TK± 细胞的细胞毒性，而酶缺乏细胞（TK–/–）继续增殖，因为它们不能将 BrdUrd 转化为毒性代谢物。当淋巴瘤细胞暴露于推定的 L5178Y 诱变系统中的诱变剂时，正向突变发生在 TK 基因位点并使 TK 酶失活。与 CHO 和 V79 细胞一样，在培养基中加入 TFT 可选择通过从头合成嘌呤而增殖的 TK 突变体，而野生型细胞不能存活[①]。

3. 细胞遗传学试验

用于检测致突变性和致癌性的第二阶段检测包括细胞遗传学检测。三种不同类型的体内和体外细胞遗传学测试监测致断裂性和非致病性。光学显微镜用于确定化学诱导的染色体结构或数量的变化，包括：①染色体畸变；②姐妹染色单体之间的互换；③染色体片段或染色体损伤形成的微核。

最初开发用于体内测试、细胞和组织培养技术的进步已经为体外方案创造了优势。特别是细胞培养适应性更加方便、经济并且能够筛选许多化合物。事实上，一些程序结合了体内和体外使用方法，从而更适用于人类暴露于遗传毒性剂。

1）染色体畸变

长期以来，人们认为先天性畸形和肿瘤生长是由染色体畸变导致的。大多数已知的致癌物质也被认定为诱导染色体断裂的诱导剂。如第 6 章"急性毒性试验"中所述，体内检查可以包含来自之前用测试剂处理的动物的不同细胞类型的显微镜检查。而体外方法更敏感，但与细菌诱变系统一样，通常需要外源补充酶促活化。尽管如此，CHO 和 V79 细胞系和人淋巴细胞通常用于短期细胞遗传学研究。

对于大多数细胞类型，研究方法是相似的，并且与核型分析描述的方案类似（第 13 章）。该过程始于诱导细胞增殖，在需要时刺激进入细胞周期。这是通过添加有丝分裂原如植物血凝素来实现的。测试化学品的初始剂量范围确定包括测量细胞活力或有丝分裂指数，并将其作为细胞系的基线控制参数。在 LabTek[TM] 腔室中准备对数生长期的底物培养物，并根据经验确定的时间进行处理，以涵盖细胞周期的所有阶段[②]。培养物被洗涤后加入秋水仙碱以使细胞停滞在中期，2～3h 后

---

① 有趣的是，TK 诱变试验也可用于检测试验化合物的致断裂潜力，即染色体断裂的诱导。

② 在补充 S9 的情况下，由于添加剂的细胞毒性，化学暴露减少到 2～3h。

处理培养物用于分析染色体畸变。图 17.5（a）说明了典型的染色体畸变、交换和团聚模型的原理。

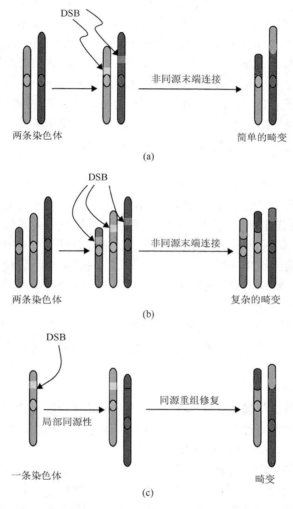

(a)

(b)

(c)

图 17.5　染色体畸变的标准模型。（a）简单的像差，双链断裂（DSB）错连；（b）重新连接两个以上的 DSB 以形成复杂的像差；（c）重组错误修复，其中单链断裂导致酶促介导的同源错误修复

中期扩散依赖于通过加入低渗氯化钾溶液使细胞适当膨胀。然后将细胞固定，除去盖子以暴露塑料或载玻片上的固定细胞，并将载玻片用亚甲蓝或 Giemsa 染色剂染色。用显微镜（1000 倍，油浸）观察染色体，并对畸变的数目和类型进行评分。

2）姐妹染色单体互换

姐妹染色单体互换（SCE）涉及在同源基因座的染色单体之间复制 DNA 的交叉。与染色体畸变不同，互换不涉及形态变化，仅通过姐妹染色单体的差异标记来检测［图 17.5（b）和（c）］。使用[3H]-胸苷（[3H]-TdR）掺入新转录的 DNA 的传统方法已被使用 BrdUrd 标记物与不同染色剂组合的方法取代。

在细胞中掺入 BrdUrd 提供了比单独使用[3H]-TdR 更准确地估计 S 期中细胞分裂的方法。最佳方法是同时测定 DNA 含量和掺入 BrdUrd 的量。连续暴露于 BrdUrd 标记与使用[3H]-TdR 方法类似，可估计非循环细胞的比例，并且脉冲追踪试验提供了细胞周期进展的定量测量。例如，脉冲追踪暴露于 BrdUrd（0.5～2h）标记在脉冲时间处于 S 期的细胞，而连续暴露（超过 2h）标记在暴露期间通过 S 期的所有细胞。

该方案与染色体畸变的核型分析和检测类似，不同之处在于 BrdUrd 标记至少添加到培养基中两个倍增水平。细胞在 LabTek 室中生长，在与测试化学品一起温育后，脉冲追踪和连续暴露于卤代嘧啶。洗涤后，姐妹染色单体与荧光标记（抗 BrdUrd IgG-FITC 偶联抗体）加 Giemsa 染色（FPG 方法）区分开，产生永久差异染色的染色体[①]。阻断对照和生物对照是在平行组中进行的，以说明背景非特异性荧光和自体荧光，特别是 G1 细胞观察到的情况，这些细胞倾向于从 BrdUrd 的抗体发出最小的绿色荧光。

普遍认为 SCE 的诱导和致癌性之间存在强相关性。此外，SCE 检测比染色体畸变测试麻烦得多，因此验证了 SCE 检测是对致癌物和遗传毒性剂的显性和有用的短期测试。

3）微核的检测

尽管之前的测试仅检测染色体断裂，微核测量试验在灵敏度和速度上与染色体畸变检测相当。在有丝分裂细胞分裂过程中染色体未成功地传递到子核，特别是由于缺少着丝粒，染色体片段即形成微核。

该测定用于培养中的各种植物和哺乳动物细胞，对增殖细胞特别有用。在用于检测微核的试验中注意到程序与用于染色体畸变的程序有轻微变化。简言之，将培养的细胞用测试剂处理一段时间，然后在细胞松弛素 B 存在下恒温孵育以防止胞质分裂[②]，核分裂不被阻塞（程序中省略了秋水仙碱）。该程序后续继续进行染色体畸变。对含有两个细胞核的细胞进行评分，以确定是否存在未掺入子核的微核。

---

① 荧光技术可以确定每个细胞的标记指数，标记指数定义为总细胞中可观察到的 BrdUrd 标记细胞数。
② 胞质分裂。

4. 短期细胞遗传学检测的局限性

如前所述，培养的细胞缺乏生物转化的代谢潜能，因此限制了对非代谢母体化学物质的遗传毒性测量。然而，微粒体酶制剂、饲养层和共培养物可以补充代谢酶的缺乏。虽然染色体畸变测试更敏感和可靠，但比微核测试或 SCE 测试更费力、更昂贵。

5. 非程序的 DNA 合成

1）测试原理

由于哺乳动物细胞在体内和体外都不断受到化学物质的自然和试验暴露，因此它们通过进化选择开发了有助于修复液受损伤害的防御系统。非程序的 DNA 合成过程的修复机制具有很好的特征。该毒理学测试的原理依赖于在用测试化学品处理期间或之后将[3H]-TdR 掺入培养的细胞中。将细胞制剂固定后在显微镜载玻片上干燥并暴露于磷光数字成像系统①。其他方法涉及定量测量[3H]-TdR 摄取到来自对照组和化学处理组的新合成或修复的 DNA。

非程序的 DNA 合成评估是间接测量 DNA 损伤，因为序列酶修复过程是由细胞对化学损伤形成的 DNA 加合物的识别而引起的。通过切除加合物、DNA 链聚合和随后的连接来恢复主 DNA 结构。在修复过程中核内掺入放射性核苷酸碱基作为预期或未预期（计划外）DNA 合成的任何时期修复病变的定量示踪剂。该测定分别通过放射自显影或液体闪烁计数产生半定量或定量数据。

2）细胞转化

（1）测试原理。

细胞转化的短期试验是敏感和机理有效的体内化学诱导癌症的体外模型。恶性转化伴随着与致癌诱导相关的表型改变。这些测试使用各种终点，这些终点依赖于明显的变化来检测测试化合物的转化能力和致癌潜力，包括：①丧失锚定依赖性；②改变细胞形态或生长特征。

后者的标准是使用典型的细胞培养参数如接触抑制的丧失、琼脂生长的改变、永生特征的出现、多层培养物中的增殖以及病毒依赖性来测量的。另外，转化的细胞在移植到同基因免疫有缺陷的动物体内时具有诱导癌症的能力。然而，这些测试存在缺乏重复性、有巨大的变异性以及主观解释某些结果评分等问题。

（2）焦点转化分析。

永生细胞系 C3H/1OT1/2 和 BALB/c3T3 成纤维细胞用于焦点转化测定。细胞显示永生哺乳动物培养物的特征，特别是它们的持续增殖和体内肿瘤发生倾向。

---

① 传统的放射自显影方法包括将载玻片暴露于照相乳剂，通常需要数天才能看到细胞核中不透明的放射性斑点。

与其他人类或啮齿动物永生细胞如人肺癌的 A549 细胞和来自人结肠癌的 Caco-2 细胞不同，C3H/10T1/2 和 BALB/c3T3 组成梭形形态并表现出生长的密度依赖性和接触抑制。另外，它们在单层培养物中形成焦点。

该试验包括将培养物暴露于试验化学物质 24～72h，然后再传代 4～6 周并接触化学试剂表达转化的表型（图 17.6）。将单层或多层固定并染色以确定转化细胞病灶的存在。结果的可变性来自评分的主观影响。因此，测定标准化的尝试是根据观察到的类型识别病灶：① I 型病灶未被评分为恶性转化，它们是紧密堆积的，单层培养物在接种到宿主动物后不是致瘤的；② II 型病灶呈现致密、重叠、多层的细胞网络；③III 型病灶呈现密集染色重叠的细胞多层组，生长模式的边缘是不规则的并且在注入宿主动物后是致瘤的。该试验对理解和筛选体内发生的多阶段致癌物的机理启动和促进具有特别价值。

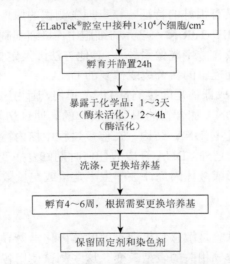

图 17.6　使用 C3H/1OT1/2 和 BALB/c3T3 成纤维细胞的焦点转化测定的流程

6. 叙利亚仓鼠胚胎细胞转化试验

该试验将致死细胞系纳入焦点和克隆试验。焦点试验开始时，叙利亚仓鼠胚胎（SHE）细胞在没有饲养层的情况下以 $1 \times 10^5$ 个细胞/cm$^2$ 接种。这代表了比正常细胞更高的接种密度，大多数哺乳动物细胞的接种密度需要减少约 10 倍的细胞。将细胞孵育 3 天，然后化学暴露 3 天，在其后 20～25 天评估转化灶。

克隆试验的特征是初始接种有丝分裂灭活的饲养层达到密度，并与几百个目标 SHE 细胞共培养。24h 后，将培养物暴露于测试化学品 7～10 天并处理用于组织学转化。与传统的细胞转化分析的外观相比，SHE 细胞转化为密集的、分离的细胞群，其边界清晰。图 17.7 描述了该过程。

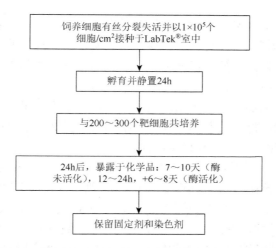

图 17.7 使用 SHE 成纤维细胞的叙利亚仓鼠胚胎（SHE）细胞转化测定流程。
使用紫外线或丝裂霉素-C 对细胞进行有丝分裂灭活

**7. 病毒和化学转化方法**

历史上也发现了一些用于机械致癌毒理学研究、病毒和化学转化分析的实用短期筛选试验。两种分类良好的转化方法包括 SHE/SA7 细胞系和 Fisher 大鼠胚胎（FRE）细胞（FRE/RLV 转化测定法）。由于细胞先前分别被猿猴腺病毒（SA7）和 Rauscher 白血病病毒（RLV）感染，因此两种细胞系更易于化学转化。

## 17.8 短期试验策略的发展

开发用于评估化学品诱变潜力的体外短期试验的重要目标包括鉴定潜在生殖细胞和体细胞诱变剂作为潜在致癌物。鉴于目前对体外方法的理解和发展状况，认为使用一组体外试验也能达到这些目标，特别是对于人体风险评估，这个想法是不合理的。因此，评估化学品的诱变潜力，特别是直接暴露于人体的化学品时，必须纳入多种检测方法，其目标是在早期阶段鉴定遗传毒性和细胞遗传学致癌物。因此，任何检测潜在致癌物致癌能力的方案都涉及多种方法：①使用化学结构-活性关系研究的初步筛选；②体外试验用细菌细胞进行基因检测和用哺乳动物细胞进行染色体检测；③体内试验选择基于临床前筛选的动物模型的致癌性研究。

检测化学品致突变潜力筛选试验的性能是由灵敏度、特异性和一致性决定的。灵敏度是给定测试中筛选出阳性致癌物的百分数，特异性是指检测出非致癌物是阴性的百分数，一致性是指来自短期测试的致癌物和非致癌物的结果与体内数据一致的百分数。

　　欧洲化妆品和非食品科学委员会针对具有遗传毒性、致突变性和致癌潜力的染发剂测试指南包括六种体外试验。该指南表明，染发剂中使用的化学物质的潜在遗传毒性活性可以通过应用经充分验证的能够检测诱导基因突变结构和染色体数目变化的测试系统来确定。

　　欧盟食品科学委员会最近更新的食品添加剂指南推荐了一系列体外试验以诱导细菌和哺乳动物细胞中的基因突变（包括小鼠淋巴瘤 TK 试验和染色体畸变试验）。此外，物理化学、结构和代谢特性产生的数据也可补充完善。

　　欧盟还介绍了一些类似于 OECD 指南（表 17.1；http://europa.eu.int/）的测试，其中包括细胞形态转化的测定。在欧盟的国家准则中，英国卫生部的准则尤其值得关注。"致突变性化学物质测试指南"（http://www.doh.gov.uk/com.htm）基于英国食品、消费品和环境中化学物质致突变委员会的建议，提供测试和评估的背景信息和理由。该提议推荐纳入诱导非整倍体潜力的体外测试（微核试验或中期分析）。

　　人用药品注册技术要求国际协调会议（ICH）推荐可用于药品评估的核心测试组合。该工作组建议，组合包括体外哺乳动物细胞染色体畸变的细菌基因突变试验或 L5178Y 小鼠淋巴瘤哺乳动物细胞诱变试验和啮齿动物造血细胞染色体损伤的体内试验。ICH 指南涉及试验程序以及策略和试验解释。

　　遗传毒性试验程序和出版物的评论被记录为美国环境保护局的 GENETOX 程序的一部分（http://toxnet.nlm.nih.gov/cgi-bin/sis/htmlgen?GENETOX）。最近完成了对化学诱导的遗传毒理学现有文献和来自同行评估的致突变性试验数据的综述。该机构还为检测化学诱导的遗传损伤测试的多样性指明了方向。

　　美国环境保护局的环境致癌部门位于国家健康和环境影响研究实验室内。其研究重点是提高对环境诱发诱变和致癌作用的理解，将其纳入人类癌症风险评估模型。该计划使用细胞、动物和计算机模型来评估对各种环境化学品和混合物的反应。该研究的目的是了解体细胞和生殖细胞突变的化学诱导，作为改善癌症和遗传性突变风险评估的基础。研究的目标和方法针对：①确定危害；②使用适用的生物标志物评估剂量和肿瘤反应；③使用啮齿动物肿瘤数据和致瘤的细胞指示物开发人类肿瘤的剂量-反应曲线；④确定诱变剂的代谢活化和解毒机制；⑤使人和实验室动物和细胞测试系统结果的比较成为可能；⑥改进风险评估中使用的基于生物学的剂量-反应模型的性能；⑦开发和验证分子技术、短期生物测定和动物生物测定评估致癌潜力。

　　因此，环境致癌部门有能力影响国家和全球癌症风险评估过程的发展。

## 17.9 总　　结

　　各种因素导致体外致突变性试验获得不同结果，其中最重要的是：①在原核细胞中没有细胞生物转化系统；②原核细胞中 DNA 修复机制不一致；③在哺乳动物细胞培养系统中存在少量解毒酶；④体外方法对特定类别的诱变剂的敏感性水平不同；⑤体外试验的灵敏度高，其结果可能不反映体内暴露情况。

　　人类生物学的其他混淆问题会降低体外检测致癌潜力的有效性，如考虑环境因素的影响，包括暴露情况、自发突变的背景比例以及正常情况下与基因结构和生物功能的关系。应该加强监管测试方案的制定，以防止与化学品接触相关的不利影响，而不是混淆和阻碍实现这一目标的进展。

　　尽管概述和发布了致突变性风险评估和准则的一般原则，但即使在管理机构内部也很少进行量化风险评估。目前有大量的基因毒性数据被用来制作基于基因毒性危害的分类或提供机制的管理决策以支持定量致癌风险评估。体外致突变性测试技术及其与体内模型一致性的发展，现取得了重大的进展。未来将这些模型用于人类风险评估，预示着更加保守的判断。因此，解决监管机构、工业问题和研究机构之间的争议、限制和协议的唯一保证就是尽力实现完美的协调。最后，开发一个可减少不必要的动物使用的可接受的体外测试系统，特别是用于定量预测细胞特异性效应。同时，只要人的风险评估不受影响，目标就是有效的。

## 推 荐 阅 读

Ames BN，Gurney EG，Miller JA，Bartsch H. Carcinogens as frameshift mutagens: metabolites and derivatives of 2-acetylaminofl uorene and other aromatic amine carcinogens. Proc Natl Acad Sci USA 1972；69：3128.

Ames BN，Sims P，Grover PL. Epoxides of carcinogenic polycyclic hydrocarbons are frameshift mutagens. Science 1972；176：47.

Ames BN. Identifying environmental chemicals causing mutations and cancer. Science 1979；204：587.

Ames BN，Gold LS，Willett WE. The causes and prevention of cancer. Proc Natl Acad Sci USA 1995；92：5258.

Cohen SM，Ellwein LB. Cell proliferation in carcinogenesis. Science 1990；249：10071.

Jacobson-Kram D，Contrera JF. Genetic toxicity assessment: employing the best science for human safety evaluation. Part I: early screening for potential human mutagens. Toxicol Sci 2007；96：16.

Jakóbisiak M，Lasek W，Gołab J. Natural mechanisms protecting against cancer. Immunol Lett 2003；90：103；Erratum in: Immunol Lett 2004；91：255.

Kirkland DJ，Aardema M，Banduhn N，et al. In vitro approaches to develop weight of evidence（WoE）and mode of action（MoA）discussions with positive in vitro genotoxicity results. Mutagenesis 2007；22：161.

Klaassen CD. Casarett & Doull's Toxicology: The Basic Science of Poisons，7th edn. chap. 8 New York: McGraw-Hill Companies，Inc，2007.

Klaunig JE. Acrylamide carcinogenicity. J Agric Food Chem 2008；56：5984.

Little MP，Heidenreich WF，Moolgavkar SH，Schöllnberger H，Thomas DC. Systems biological and mechanistic modelling of radiation-induced cancer. Radiat Environ Biophys 2008；47：39.

Lorge E，Gervais V，Becourt-Lhote N，et al. Genetic toxicity assessment: employing the best science for human safety evaluation part Ⅳ: a strategy in genotoxicity testing in drug development: some examples. Toxicol Sci 2007；98：39.

Marks F，Fürstenberger G，Müller-Decker K. Tumor promotion as a target of cancer prevention. Recent Results Cancer

Res 2007; 174: 37.

National Toxicology Program (NTP). Department of Health and Human Services, Report on Carcinogens (RoC). [Available from: http://ntp.niehs.nih.gov] [Last viewed Feb., 2009].

Nomura T. Transgenerational effects from exposure to environmental toxic substances. Mutat Res 2008; 659: 185.

Valavanidis A, Fiotakis K, Vlachogianni T. Airborne particulate matter and human health: toxicological assessment and importance of size and composition of particles for oxidative damage and carcinogenic mechanisms. J Environ Sci Health C Environ Carcinog Ecotoxicol Rev 2008; 26: 339.

Weinstein IB. Cancer prevention: recent progress, and future opportunities. Cancer Res 1991; 51: 5080s.

# 参 考 文 献

Aardema MJ, Snyder RD, Spicer C, et al. SFTG international collaborative study on in vitro micronucleus test Ⅲ. Using CHO cells. Mutat Res 2006; 607: 61.

Bolt HM, Foth H, Hengstler JG, Degen GH. Carcinogenicity categorization of chemicals: new aspects to be considered in a European perspective. Toxicol Lett 2004; 151: 29.

Brusick D. Evolution of testing strategies for genetic toxicity. Mutat Res 1988; 205: 69.

Carere A, Stammati A, Zucco F. In vitro toxicology methods: impact on regulation from technical and scientific advancements. Toxicol Lett 2002; 127: 153.

Clare MG, Lorenzon G, Akhurst LC, et al. SFTG international collaborative study on in vitro micronucleus test Ⅱ. Using human lymphocytes. Mutat Res 2006; 607: 37.

Decordier I, Kirsch-Volders M. The in vitro micronucleus test: from past to future. Mutat Res 2006; 607: 2.

Farmer PB. Committee on Mutagenicity (COM) of Chemicals in Food, Consumer Products and the Environment ILSI/HESI research programme on alternative cancer models: results of Syrian hamster embryo cell transformation assay. Toxicol Pathol 2002; 30: 536.

Hartley-Asp B, Wilkinson R, Venitt S, Harrap KR. Studies on the mechanism of action of LS 1727, a nitrosocarbamate of 19-nortestosterone. Acta Pharmacol Toxicol 1981; 48: 129.

Kirkland DJ, Henderson L, Marzin D, et al. Testing strategies in mutagenicity and genetic toxicology: an appraisal of the guidelines of the European Scientific Committee for Cosmetics and Non-Food Products for the evaluation of hair dyes. Mutat Res 2005; 588: 88.

Kowalski LA. In vitro carcinogenicity testing: present and future perspectives in pharmaceutical development. Curr Opin Drug Discov Devel 2001; 4: 29.

Laconi E, Doratiotto S, Vineis P. The microenvironments of multistage carcinogenesis. Semin Cancer Biol 2008; 18: 322.

Mohan CG, Gandhi T, Garg D, Shinde R. Computer-assisted methods in chemical toxicity prediction. Mini Rev Med Chem 2007; 7: 499.

Müller L, Kikuchi Y, Probst G, et al. ICH-harmonized guidances on genotoxicity testing of pharmaceuticals: evolution, reasoning and impact. Mutat Res 1999; 436: 195.

MacGregor JT, Casciano D, Muller L. Strategies and testing methods for identifying mutagenic risks. Mutat Res 2000; 455: 3.

Nesnow S. Complex mixtures of chemical carcinogens. In: Warshawsky D, Landolph J, eds. Molecular Carcinogenesis and the Molecular Biology of Human Cancer. chap. 14 Boca Raton, FL: CRC Press, 2006.

Oliver J, Meunier JR, Awogi T, et al. SFTG international collaborative study on in vitro micronucleus test V. Using

L5178Y cells. Mutat Res 2006; 607: 125.

Parry JM, Parry EM. The use of the in vitro micronucleus assay to detect and assess the aneugenic activity of chemicals. Mutat Res 2006; 607: 5.

Preston RJ. Genetic toxicology. In: Hodgson R, Smart R, eds. Introduction to Biochemical Toxicology, 3rd edn. chap. 16. New York: John Wiley & Sons, 2001.

Richardson SD, Plewa MJ, Wagner ED, Schoeny R, Demarini DM. Occurrence, genotoxicity, and carcinogenicity of regulated and emerging disinfection by-products in drinking water: a review and roadmap for research. Mutat Res 2007; 636: 178.

Rothfuss A, Steger-Hartmann T, Heinrich N, Wichard J. Computational prediction of the chromosomedamaging potential of chemicals. Chem Res Toxicol 2006; 19: 1313.

Schramke H, Meisgen TJ, Tewes FJ, Gomm W, Roemer E. The mouse lymphoma thymidine kinase assay for the assessment and comparison of the mutagenic activity of cigarette mainstream smoke particulate phase. Toxicology 2006; 227: 193.

Wexler P. The U.S. National Library of Medicine's Toxicology and Environmental Health Information Program. Toxicology 2004; 198: 161.

Williams GM. Detection of chemical carcinogens by unscheduled DNA synthesis in rat liver primary cell cultures. Cancer Res 1977; 37: 1845.

# 第18章 体外生殖和致畸性研究

## 18.1 引　言

物质生殖毒性的标准筛选体内方法（见第10章）不仅费时费力，且需要大量预试验以确定生殖试验的终点。

许多化学物质都会引起各种各样的发育异常，影响交配和受孕，引起子代结构畸形，生理机能障碍，行为改变等，这些物质统称为致畸剂。目前，对大多数化学品的致畸性都没有进行筛选，主要是因为已经需要进行许多毒性试验。因此，为了在临床前阶段对潜在的胚胎毒性进行筛选，大多数制药和化学公司会不定期对产品的胚胎毒性进行研究。对于临床上不使用的化学品通常不进行致畸试验。

因此，临床上大部分物质的胚胎毒性数据都很缺乏。监管机构作为安全评估的筛选系统，进行了后文所述的全胚胎培养（WEC），引起很大争议。要达到将这些和其他体外方法标准化的目的，发展经过科学验证的发育毒性工具至关重要。以下部分将介绍这些培养技术的发展情况。

检测致畸物质的经典方法选用的物种是啮齿动物和家兔，主要是因为它们的妊娠周期相对较短（分别为21～22天和32天）。根据试验目标，在交配之前将雌性暴露于可能的致畸原，受孕后、妊娠期间或出生后停止暴露。另外，当想要确定化学物质对雄性生殖能力的影响时，选用雄性动物暴露于化学物质。因此，暴露顺序取决于研究的毒理学问题。此外，化学物质的毒性效应与妊娠期的暴露时间有关。该方法还提供了部分作用机制的答案。

啮齿动物和家兔一窝幼仔数通常为8～10只，因此可以根据受影响的幼仔数量进行化学评分。例如，首先确定毒性的标准，然后对每个胚胎是否发生毒性进行检测。该指标的最小接受值被认为是有毒的，试验在剩余的幼崽上完成。发生毒性的胚胎数量越多，则化学品的评分越高。考虑到每个胎儿可以在不同剂量水平上筛选不同指标的潜在化学物质数，试验的数量在技术和经济上都是令人筋疲力尽的。

第10章"生殖毒性试验"不仅描述了发育毒性，而且对致畸剂的易感性和与致畸性有关的因素也进行了讨论。本章还介绍了母体毒性。因此，除了以下描述的胚胎毒性全胚胎培养试验外，本章特别强调体外生殖试验和致畸性研究。

## 18.2　胚胎毒性试验的替代方法

胚胎毒性试验和发育毒性的替代方法主要使用三种类型的系统：①WEC；②细胞培养物；③器官培养物。WEC 和器官培养方法具有表现复杂的发育机制和充分反映器官发生和形态的优点。然而，这些方法费力并且需要使用动物。相比之下，原代细胞培养和连续细胞培养相对容易实施，使用动物少或不使用，但它们的构成相对简单。因此，其灵敏度较低，可能不能检测出许多 WEC 能筛选出的潜在致畸原。表 18.1 总结了下文中进一步讨论的三个系统的优缺点。

**表 18.1　胚胎毒性试验替代方法的优缺点**

| 方法 | 优点 | 缺点 |
| --- | --- | --- |
| 胚胎培养 | 系统较复杂；对检测潜在致畸剂更为敏感；模仿不同的孕期 | 需要大量的动物；费力，昂贵；血清浓度影响结果；培养中胚胎培养时间有限 |
| 器官培养 | 系统不像 WEC 那么复杂；对检测潜在的致畸剂敏感；模仿不同的孕期；检测器官特异性毒性 | 比 WEC 方法需要的动物少；昂贵且费力 |
| 原代和连续细胞培养 | 技术上更简单；需要动物最少；有助于了解机械毒性 | 生物系统最简单；对胚胎毒性效应较不敏感；缺乏生物转化能力 |

### 1. 全胚胎培养

胚胎培养是检测潜在胚胎毒性剂的经典方法。该技术从孕期动物体内取出 1 周龄或 2 周龄啮齿动物胚胎，然后在细胞培养条件下适应几小时。随后将胚胎暴露于可能具有发育毒性的不同浓度的化学物质中。该方法特点为：结构变化迅速，随着生长、发育和分化的进展，体外严格监测致畸性。

该方法的一个潜在的好处是它可以对体内具有致畸活性的物质进行进一步研究。此外，体外培养胚胎为研究无母体神经内分泌、免疫和代谢影响的致畸性提供了方便，它的优点弥补了细胞培养试验的缺点。另外，在 WEC 试验中，剂量相关性生长迟缓和畸形的频率还取决于移植胚胎的妊娠期。

该方法使用细胞增长作为评价指标之一，过去二十年来，体外培养全鼠胚胎的方法已经迅速发展，但不应将其与体外细胞培养方法相混淆。胚胎培养时会有动物牺牲，与大规模预筛选研究相比优势较小。但是，该技术体外培养的胚胎发育情况与体内原肠胚形成到早期器官发生这个过程非常类似，同时该技术还可以对胚胎进行直接操作。在体内器官发生过程中涉及胚胎着床前和着床后两个过程（稍后介绍），但是该技术可能不足以对具有致畸潜能的化学物质进行筛选，其原因是试验监测的是单细胞指标，无法反映出影响胚胎发育的整个复杂过程。

### 2. 细胞培养

针对传统的胚胎毒性试验存在的问题，人们已经致力于开发体外细胞培养的致畸试验。在培养中使用胚胎组织的先决条件是分离的器官或细胞在培养基中保持至少 48～72h。用于分离细胞或器官的方法有多种，如"微量"法。该方法能够对啮齿动物手臂和腿部的原代细胞进行培养，这些细胞可以合成多种细胞外基质蛋白。而大多数已知的致畸化学物质具有抑制蛋白产生的作用，因此该试验通过分光光度法或放射性标记法来对氨基酸进行检测。

### 3. 着床前技术

自 Brachet 首次描述着床前胚胎培养方法以来，该方法在试验胚胎学和生殖生物学中逐渐显示出重大意义，Brachet 描述了小鼠、兔和人着床前胚胎的培养。其一般方法为，从性成熟动物中取出 3～6 天龄的胚胎（3 天桑椹胚至 6 天囊胚），并将其移植到含有胎牛血清或无血清的培养基中进行培养。培养过程中添加测试物质，使培养物暴露于测试物质，然后进行组织学检查，并用生物化学方法监测细胞的生长和增殖。然而，随着胚胎干（ES）细胞技术的出现，该试验很快便失去了应用价值。

### 4. 连续细胞培养

连续细胞系可以用于体外致畸性试验。现有几项研究证明了这些细胞系在筛选各种化学物质致畸性方面具有潜在的价值。这些细胞系包括来源于第一代怀孕动物胎儿分化的早期人胚胎细胞（HFL1、MRC-5 和 WI38 人胎儿肺成纤维细胞），并且处于胚胎最易受毒性损害的时期。其中成纤维细胞容易进行体外培养，它具有有限的生命周期，因此在衰老研究中也具有一定的价值。然而，需要注意的是，这些连续细胞系可能不适用于筛选对胎儿发育具有潜在毒性的化学品，因为这些细胞系已不属于原代培养。因此，它们的毒性损害只能反映基础细胞毒性，而不是对胎儿的特异性影响。

### 5. 胚胎干细胞

ES 细胞是来源于早期哺乳动物胚胎的多能细胞，能够在体外进行无限增殖。在具有完整胚胎的嵌合体中，ES 细胞与多种组织细胞的产生有关，如生殖细胞等。因此，可以通过 ES 将特定基因改变引入小鼠细胞系中。胚胎生长分化过程中的多种组织形成与 ES 细胞有关，包括三个胚胎胚层。此外，试验表明它还与器官发生及成人体内干细胞的形成有关，包括神经、肌肉、皮肤、上皮和骨髓等的发生。ES 细胞研究的进展与体内上皮细胞、表皮细胞和中胚层细胞通过多能干细胞的分化等不断更新有关。单个干细胞可分化为任何种类的细胞系。

对胚胎干细胞的研究始于 20 世纪 60 年代，最早从兔子和小鼠桑椹胚以及容易黏附在塑料组织培养容器中的囊胚的操作开始。试验观察到了干细胞的不断生长。在胶原蛋白涂层表面上进行囊胚培养最终可使其分化为含有神经、血液和吞噬细胞的细胞聚集体。直到对内部细胞团块进行完整培养后，研究人员才意识到 ES 细胞具有良好的分裂率，以及形态和染色体稳定性。在小鼠中，具有中间分化特征的细胞聚集体被称为拟胚体，它可以在体外分化为神经、心脏、血液和其他细胞系。

人胚胎干细胞的起源是 20 世纪 90 年代后期出现的一种现象，这些细胞具有临床实用性，因为它们具有快速增殖和通过胎儿途径达到靶向组织的潜力。因此，人 ES 细胞在临床治疗中具有巨大的潜力。

将干细胞试验应用于体外致畸试验需要维持小鼠 ES 细胞在培养基中处于未分化状态。在随后的试验中，可以通过改变培养条件使其分化成特定的细胞群，然后用于化学试验，这就避免了用小鼠胚胎进行原代培养。之后，可以使用 ES 细胞试验（EST）来对化合物的致畸性进行检测。2004 年，ZEBET 与欧洲替代方法验证中心（ECVAM）合作，对三项胚胎毒性试验（包括 EST）的预验证和验证进行了调整。最后研究得出结论，体外 EST 数据和体内数据具有良好的相关性，并且 EST 可用于筛选多种化学品的胚胎毒性。

### 6. 器官培养

目前，已经开发了多种器官培养模型用于生殖和发育毒性研究。这些模型是对体外替代方法的一种改进，它更能代表体内胚胎发生的复杂过程。然而，器官培养需要原代动物组织，并且具有一定的操作难度，这使得它们在实验室中的应用不多并且难以实现标准化。目前，器官培养模型包括肢芽、手指、腭、肺、肠、雄性和雌性生殖器官等。

目前，胚胎器官的原代细胞阶段已经成功地实现了在体外培养基中进行培养，其主要是通过将组织部分或完全浸没在生长培养基中进行培养。简单来说，器官培养是将组织外植体放置在微米过滤器（micron filter inserts）或含有细胞外基质的组织培养塑料容器中进行培养。这种方法特别适用于几种动物的器官培养，所用培养基为含有血清或合成培养基。该方法主要通过监测器官形态发育、分化和生化指标来进行结果评估。目前，已经成功分离出的原代器官包括：①用于研究肾发育和疑似肾毒性药物的小鼠肾脏培养物；②用于化学发育毒性检测的肢芽；③用于筛选胃肠发育致畸剂的胃肠结构；④用于生殖研究的睾丸和卵巢；⑤从胎鼠肺中分离出的 II 型上皮细胞。

大鼠肺上皮细胞是能够合成和储存由磷脂组成的表面活性剂的特殊细胞；其分泌物主要进入肺泡。在体内，表面活性剂覆盖于肺泡壁上可以降低气室界面的表面张力，有利于氧气穿透薄肺泡结构。因此，大鼠肺上皮细胞可以用于肺胚胎毒性试验中，特别是与表面活性剂产生和分泌有关的研究。与其他器官特异性原代培养一样，其优势在于检测靶器官毒性的能力。替代哺乳动物器官模型的实验室间验证研究为毒理学界提供了多种方法用于研究化学物质的胚胎毒性。

## 18.3　生殖与畸变研究生殖和致畸性研究的替代方法的验证

替代试验系统的验证要求达到一定的灵敏度、特异度，并且要与体内研究具有一致性。由于只有那些有足够体内数据支持的化学物质才能进行发育毒性研究，因此体外验证的尝试受限于可用的待测化学物质的种类。此外，危害评估最相关的化合物是那些其发育毒性处于边际毒性范围内且明显不具有极端毒性或无毒的化合物。因此，用于预测潜在致畸剂的体外筛选方法的发展主要受体内信息缺乏的限制，而不是试验方法的发展。

为了对体外试验进行标准化，并确定体外分析的终点，ECVAM 提出了一种预测模型方法，试图将体外数据外推到体内研究中。该预测模型包含预计的可用于体内反应的定量终点。试验的结果可以对试验性能进行评估，并且可以对体外试验的化学品数据库进行补充，特别是试验化学品的类别未知时。

目前，最详细的胚胎毒性试验研究由 ECVAM 报道，具体包括 EST、肢芽微团和 WEC 技术。每个试验包含 20 种化合物，在四个独立的实验室中以双盲法进行试验。初步试验数据表明，WEC 方法的体内和体外试验结果一致性最好，对化学物进行正确分类的概率为 80%，而 EST 和肢芽微团分别为 78% 和 71%。此外，对于胚胎毒性很强的化学物，这三个测试系统对该化学物进行正确分类的概率为 100%。

## 18.4　总　　结

可用于发育毒性试验的替代试验方法有很多种，其中有些可以反映胚胎和胎儿发育过程中的各种生物学机制。由于胚胎发育是一个非常复杂的生理过程，因此在目前的生物技术条件下，仍需要一段时间的努力才能找到一个替代试验来取代整个动物试验。在不久的将来，更有可能采取组合试验的方式来探索胚胎和生殖发育的全部机制。

发育毒性试验的替代试验方法与体外皮肤和眼部毒性检测领域的原则明显不

同，目前，这些研究领域已经在为监管提供替代试验方法方面取得了巨大成功。然而，科学的进步并不是表面上看起来的那样逐渐发展，而是更加突然，因此不远的将来，可能会实现生殖和胚胎毒性的体外替代研究。

## 推 荐 阅 读

Bremer S，Hartung T. The use of embryonic stem cells for regulatory developmental toxicity testing in vitro：the current status of test development. Curr Pharm Des 2004；10：273.

Brown NA. Selection of test chemicals for the ECVAM international validation study on in vitro embryotoxicity tests. Altern Lab Anim 2002；30：177.

Calabro AR，Konsoula R，Barile FA. Evaluation of in vitro cytotoxicity and paracellular permeability of intact monolayers with mouse embryonic stem cells. Toxicol In Vitro 2008；22：1273.

Flint OP. In vitro tests for teratogens：desirable endpoints，test batteries and current status of the micromass teratogen test. Reprod Toxicol 1993；7：103.

Gadhia SR，Calabro AR，Barile FA. Trace metals alter DNA repair and histone modification pathways concurrently in mouse embryonic stem cells. Toxicol Lett 2012；212：169.

Genbacev O，White TE，Gavin CE，Miller RK. Human trophoblast cultures：models for implantation and peri-implantation toxicology. Reprod Toxicol 1993；7：75.

Genschow E，Spielmann H，Scholz G，et al. The ECVAM international validation study on in vitro embryotoxicity tests：results of the definitive phase and evaluation of prediction models. Altern Lab Anim 2002；30：151.

Genschow E，Spielmann H，Scholz G，et al. Validation of the embryonic stem cell test in the international ECVAM validation study on three in vitro embryotoxicity tests. Altern Lab Anim 2004；32：209.

Kirkland DJ，Henderson L，Marzin D，et al. Testing strategies in mutagenicity and genetic toxicology：an appraisal of the guidelines of the European Scientific Committee for Cosmetics and Non-Food Products for the evaluation of hair dyes. Mutat Res 2005；588：88.

Palmer AK. Introduction to（pre）screening methods. Reprod Toxicol 1993；7：95.

## 参 考 文 献

Augustine-Rauch K，Zhang CX，Panzica-Kelly JM. In vitro developmental toxicology assays：A review of the state of the science of rodent and zebrafish whole embryo culture and embryonic stem cell assays. Birth Defects Res C Embryo Today 2010；90：87.

Barile FA，Ripley-Rouzier C，Siddiqi ZE，Bienkowski RS. Effects of prostaglandin E1 on collagen production and degradation in human fetal lung fibroblasts. Arch Biochem Biophys 1988；265：441.

Barile FA，Siddiqi ZE，Ripley-Rouzier C，Bienkowski RS. Effects of puromycin and hydroxynorvaline on net production and intracellular degradation of collagen in human fetal lung fibroblasts. Arch Biochem Biophys 1989；270：294.

Barile FA，Arjun S，Hopkinson D. In vitro cytotoxicity testing：biological and statistical significance. Toxicol In Vitro 1993；7：111.

Bechter R. The validation and use of in vitro teratogenicity tests. Arch Toxicol Suppl 1995；17：170.

Brachet A. Recherches surle determinism hereditaire de l'oeuf des mammiferes：development in vitro de jeunes vesicules blastodermique du lapin. Arch Biol 1913；28：447.

Brown NA. Teratogenicity testing in vitro: status of validation studies. Arch Toxicol 1987; 11: 105.

Buesen R, Visan A, Genschow E, et al. Trends in improving the embryonic stem cell test (EST): an overview. ALTEX 2004; 21: 15.

Edwards RG. Stem cells today: Origin and potential of embryo stem cells. Reprod Biomed Online 2004; 8: 275.

Evans M, Kaufman M. Establishment in culture of pluripotential cells from mouse embryos. Nature 1981; 92: 154.

Fein A, Carp H, Torchinsky A, et al. Peri-implantation mouse embryos: an in vitro assay for assessing serum-associated embryotoxicity in women with reproductive disorders. Reprod Toxicol 1998; 12: 155.

Flick B, Klug S. Whole embryo culture: an important tool in developmental toxicology today. Curr Pharm Des 2006; 12: 1467.

Flint O, Orton TC. An in vitro assay for teratogens with cultures of rat embryo midbrain and limb bud cells. Toxicol Appl Pharmacol 1984; 76: 383.

Kadereit S, Zimmer B, van Thriel C, Hengstler JG, Leist M. Compound selection for in vitro modeling of developmental neurotoxicity. Front Biosci 2012; 17: 2442.

Lee HY, Inselman AL, Kanungo J, Hansen DK. Alternative models in developmental toxicology. Syst Biol Reprod Med 2012; 58: 10.

Marx-Stoelting P, Adriaens E, Ahr HJ, et al. A review of the implementation of the embryonic stem cell test (EST). The report and recommendations of an ECVAM/ReProTect Workshop. Altern Lab Anim 2009; 37: 313.

Newall DR, Beedles K. The stem cell test: a novel in vitro assay for teratogenic potential. Toxicol In Vitro 1994; 8: 697.

Pellizzer C, Bremer S, Hartung T. Developmental toxicity testing from animal toward embryonic stem cells. ALTEX 2005; 22: 47.

Piersma AH. Validation of alternative methods for developmental toxicity testing. Toxicol Lett 2004; 149: 147.

Pistollato F, Bremer-Hoffmann S, Healy L, Young L, Stacey G. Standardization of pluripotent stem cell cultures for toxicity testing. Expert Opin Drug Metab Toxicol 2012; 8: 239.

Riebeling C, Hayess K, Peters AK, et al. Assaying embryotoxicity in the test tube: current limitations of the embryonic stem cell test (EST) challenging its applicability domain. Crit Rev Toxicol 2012; 42: 443.

Riecke K, Stahlmann R. Test systems to identify reproductive toxicants. Andrologia 2000; 32: 209.

Rohwedel J, Guan K, Hegert C, Wobus AM. Embryonic stem cells as an in vitro model for mutagenicity, cytotoxicity and embryotoxicity studies: present state and future prospects. Toxicol in Vitro 2001; 15: 741.

Spielmann H, Liebsch M. Validation successes: chemicals. Altern Lab Anim 2002; 30: 33.

Tam PP. Post-implantation mouse development: whole embryo culture and micro-manipulation. Int J Dev Biol 1998; 42: 895.

Theunissen PT, Piersma AH. Innovative approaches in the embryonic stem cell test (EST). Front Biosci 2012; 17: 1965.

van der Laan JW, Chapin RE, Haenen B, Jacobs AC, Piersma A. Testing strategies for embryo-fetal toxicity of human pharmaceuticals. Animal models vs. in vitro approaches: a workshop report. Regul Toxicol Pharmacol 2012; 63: 115.

Webster WS, Brown-Woodman PD, Ritchie HE. A review of the contribution of whole embryo culture to the determination of hazard and risk in teratogenicity testing. Int J Dev Biol 1997; 41: 329.

Wobus AM, Löser P. Present state and future perspectives of using pluripotent stem cells in toxicology research. Arch Toxicol 2011; 85: 79.

# 第19章 高通量筛选和微阵列分析

## 19.1 临床药物检测的高通量筛选

### 1. 引言

高通量筛选（HTS）结合了现代机器人技术、数据处理、控制软件、液体处理设备和高灵敏检测器，可在短时间内高效地处理数以百万计的生化、遗传或药理学信息。它提供了一种快速、成本低的方法用于筛选药物开发中常用的新型分子的潜在来源。与传统或手动筛选程序不同，HTS可以处理多种样本；每个样本都有自己的一套数据和跟踪系统，并可以得到试验结果。因此，HTS使得收集大量与化合物暴露有关的生物反应的试验数据成为可能。

测定微型化是HTS技术的关键特征。其反应的面积越小，成本越低。这项筛选技术现在每周可以分析多达500000种化合物。近年来，在HTS的基础上，成功地发明了基因微阵列（MA），其将DNA片段固定在玻璃或硅表面上的特定位置。应激源通常被添加到细胞中，并且基因表达受多种因素影响。

MA中最常用的类型是cDNA MA。在测定中，首先需要制备相应的信使RNA（mRNA）并用各种染料进行荧光标记，例如，红色染料Cy5常用于确定过度表达或活性基因，绿色染料Cy3常用于确定低表达基因。然后将标记的mRNA转移到MA孔中，让其与共交联固定到孔表面的互补cDNA杂交。最后用MA扫描仪进行检测，荧光强度与mRNA数量成正比，因此无论异源生物质是否存在，其基因的表达都可以被精确地量化。对于大样本的样品，通常包含很多异常值，并且结果的异质性很大。因此，常使用计算系统如R程序来规范数据。通过其他的计算模型（包括基因本体论术语分析和反应）（Berardini，2010），进一步分析不同基因过表达和低表达的情况。

### 2. HTS测定对动物试验的影响

长期以来，动物模型一直是筛选安全性和有效性的治疗化合物以及研究化学物质对生理系统影响的标准。动物模型的优点是可以在系统水平上研究化学物质作用，缺点是在临床前试验期间需要进行体外研究。更好的临床前筛选方法等同于更好的先导化合物，在随后的试验中更可能成功。毒性的早期检测更适用于动物模型，其检测结果一般更好。临床前筛选方法的发展可以减少药物开发的经济成本。

除了经济利益之外，发展 HTS 毒理学试验方法还有其他原因。例如，在环境毒性研究领域，国家研究委员会要求采用基于细胞的筛选方法以减少动物试验（见推荐阅读）。截至 2009 年，欧盟严格限制了在化妆品毒性试验中使用动物模型。

动物模型的缺点还有在体内研究中获取数据的时间过长，并且人和动物在代谢、癌症、免疫、感染和组织特异性转录调控中存在着显著差异，因此动物试验的结果与人体情况之间并不总是具有良好的相关性。此外，动物采购、员工培训、兽医费用、日常维护以及废物清理和标本处理的成本都很高。而高通量检测是自动化的，成本较低，有助于减少动物死亡的数量，并可以减轻动物的疼痛和痛苦。因此，后一种方法可以用于对化学试剂进行进一步测试，了解在体内发育过程中未发现的毒性作用。

### 3. 试验过程

在检测时，向微孔板内加入生物学靶标，如蛋白质、完整细胞或动物胚胎。在预定的孵育时间后，靶标吸收、结合或与孔中的化合物反应。数据测量有人工测量或者自动记录两种方法[①]。利用反射率或透过目标的偏振光透过率等指标并进行多个样品的自动分析。输出的数据为数值，每个数字对应微孔板的一个孔。该技术可在几分钟内对几十块板进行检测，从而快速得到数千个试验数据。

由于生理条件下使用含有 Cyp P450 的细胞和组织来确保 Cyp P450 酶发挥代谢作用很难，因此试验尝试进行含有代谢化合物所需所有酶的 HTS 测定，然后用于细胞培养。MetaChip/DataChip®微阵列系统可以模仿肝脏的代谢反应，与体内传统方法相比，可以速度更快和高效地筛选大量化合物。该系统的 MetaChip（Metabolizing Enzyme Toxicology Assay Chip，Solidus Biosciences，CA，USA）可以高通量诱导 Cyp P450 催化，结合在 MA 上形成的人细胞筛选代谢物。DataChip®（数据分析毒性测定芯片，美国加利福尼亚州固相线生物科学公司）是在海藻酸盐或胶原蛋白平台上进行的 1080 3-D 人类细胞培养物的小型化试验，其可以模拟 2000 倍缩放比例的细胞天然微环境。

MetaChip®上的 Cyp P450 同工酶封装在溶胶-凝胶中，可以固定在载玻片上，并与添加到孔中的化合物反应。溶胶-凝胶的优点为孔隙率合适，能够容易且精确地进行操作；它是透明的，在大多数环境中都很稳定，并且组织相容性很好。封闭指的是将 Cyp P450 同工酶直接加入少量 MTMOS 凝胶中并将其点在含有 0.5μm MTMOS 的载玻片上。然后可以将感兴趣的化学物质点在溶胶-凝胶阵列上，并加入单细胞层或 DataChip®中的培养物。37℃孵育 6h 以使代谢物扩散到单细胞层中。丢弃 MetaChip®并进行细胞染色，用培养基洗涤除去未结合的化学物质，孵育 3

---

① 当用显微镜检查受试化合物引起的胚胎发育变化或缺陷时，通常需要人工测量。

天，然后通过 MA 扫描仪或荧光显微镜进行扫描。最后将检测结果与药物种类或药物浓度，Cyp P450 的种类和浓度等进行对比。这项技术有利于根据毒理学原理对 Cyp P450 同工酶的数量和活性进行筛选。根据遗传特征的不同，可以适当改变芯片中酶的比例。

DataChip®特别适用于 1080 三维人体细胞培养。将培养物与生理器官进行比较排列，可以得到用于毒理学和药理学评估的人体解剖学和生理学的数据①。

### 4. 设备

HTS 工作站由液体处理、平板复制和平板密封装置组成。可以使用各种微孔板，其中 96 板和 384 板是最常见的。微孔板的每个孔都进行了标记：试验目标物、化合物或空白标记。此外，还可以有自动化液体处理设备、检测和其他系统。吸光度读数器和检测器可以对酶或细胞的动力学进行检测。激光扫描荧光微孔板细胞计数仪可以与荧光检测的初级和次级筛选方案相结合进行高通量筛选。

系统可以自主或根据预编程执行程序运行，并能够使用基于细胞的测定方法筛选组合文库与目标。480 个微孔板可以得到超过 180000 个数据点。

### 5. 应用

用于药物研发和毒理学分析的生物和化学方法适用于检测毒理学或药理学活性化合物、抗体和调节特定生物分子途径的基因。这些结果为药物设计和了解生物化学过程中靶分子的机制或相互作用提供了数据支持。此外，该技术还适用于化学物质库筛选及与靶标修饰能力的考察（如化学物质修饰蛋白激酶靶标的能力）。

药物设计的一种方法为：筛选靶标的生物学和物理性质，构建预测模型，并对与感兴趣的活性位点（或受体）相互作用的化学品进行分类。一旦建立具有充分靶效能、选择性和药物性质良好的先导分子系列，就可以选择其中的一种或两种"先导"化合物用于药物研发；其他化合物则作为"备份"。一般来说，研发部门每筛选 10 万～30 万种化合物得到 100～300 个"合格"的化学品是很常见的。平均而言，一个先导分子系列里面只有 1～2 个可用化合物。多达 200 万～300 万种化合物（超高温超导）中的才能产生 7～10 个先导分子。可以通过优化样本库的多样性来改进先导分子生成。

### 6. HTS 的发展方向

设计用于候选治疗药物和识别毒性药物分别增加了新药候选品的生产压力和

---

① 传统单层培养是二维的。细胞在 96 孔或 384 孔微板中生长，培养物的生长受到试剂去除不及时、试剂消耗过长和洗涤困难等影响。

建立人类风险分析模型的压力。目前，迫切需要提高先导化合物的研发速度。这一迫切需求促使技术向更高密度微孔板（1536 孔板和 9600 孔板）、纳升移液管和同步成像的方向发展。

　　检测小型化可能使得每周能筛选高达 500000 个化合物，同时也使得试剂成本降低。组合化学的发展提供了开发大型化合物文库用于筛选先导化合物类似物的机会。最后，通过下游高通量 ADME（吸收、分配、代谢和排泄）以及毒性试验的信息，HTS 在目标鉴定、验证以及将测定点转换为合格的先导分子等方面逐渐发展。

# 19.2　微阵列系统

### 1. 简介

　　MA 是附着在载玻片上的基因片段的微阵列。数千个基因片段排列于单个阵列，可以对总基因组内的基因表达变化进行检测。线性分子阵列固定在惰性表面的不同位置上，可以同时进行分析。

　　MA 技术流行的原因是它的概念简单、操作简便，并且适用于高通量检测。在过去的十年中，MA 已经从以膜为基础的低密度阵列逐渐发展成为硅芯片高密度寡核苷酸阵列。

### 2. 阵列的类型

　　DNA MA 中的 DNA 分子固定在玻璃或硅表面的特定位置上，主要用于研究基因表达和突变，这是本章讨论的主题。类似地，蛋白质 MA 是将抗体固定于阵列表面特定位置，但是目前尚未得到广泛应用。最后，siRNA 平台相对较新，对 HTS 方法方面有巨大潜力。后面的两种 MA 在本章中也有讨论。

### 3. DNA 微阵列设计

　　根据固定分子的类型，可以将 DNA MA 分为两种固定形式。包含 200～2000 个碱基对的 PCR 产物通过交联的方式固定于微阵列表面（通常称为互补 DNA 或 cDNA 阵列）。此外，可以在阵列上原位合成或预先合成寡核苷酸探针，然后通过共价键连接。图 19.1 描述了与 cDNA MA 微阵列相关的技术和试验步骤。

　　cDNA MA 试验从哺乳动物细胞中的 mRNA 分子的荧光标记开始，然后将标记的 mRNA 移液到 MA 载玻片的孔中并与 MA 上 cDNA 的互补序列杂交。荧光强度与 mRNA 分子数量成正比，表明 mRNA 与相应的 cDNA 杂交。

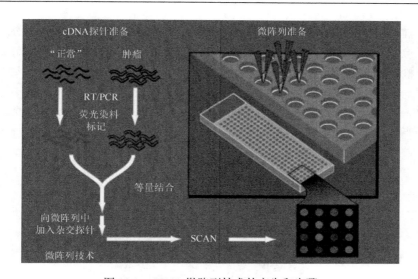

图 19.1　cDNA 微阵列技术的产生和步骤

资料来源：美国国立卫生研究院国家人类基因组研究所，HTTP://wwwGeimo.GOV/1000533

### 4. 制造

MA 的制造涉及多种技术，包括光刻、机器人合模和打印（引脚和压电引脚方法）。其中光刻是微阵列上原位合成 DNA 形成寡核苷酸形成 MA 最常使用的方法。通过该技术可以合成大量的高密度阵列。机器人合模是使用机器人臂将阵列前表面合成的寡核苷酸和 PCR 扩增的 cDNA 片段固定。

该装置包括一个用于固定印刷载玻片的平台和一个使用专用插针移取溶液（通常是 384 孔平板）的机器人臂。针孔印刷方法的一个实例是双系统接触式打印，使用钢针将固定体积的溶液作为点传送到阵列表面。平头电极形成直径与尖端直径相对应的斑点。针尖吸收的溶液量与液体的表面张力成正比。随后，当针在阵列表面敲击时，固定体积的溶液会平均分布到微阵列上。液体体积与许多因素有关，最显著的是滑板的表面化学性质和接触时间。压电针印是非接触式的一个实例，该方法由印刷溶液储存器和毛细管分配器组成，压电晶体与毛细管紧密结合。当电压施加到晶体时，它们会发生变形，挤压在一起，然后挤压毛细管的壁使得液体流出。

### 5. 检测技术

目前大部分系统都是进行荧光检测。荧光检测对于生物活性转录本敏感，比基于放射性核素的检测方法更安全，并且可以进行多样本检测。MA 中常用的两种检测系统是扫描仪和成像仪。

扫描仪使用移动的光学元件或基板来收集阵列上小区域的信号来编辑整个图像。成像仪可以同时检测整个阵列的信号输出。与细胞毒性检测中经常使用的其他荧光检测器一样，通过编程来实现过程控制、空白、数据标准化（比较试验中的数据均衡）以及荧光产生。生成的数据通常以散点图的形式进行分析，这些散点图表示不同试验条件下的基因表达谱。例如，将与不同波长相对应的不同染料的荧光强度进行作图；红色用于描述过度表达，绿色用于低表达。图19.2 显示了可以检测到荧光数据输出的 cDNA 荧光玻片。

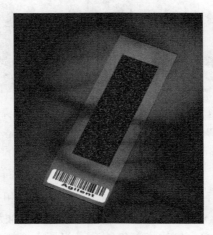

图 19.2 标准 1×3 玻片上的微阵列打印技术的实例；可由用标准的 1×3 MA 扫描仪扫描切片
资料来源：安捷伦科技，www.agilent.com

理想的细胞和组织培养阵列的检测器是高通量的，且在检测过程中应该对结果进行多变量优化。在 HTS 方法中使用的一些检测技术包括多色流式细胞术、组织细胞术和随机抽样等。

多色流式细胞仪使用多种荧光染料和双散射光参数对细胞进行检测。在这种方法中，激发光将染料激发至更高能级，最后使得生物分子发出散射光，而生物分子与抗体分子偶联。计算机生成的直方图可以量化荧光强度和光散射数据。这种技术的优点在于高通量和多变量。然而，它可能会通过诱导压力相关信号来扰乱样本。因此，它仅限于用于其原生 3D 环境之外的单元；也就是说，一旦从宿主组织中取出细胞并置于 2D 培养物中，细胞形态就会发生改变，发生意想不到的细胞-细胞相互作用，细胞外基质的输入将会停止，并且会出现不同的细胞功能。为了克服 2D 的局限性，开发了一种相对较新的 3D 技术，即组织细胞计量学，通过使用共聚焦显微镜或双光子显微镜来进行组织微环境的 3D 成像。组织细胞仪可以通过机械方法去除最外层，从而更深入地扫描组织或器官并系统地构建组织和成分的三维图像。

随机抽样将激光捕获显微切割（LCM）与定量 PCR 相结合。LCM 由与显微镜及与其连接的激光器组成。将其聚焦在显微镜载玻片上的组织上。通过移动光学器件，可以控制焦点遵循特定的轨迹（元素）移动。激光可以从样品中沿着元件切割出特定部分，从而提取出相应的组织进行 PCR 定量分析。

# 19.3　cDNA MA 技术的应用

### 1. 基因表达和基因组毒理学

目前，cDNA MA 已经广泛应用于基因表达的研究中。在研究时，无论毒剂或药物存在与否，都要从目的细胞中分离出 mRNA。试验中使用不同的荧光染料（最常见的是绿色荧光的荧光素和红色荧光的罗丹明）来标记用两种样品制得的cDNA。如前所述，在 cDNA 分子与阵列上的探针杂交后，红色与绿色荧光的比例与待测和参照样品中基因的相对水平呈一定比例。传统 cDNA 研究方案可以应用于许多研究和临床中，其中一些将在下文中进行描述。

### 2. siRNA 筛选

目前，小干扰 RNA（siRNA）已被用于由基因敲除导致的体外全基因组功能丧失（LOF）中。其中，有三种 siRNA 分子可用于筛选技术。

（1）传统使用的是 3′末端具有两个碱基突出端的人工合成的 21-核苷酸双链RNA，原因是它们的外观与内源性单链微 RNA（miRNA）的发夹结构类似。它们在 HTS 分析中 3~6 个组合在一起可以引起基因沉默。与单个 siRNA 相比，沉默相同基因的不同 siRNA 分子放在一起可以使试验通量增加且降低试验成本。但是，这样做容易出现假阴性结果。通过核酸内切酶制备的 siRNA（esiRNA）可以使池化特征增强，碱基对会被剪切为 200~500 个碱基对，产生更小的 siRNA 分子。

（2）载体表达短发夹 RNA（shRNA）是基于内源 miRNA 结构的新技术，其中单链 RNA 向自身弯曲形成类似于双链 RNA 的发夹环。内源 siRNA 可以更好地识别和处理这种 miRNA 骨架，与传统的 5~7 天活性持续时间的合成 siRNA 相比，该试验效率更高。

（3）改进后的 siRNA 筛选可以用于鉴定影响表型的药物靶向基因和作用途径。首先在没有进行 siRNA 敲低基因、给药的情况下在阵列上进行筛选，然后在没有药物的情况下快速进行 siRNA 文库筛选，最后在 siRNA 敲低基因和药物都存在的条件下进行筛选。通过这三层筛选方法来收集有关受影响的分子途径的信息，并为药物的作用机理提供有价值的信息。如果某些沉默途径表现出了抑制化合物活性的作用，那么生物标记物有关的其他信息也会导致机体对某种药物的应答减弱。

基于 siRNA 技术的 MA 可以将试剂自动分散到微板中，通过液体分配器将细胞连同培养基以及其他试剂一起添加到微孔板中。所产生的试验数据主要是用平板读数或荧光显微镜来进行收集的。此外，该技术还可以进行时间分辨活细胞成像，其中 siRNA 转染混合物中的细胞由接种在顶部的细胞吸收。通过这种方法，可以对多种细胞表型进行检测。

### 3. 蛋白质产生和蛋白质组学

将蛋白质结合到微阵列上形成 3D 阵列的技术难以工程化。与将 DNA 固定到微孔中形成基因微阵列相比，将蛋白质附着到塑料表面更加困难。其主要原因是与 DNA 分子的线性螺旋相比，蛋白质 3D 结构更复杂。蛋白质结构发生的任何改变，都会导致它与其他分子之间的相互作用改变。因此，很难在不改变其 3D 构象和活性的情况下将蛋白质固定到芯片表面。这也是在 DataChip® 测定中加入水凝胶层的原因以及 3D 阵列使用凝胶将酶保持在微芯片表面上的原因。水凝胶涂层中含有大量的水以及一些重要的有机分子，类似于正常的生理微环境，涂层厚度仅 100～500nm，可使许多蛋白质与阵列载玻片表面结合。例如，DataChip® 使用的是经过预处理的玻片，其中含有 3-氨丙基三甲氧基硅烷和聚苯乙烯-马来酸酐共聚物。后一种化合物中含有钡以便促进凝胶化。此外，它还含有聚-L-赖氨酸，这是一种带正电荷的氨基酸，可与海藻酸盐中带负电荷的多糖结合。这些化学物质的存在有助于细胞附着于基质并维持细胞表面的疏水环境。然后将藻酸盐均匀分散到凝胶中。细胞在其中孵育 5 天后，可呈现线性生长或倍增①，这与细胞在传统的培养孔或培养板中生长类似。

MetaChip/DataChip® 检测方法的一个主要局限性是可能会干扰水凝胶环境，使细胞的增殖和生长受到影响。基因表达和信号转导途径也不能完全模拟体内情况。因此，尽管该检测方法在定量检测细胞代谢活性方面有重要的改进，但是其微环境可能与体内情况不完全相同。

### 4. 基因型/SNP 检测

MA 也可以用于开发检测和筛选单核苷酸多态性（SNP）的芯片。SNP 指的是基因组中的单个核苷酸在物种或个体配对染色体中发生的 DNA 序列变异。该技术可以用于检测不同个体（如 AAGCCTA 至 AAGCTTA）的等位基因 DNA 片段中的单核苷酸差异。使用寡核苷酸阵列进行检测时，单碱基对改变引起的杂交差异，使得杂交条件难以控制。此外，还可以使用基于引物延伸的检测方法，该

---

① 群体倍增水平是用于监测细胞增殖速率的计算方法，它指的是细胞系在培养基中的增殖倍数。

方法主要原理是当与 3′末端核苷酸不完全匹配时，许多 DNA 聚合酶不能发挥延伸作用。

### 5. 数据的计算评估

随着体外细胞培养模型复杂性的提高，对这些系统得出的试验结果进行分析解释对于其价值的发挥具有重要意义。为了成功实现高通量 MA 检测技术，所采用的数据收集技术也必须是高通量的。系统生物学方法通常包含生物信息学中的数学工具，以及对于从细胞和组织培养阵列中获得的试验数据的统计和分析。例如，系统药理学和多分析物模型是计算评估中常用的方法。系统药理学是药物对生物系统影响的研究，包括整个生物体及其细胞内网络、组织、器官、房室和单个细胞，最终通过多分析或多源模型对数据进行整合。因此，多分析物模型由测量指标组成，如基因转录物、蛋白质标记和代谢指标。多源模型是对来自不同身体区室的样品进行比较。可以通过计算系统对这些模型进行集成，这些计算系统通过对系统内成千上万个高通量分析结果来进行监测分析，从而获得有关细胞特定活动模式的信息。

由于生物样本具有复杂性，因此数据集成仍然是一个具有挑战性的工作，生物信息学的发展有助于解决这个问题。药物生物信息学是利用计算机生成的图像和统计分析来对每个样品中的多种物质进行分析以揭示生理网络中的药物反应。该生理网络具有动态、多变量的特点，此外尽管其中有大量相互关联的组件，但还应能够对其进行定量分析。利用从网络中获得的大量信息，可以建立生物信息模型，这在评估特定干扰的相关性方面至关重要。这些模型的建立与生物标志物密切相关，生物标志物是反映正常生理学、病理生理学或化学反应的可测量特征。

相关网络的使用大大简化了通过测量数千种不同生物标志物来推断宏观变化的工作量。可以对相关网络进行通过分析以评估不同样本生物标记物与测量值之间的相关性。对于在各种状态下可逆的疾病来说，包括正常和疾病状态以及给药前后，统计分析结果往往无关联性。例如，某些分析物能否被检测到只与特定化学物质引起的变化有关；那么这两者之间具有相关性。此外，还可以对多源模型进行分析以明确房室之间的变化。对多个房室的多个测量进行量化可以在分子水平上进行了解，这些分子水平上的信息往往与宏观表型密切相关。通过这种方法，可以推断出某些作用机制，此外，还有利于定量预测生物系统中的变化。

一些常用的数学模型可以高通量地对培养物进行监测，所用方法包括偏最小二乘回归（PLSR）和贝叶斯网络。PLSR 以信号响应为基础，其假设行为表型依赖于关键信号分子的活动或状态，信号响应关系的线性方程为 $Y = f(X)$，其中信号变量是独立的 $X$ 值，响应变量由相关的 $Y$ 值表示。目前 PLSR 已成功应用于表示变量与可定量行为表型之间的关系，如组织中生长因子激活与增殖的关系。同样，贝叶斯网络主要用于推断干预的下游通路效应。这个计算系统通过使用影响图来操作，该影响图基于系统中起作用但未被观察到的中间体，将分子间的直接物理相互作用与不易测量的间接影响相关联。其结果是，在特定水平上的扰动导致表示多个通路的概率计算，从而准确地表示在一个水平上的交互如何能够沿着相互连接的通路刺激级联事件，从而导致最终的响应。

## 19.4 总　　结

在传统意义上，HTS 不仅能用于发现和发明，而且创造了很多必需品，这反过来引起了更多的发明，从而形成了发现周期。但是这个周期还没有"全面到位"。在毒理学和制药行业，药物开发和临床前试验的时间和成本问题将会促进HTS 的进一步发展。这项技术的发展不仅有利于解决这些问题，而且会在基础科学及其应用中创造全新的方法。此外，传统的工业研究方法已逐渐不能满足当前药物开发的要求。因此，HTS 的应用引入了实验室自动化，可以用于收集大量的毒理学和药物学数据，并且可以用于描述一系列的生物活动。这些信息最终被记录在大型化学品文库中，这些库和自动化生物检测的发展使得每天可以合成和检测数千种化合物。它不仅增强了现代化建设，也提高了健康水平。

### 推 荐 阅 读

Chan VS，Theilade MD. The use of toxicogenomic data in risk assessment: a regulatory perspective. Clin Toxicol 2005; 43: 121.

Chen T. DNA microarrays: an armory for combating infectious diseases in the new century. Infect Disord Drug Targets 2006; 6: 263.

Cosgrove BD，Griffith LG，Lauffenburger DA. Fusing tissue engineering and systems biology toward fulfilling their promise. Cell Mol Bioeng 2008; 1: 33.

Cummins JM，Velculescu VE. Implications of micro-RNA profiling for cancer diagnosis. Oncogene 2006; 25: 6220.

Echeverri CJ，Perrimon N. High-throughput RNAi screening in cultured cells: A user's guide. Nat Rev Genet 2006; 7: 373.

Griffith LG，Swartz MA. Capturing complex 3D tissue physiology in vitro. Nat Rev Mol Cell Biol 2006; 7: 211.

Jessen BA，Mullins JS，de Peyster A，Stevens GJ. Assessment of hepatocytes and liver slices as in vitro test systems to predict in vivo expression. Toxicol Sci 2003; 75: 208.

Khaitovich P，Enard W，Lachmann M，Paabo S. Evolution of primate gene expression. Nat Rev Genet 2006; 7: 693.

Koczan D，Thiesen HJ. Survey of microarray technologies suitable to elucidate transcriptional networks as exemplified by studying KRAB zinc finger gene families. Proteomics 2006; 6: 4704.

Krewski D，Andersen ME，Mantus E，Zeise L. Toxicity testing in the 21st century: Implications for human health risk assessment. Risk Anal 2009; 29: 474.

Leighton JK，Brown P，Ellis A，et al. Workgroup report: review of genomics data based on experience with mock submissions: View of the CDER Pharmacology Toxicology Nonclinical Pharmacogenomics Subcommittee. Environ Health Perspect 2006; 114: 573.

Lettieri T. Recent applications of DNA microarray technology to toxicology and ecotoxicology. Environ Health Perspect 2006; 114: 4.

Modlich O, Prisack HB, Bojar H. Breast cancer expression profiling: the impact of microarray testing on clinical decision making. Expert Opin Pharmacother 2006; 7: 2069.

Neumann B, Held M, Liebel U, et al. High-throughput RNAi screening by time-lapse imaging of live human cells. Nat Methods 2006; 3: 385.

Powers MJ, Domansky K, Kaazempur-Mofrad MR, et al. A microfabricated array bioreactor for perfused 3D liver culture. Biotechnol Bioeng 2002; 78: 257.

# 参 考 文 献

Atterwill CK, Wing MG. In vitro preclinical lead optimisation technologies (PLOTs) in pharmaceutical development. Toxicol Lett 2002; 127: 143.

Berardini TZ. The gene ontology in 2010: Extensions and refinements. Nucleic Acids Research, 2010; 38: D331.

Breitling R. Biological microarray interpretation: the rules of engagement. Biochim Biophys Acta 2006; 1759: 319.

Bugelski PJ. Gene expression profiling for pharmaceutical toxicology screening. Curr Opin Drug Discov Devel 2002; 5: 79.

Coppola G, Geschwind DH. Microarrays and the microscope: Balancing throughput with resolution. J Physiol 2006; 575: 353.

Ekins S. Systems: ADME/Tox resources and network approaches. J Pharmacol Toxicol Methods 2006; 53: 38.

Garaizar J, Rementeria A, Porwollik S. DNA microarray technology: a new tool for the epidemiological typing of bacterial pathogens? FEMS Immunol Med Microbiol 2006; 47: 178.

Gibson NJ. Application of oligonucleotide arrays to high-content genetic analysis. Expert Rev Mol Diagn 2006; 6: 451.

GuillouzoA. Applications of biotechnology to pharmacology and toxicology. Cell Mol Biol 2001; 47: 1301.

Irwin RD, Boorman GA, Cunningham ML, et al. Application of toxicogenomics to toxicology: basic concepts in the analysis of microarray data. Toxicol Pathol 2004; 32: 72.

Jafari P, Azuaje F. An assessment of recently published gene expression data analyses: Reporting experimental design and statistical factors. BMC Med Inform Decis Mak 2006; 6: 27.

Jubb AM, Pham TQ, Frantz GD, Peale FV Jr, Hillan KJ. Quantitative in situ hybridization of tissue microarrays. Methods Mol Biol 2006; 326: 255.

Lee M-Y, Park CB, Dordick JS, Clark DS. Metabolizing enzyme toxicology assay chip (MetaChip) for high-throughput microscale toxicology analyses. Proc Natl Acad Sci USA 2005; 102: 983.

Lee MY, Kumar RA, Sukumaran SM, et al. Three-dimensional cellular microarray for high-throughput toxicology assays. Proc Natl Acad Sci USA 2008; 105: 59.

Li N, Tourovskaia A, Folch A. Biology on a chip: Microfabrication for studying the behavior of cultured cells. Crit Rev Biomed Eng 2003; 31: 423.

Low YL, Wedren S, Liu J. High-throughput genomic technology in research and clinical management of breast cancer: evolving landscape of genetic epidemiological studies. Breast Cancer Res 2006; 8: 209.

Mans JJ, Lamont RJ, Handfield M. Microarray analysis of human epithelial cell responses to bacterial interaction. Infect Disord Drug Targets 2006; 6: 299.

Maurer HH. Screening procedures for simultaneous detection of several drug classes used for high throughput toxicological analyses and doping control: a review. Comb Chem High Throughput Screen 2000; 3: 467.

Meador V, Jordan W, Zimmermann J. Increasing throughput in lead optimization in in vivo toxicity screens. Curr Opin Drug Discov Devel 2002; 5: 72.

Merrick BA, Bruno ME. Genomic and proteomic profiling for biomarkers and signature profiles of toxicity. Curr Opin Mol Ther 2004; 6: 600.

Nielsen TO. Microarray analysis of sarcomas. Adv Anat Pathol 2006; 13: 166.

Petrik J. Diagnostic applications of microarrays. Transfus Med 2006; 16: 233.

Seo D, Ginsburg GS, Goldschmidt-Clermont PJ. Gene expression analysis of cardiovascular diseases: novel insights into biology and clinical applications. J Am Coll Cardiol 2006; 48: 227.

Shioda T. Application of DNA microarray to toxicological research. J Environ Pathol Toxicol Oncol 2004; 23: 13.

Shockcor JP, Holmes E. Metabonomic applications in toxicity screening and disease diagnosis. Curr Top Med Chem 2002; 2: 35.

Sievertzon M, Nilsson P, Lundeberg J. Improving reliability and performance of DNA microarrays. Expert Rev Mol Diagn 2006; 6: 481.

Sobek J, Bartscherer K, Jacob A, Hoheisel JD, Angenendt P. Microarray technology as a universal tool for high-throughput analysis of biological systems. Comb Chem High Throughput Screen 2006; 9: 365.

Walmsley RM. Genotoxicity screening: the slow march to the future. Expert Opin Drug Metab Toxi-col 2005; 1: 261.

# 第 20 章　体外毒理基因组学和表观遗传学试验

## 20.1　引　　言

毒理基因组学是指整个基因组对毒物或环境压力的反应。毒理基因组学有三个主要目标：①阐明环境压力与疾病易感性之间的关系；②阐明疾病的生物标志物及其与有毒物暴露的关联；③阐明毒性的分子机制。目前，该领域已开始将传统的毒理学和组织病理学与转录组学、蛋白质组学和代谢组学相结合。这些术语在本章和表 20.1 中有进一步的描述。

表 20.1　术语

| 术语 | 描述 |
| --- | --- |
| 转录组学 | 评估活化基因、mRNA 或转录物的完整补体的技术；包括使用 cDNA 或寡核苷酸微阵列 |
| 蛋白质组学 | 通过 2D 凝胶电泳或 LCMS 来评估蛋白质的结构和功能性的技术 |
| 代谢组学 | 通过 NMR 或质谱联用 LCMS 或 GCMS 确定特定时间细胞或生物体中低分子量代谢物（代谢组）的浓度变化的技术 |
| 代谢组学 | 给定时间细胞或生物体的全部代谢组成的定量分析方法 |
| 生物标记 | 预测动物中毒性事件的药理学或生理学评估 |

注：GCMS，气相色谱质谱；LCMS，液相色谱质谱；NMR，核磁共振。

### 1. 转录

转录组学是对生物体或特定类型细胞所有 RNA 分子的研究。突变很容易发生，因此转录本与原始的基因组有很大的差异。转录本是瞬时分子，与 DNA 相比非常不稳定。因此，转录组学依靠互补 DNA（cDNA）微阵列（MA）杂交和分析来研究全基因组（关于 MA 技术的讨论参见第 19 章）。用染料标记 RNA 转录形成的 cDNA，并将其点在载玻片上。

### 2. 蛋白质组学

蛋白质组学是对完整生物体组织中蛋白质的系统分析。一般在有毒性应激的情况下对蛋白质进行鉴定。此外，在存在毒素的情况下，要注意翻译后修饰的位置、蛋白质复合物、结合位点和结构复合物（Hamadeh，2002）。这些方面都可能有助于细胞信号传导。

### 3. 代谢组学

代谢组学是一种定量分析方法，可用于鉴定通路中的代谢物。核磁共振是用于研究代谢指纹图谱的传统方法，其中图谱中的峰包含了代谢物结构有关的信息，可以通过碎片化等模式对其进行进一步研究（Waters，2004）。

## 20.2　毒理基因组学比较和功能的研究进展

已经用于毒理基因组学研究的两种模型如下。

（1）比较毒理基因组学是为处理毒理学数据而发展起来的一个模型。比较毒理基因组学对正常细胞和暴露于毒物的细胞的基因表达、蛋白质水平和代谢物进行检测并比较。其数据资料是针对每种毒物的，可以与数据库中的已知化学物质及其病理效应进行比较。这些数据包括化合物类别或从用该物质暴露的动物中观察到的组织病理学和化学作用。建立该数据库的目的是将化学物质暴露与表型表现相联系，这些表型可用作早期生物标志物来预测毒物的危害或损伤。

比较的强度依赖于试验的变量；即试验结果（可重复性）和样本对总体代表性（相关性）的一致性。为了实现这一目标，美国国家毒理基因组学中心的数据库已经进行了精简并关注各种变量的差异，包括剂量、时间、生物系统类型、动物体重和细胞周期数据。这些参数有助于预测建模的准确性和对的解释作用机制。

数据收集是比较/预测模型的第一阶段，其主要通过体外和体内研究获得。收集的数据包括动物体重、血清标志物、病理学差异和死亡率等。第二阶段为模型开发；该模型包括原始数据及有关基因、蛋白质和代谢物变化以及毒物暴露和对照组等统计分析。其结果是在研究中建立相关关联和变量的标识。

最后，实用阶段是在计算机上对不同模型进行测试来分析这些模型的可用性，其将不同毒物的数据与相同或不同种类化合物的数据进行进一步比较。这些信息主要用于预测生物活性和毒性，如果结果与其他已知毒物相似，则可减少不必要的体内试验。例如，在药物开发过程中，肝毒性是一个重要指标。因此，在药物开发研究中将其加入毒物基因组学已变得越来越有用。Zidek 等（2007）通过分析肝毒素和无毒化合物两组的基因差异表达谱建立了急性肝毒性的预测性筛选系统。使用 MA 分析方法，作者获得了 550 种肝脏特异性基因表达谱并分析了它们的组织病理学差异和基因表达差异。此外，作者还确定了 64 种可用于预测化学物类别的潜在生物标志物。作者推测这些生物标志物是肝脏毒性剂引起基因和代谢通路失调的后果。这些生物标志物可能是早期肝毒性的指示。该研究得出的结论是：新的基因 MA 能够用于化学物质分类并通过基因表达来预测这些化学物质的暴露情况。

（2）功能性毒理基因组学是第二个建立的模型，其主要研究与基因功能和毒物暴露有关的蛋白质。功能性毒理基因组学的目的是确定化合物的作用机制，并根据时间和剂量对模式进行分类。基因和蛋白质功能与毒物暴露密切相关，其可以引起相同基因或蛋白质功能的差异。不同的暴露时间会引起细胞的表型改变，这增加了分析的难度。此外，蛋白质通常表现为一种以上的表型改变。因此，对蛋白质变化模式进行分析有利于确定生物标志物。

### 1. 生物标志物

在药物开发研究中常需要用到新的生物标志物。然而，许多研究终点与常规生物标志物无关，这增加了临床试验的风险。例如，在开发阿尔茨海默病治疗药物的临床试验期间，发现酶抑制剂会影响肠上皮细胞的分化。该化合物通过 Notch1 可以抑制 Hes1 基因产物的切割。经过基因表达谱和蛋白质分析发现了生物标志物降脂蛋白，最终验证发现该标志物与药物毒性有关（Searfoss et al.，2003）。

### 2. 数据整合

数据整合对于确定细胞对化学物质的毒理学反应也很重要。为了对检测结果进行充分比较，必须对结果进行全面的分析。例如，国际生命科学研究所（健康与环境科学研究所）系统地报告了肝毒性药物和肾毒性药物毒性的数据（2004 年）。同样，毒理基因组学研究协会（未找到官方译名）通过对已知的肝毒性药物和肾毒性药物进行分类，对毒理基因组研究的结果进行了标准化。为了对用于临床和动物研究的化学物质进行分类，研究所共同汇编了成千上万种有毒物质分类的信息。

例如，在美国，对乙酰氨基酚（APAP）过量使用的问题日益严重，同时它也是住院的主要原因。通过对六种不同的、与 APAP 有关的毒理基因组学研究数据进行整合分析，发现了 228 个与药物毒理作用有关的基因。Fountoulakis 等（2000）利用小鼠肝脏作为靶器官，比较了 APAP 和无毒异构体 AMAP 两组的蛋白质组学。在暴露 8h 后，研究人员在 256 个蛋白质的数据库中，发现了 35 种蛋白在表达水平和与之伴随的组织病理学上有差异。有趣的是，这些蛋白质的作用机制类似。Heinloth 等（2004）使用 MA 分析了不同暴露剂量的 APAP 大鼠中 6000 种基因的表达变化。暴露时间参考以前的组织病理学研究。该研究的重点是低剂量暴露引起线粒体损伤及体重减轻最终导致表型改变。在另一项相关的研究中，Reilly 等（2001）使用高密度 DNA 阵列对暴露于 APAP 后小鼠的肝脏进行了检测，发现了 100 个表达水平改变的基因。同样地，Ruepp 等（2002）将小鼠暴露于 APAP 15min～4h 后，使用 MA 方法分析了 450 个基因的表达情况并用 2-D PAGE[①]对肝蛋白质进

---

① 双向聚丙烯酰胺凝胶电泳。

行了分析。该研究得出的结论是谷胱甘肽 S-转移酶和炎症信号蛋白发生了变化。
Coen 等（2003）研究了 APAP 暴露的小鼠肝脏和血浆的代谢组学，并将这些结果
与其他相同蛋白质和通路的 MA 分析进行了比较。de Longueville 等（2003）进行
了低密度 MA 分析，并鉴定出了大鼠肝细胞中几种毒素（包括 APAP）的表达变
化。尽管在技术和靶标方面存在差异，但这两项研究得出的结论都是基因表达量
和细胞功能之间存在相关性。

# 20.3　人类基因组变异

　　人类基因组分析表明全球各地的个体之间 DNA 序列具有高度同源性（相似
性）；即进行平行比较时，任何两个人的 DNA 序列中约 99.9%同源。普遍认为基
因组中的差异为遗传变异，其发生途径有很多种，包括：①碱基替换；②碱基插
入或缺失；③串联重复序列数目的改变；④基因组片段拷贝数的变化；⑤多种途
径合并发生。遗传变异中的一部分为遗传多态性，在各种群体中发生的概率约为
1%。DNA 多态性可以分为五大类：①限制性片段长度多态性（RFLP）；②可变
数量的串联重复或小卫星（VNTR）；③短串联重复序列（STR）或微卫星；④单
核苷酸多态性（SNP）；⑤拷贝数变异（CNV）。

　　（1）RFLP 是由限制性核酸内切酶剪切 DNA 片段形成的，核酸内切酶识别位
点发生碱基置换。RFLP 模式可以区分基因组中特定基因的亲本等位基因（无论
等位基因来源于母本还是父本）。

　　（2）VNTR 是基因组中短核苷酸序列以串联重复序排列的位点（两个或更多
个核苷酸重复并且彼此相邻）。VNTR 具有显著的多态性，由于串联重复 DNA 序
列拷贝数的多样性，它在给定群体中具有高杂合性。

　　（3）与人类基因组的 VNTR 不同，STR 或微卫星基因座（10～60 个核苷酸重
复）可在超过 100000 个区域中出现，其中包括大部分基因组区域。因此，微卫星
标记目前已成功用于连锁分析或群体遗传学；其主要优点是鉴定需要的 DNA 相
对较少。

　　（4）SNP 是通常存在于人类基因组中的遗传变异。平均而言，每 500～1000
个碱基对（bp）中便会有一个 SNP。SNP 是公认的群体遗传学重要工具，特别是
对易患各种疾病的基因进行分析。

　　（5）CNV 是基因结构变异的一种模式，即与参考基因组相比，出现了 1kb 或
更大的 DNA 片段，并且拷贝数可变。CNV 的种类包括插入、删除和重复。CNV
在人类表型中的意义是与基因组疾病有关。CNV 经常被结构变化而激活，并且据
报告与几十种基因组疾病有关。

## 1. 靶分子的基因组变异

目标识别的目的是区分新的目标，通常能够抑制或阻止疾病进展的蛋白质。将基因表达（基因组学）和蛋白质产生（蛋白质组学）的变化与人类疾病联系起来的技术的出现改变了生物医学的许多方面。毒理学和毒理基因组学[①]是公认的生物医学科学新"学科"。与这些新兴领域相关的术语见表 20.2。

**表 20.2　毒理学与毒理基因组学的比较**

| 毒理学 | 毒理基因组学 |
| --- | --- |
| 药物在不同患者体内的差异效应与遗传基因变异有关 | 在所有表达的基因中，化合物在体内或体外对基因表达的不同作用 |
| 遗传方法，以及表达谱和生物化学措施 | 基因表达分析 |
| 对患者和疾病的特定生物组织进行监测 | 化合物选择和药物开发的工具 |
| 一种药物，许多基因组 | 许多药物，一个基因组 |
| 患者可变性 | 复合变异性 |

毒理学试图解释遗传因素如何导致个体对药物反应的差异。个体对特定药物的反应与其基因或基因组（等位基因）有关。个体对药物的反应包括药物吸收的量和速率、药物代谢和消除的速率以及药物毒性和药理作用的毒理学和药理学位点的变异性（表 20.3）。

**表 20.3　毒物反应分类**

| 毒代动力学 | 毒效动力学 |
| --- | --- |
| 吸收 | 诱发药物作用：与分子病理学有关 |
| 代谢 | 减缓药物作用：与分子生理学有关 |
| 分布 | |
| 排泄 | |

毒理基因组学与基因组及其产物（RNA 或蛋白质）的识别有关，原因是它们与药物毒性有关。毒理基因组学对化学物质如何改变组织中基因的表达进行评估。例如，基因表达谱主要用于建立基因外显子与特定疾病状态或健康组织的关联。

虽然这两个领域都涉及使用核酸技术来评估药物效应，但所用方法明显不同：毒理基因学主要分析几个人之间的基因差异，并研究其对特定药物的临床反应。

---

① 药物遗传学和药物基因组学的相应术语可以互换使用。

而毒理基因组学概述了在单个基因组（如细胞系）中，几种化合物对基因表达反应方面的影响。临床上，药物遗传学可用于为个体尽快选择最佳的药物，而药物基因组学可促进药物研究和开发，从正在进行评估的化合物库中选择最佳候选药物。

### 2. 药物代谢的基因组变异

细胞色素 P450 的活性决定了药物作用的持续时间和药物在有机体中的残留量。在人体中，含有很多不同形式的细胞色素 P450（即 CYP1A2、CYP2C9、CYP2C19、CYP2D6、CYP2E1 和 CYP3A4），它们主要负责药物消除，其个体多态性主要来源于 CYP2C9、CYP2C19 和 CYP2D6 的变异。一些个体具有酶缺乏的多态性（如缺失）；这些个体被认为是"不良"或"慢"代谢者，且毒性风险与浓度相关。其他一部分人具有促进酶活性的多态性（如基因扩增），它们被确定为"广泛的或超速"代谢产物，一般治疗效果不佳。表 20.4 举例记录了介导药物活性多态性的例子。

表 20.4　调节药物作用的多态性实例

| 基因产物 | 药物 | 药物行为与未成年人等位基因的关系 |
| --- | --- | --- |
| CYP2D6 | 可待因 | 镇痛减少 |
| CYP2D6 | 普萘洛尔 | 增强拦截 |
| CYP3A5 | 很多 | 功能尚未确定 |
| CYP2C9 | 华法林 | 降低抗凝效果 |
| CYP2C9 | 苯妥英钠 | 毒性增加 |
| P-糖蛋白 | 地高辛 | 改变血液水平 |
| N-乙酰转移酶 | 异烟肼 | 肝毒性风险增加 |

注：CYP，细胞色素 P450。

## 20.4　基因结构与功能的简要回顾

基因是遗传的基本单位，它由 DNA 组成，并且为蛋白质的产生提供模板。在人类中，基因的长度范围为几百个碱基到超过两百万个碱基。染色体由 DNA 组成，其中包含了生物组装和器官生理支持所需的所有信息。在细胞核中，DNA 分子存在于染色体中，也就是 DNA 组成的线状结构紧密地折叠在维持其结构的蛋白质（即组蛋白）周围。

核酸由一系列核苷酸组成，这些核苷酸通过含氮碱基中的糖和磷酸盐残基而连接在一起。DNA 和 RNA 中的糖残基分别是 2-脱氧核糖和核糖。DNA 由四种碱基组成，包括两种嘌呤［腺嘌呤（A）和鸟嘌呤（G）］和两种嘧啶［胞嘧啶（C）和胸腺嘧啶（T）］。RNA 中的胸腺嘧啶被尿嘧啶替代，其他碱基同 DNA（表 20.4）。

编码蛋白质的基因两端分别为转录起始和终止的位置。编码区是基因的非末端片段，由能翻译成蛋白质中氨基酸链的核苷酸序列组成。编码区从起始密码子①（ATG）开始并在终止密码子（TAA、TAG 或 TGA）处结束。编码区两侧的 DNA 序列可以进行转录（不翻译）。编码区和非翻译区都含有内含子，在基因的转录过程中，通常经过剪接将内含子从初级转录本中除去。外显子是能进行转录并存在于成熟转录物[信使 RNA（mRNA）]中的基因部分。

# 20.5　表观遗传毒理学

表观遗传学是对 DNA 序列中不编码蛋白质的基因表达的遗传性改变的研究。这些变化会影响基因的表达或其产物的性质。基因表达调控的基础是染色质结构。染色质的基本重复单位是核小体，其由 147bp DNA 缠绕八个组蛋白核心形成，后者称为 H2A、H2B、H3 和 H4。组蛋白修饰包括染色质重建、转录刺激或抑制蛋白质翻译。染色质可以分为两类：其中异染色质通常紧凑并且不可以进行转录，而常染色质为开放式组态，可以进行基因转录。核小体尾部的组蛋白碱性氨基末端处可以进行多种翻译后修饰，包括：①乙酰化；②甲基化；③磷酸化；④泛素化；⑤类泛素化。在接下来的章节中会对此进行描述。此外，一般认为 DNA 甲基化是转录、染色质结构、基因组印记和染色体不稳定性中的基因表达沉默机制。DNA 甲基化修饰为基因通过共价作用连接了胞嘧啶环 5′的甲基，形成 5′-甲基胞嘧啶。胞嘧啶延伸出的甲基吸引转录因子附着于 DNA，因此导致基因转录抑制。这些甲基结合区（MBD）还涉及基因抑制和染色质浓缩。

## 1. 组蛋白编码

"组蛋白密码"假说表明特定的组蛋白修饰或与修饰物结合，会使得与其相关的基因组区域具有独特的生物学功能（Strahl and Allis，2000）。其大多数生物学功能的作用是影响转录激活、转录沉默、染色质重排、DNA 损伤修复、细胞凋亡和有丝分裂。MBD 可以以"读取器"来促进这些功能。因此，组蛋白修饰与 MBD 相互作用，可以引起下游蛋白质募集，促进酶和底物反应，从而形成独特的染色质结构域。组蛋白修饰及其相关功能包括以下内容但又不仅限于以下内容。

---

① 一组含有三个核苷酸碱基，可转录翻译为特殊的氨基酸。

2. 组蛋白乙酰化/去乙酰化

组蛋白乙酰化是乙酰基修饰在组蛋白 N 端赖氨酸残基的过程，与其相反的过程是组蛋白去乙酰化，即乙酰基团的分离。组蛋白乙酰化由组蛋白乙酰转移酶（HAT）催化，组蛋白去乙酰化由组蛋白脱乙酰酶（HDAC）催化。HAT 和 HDAC 通过识别特定 DNA 序列的转录因子而发挥作用。

转录活性染色质与乙酰化组蛋白相关，而非活性染色质与脱乙酰化组蛋白有关。乙酰化也涉及基因复制、核小体调节、染色质堆积及非组蛋白与核小体的通信。

3. 组蛋白甲基化/去甲基化

如前所述，组蛋白甲基化指的是通过连接一个、两个或三个甲基基团，从而引起组蛋白中氨基酸重组。组蛋白甲基化常发生在赖氨酸或精氨酸残基上，并通过凝聚或松弛其结构引起染色质结构修饰。组蛋白的甲基化受组蛋白甲基转移酶调节，甲基供体为 S-腺苷甲硫氨酸。组蛋白甲基化在调节染色质活性状态（常染色质）和染色质沉默状态（异染色质）中起着重要作用。

4. 组蛋白磷酸化/去磷酸化

磷酸基团的添加和去除也是组蛋白修饰途径。带负电荷的磷酸基团与组蛋白尾部的连接中和了它们的电荷并抑制了组蛋白与 DNA 的结合。磷酸化受组蛋白酶调节，去磷酸化受组蛋白磷酸酶调节。

5. 组蛋白泛素化/去泛素化

组蛋白泛素化修饰与泛素（一种含 76 个氨基酸的蛋白质）的附着有关。泛素参与蛋白质降解、细胞周期调控、内吞和转录作用。

6. 组蛋白磺酰化

小泛素修饰因子（SUMO）与赖氨酸残基之间的共价连接是组蛋白修饰的一种。组蛋白磺酰化是由 SUMO 的羧基末端和靶蛋白赖氨酸残基的 ε 氨基通过肽键连接而形成的。

7. DNA 改变和基因毒性效应

一般来说，所有细胞都能够承受一定程度的内源或外源的 DNA 损伤。

内源性损伤包括：①DNA 复制期时核苷酸的错误整合；②胞嘧啶、腺嘌呤、鸟嘌呤的自动或被诱导脱氨作用，或 5-甲基胞嘧啶将这些碱基修饰为错误编码的尿嘧啶、次黄嘌呤、黄嘌呤和胸腺嘧啶；③N-糖基键的自动水解，引起去嘧啶化；④活性氧物质（即超氧化物阴离子、羟基自由基和过氧化氢）诱导核苷酸碱基中发生各种化学转化。

环境（外生）损害包括电离辐射和紫外线辐射。各种遗传毒性化学物质引起DNA结构的改变可能导致突变，从而使得癌症风险增加。

基于核苷酸的损伤可以触发真核细胞中的各种细胞反应。这些反应包括：①诱导细胞周期检查点通路，阻止细胞周期进程，留出时间进行 DNA 修复；②基因的转录激活增加；③细胞程序性死亡（凋亡）；④用于规避核苷酸碱基损伤的生物化学途径的激活；⑤诱导 DNA 损伤修复。

8. DNA 修复机制

真核细胞能够修复许多类型的 DNA 损伤。主要的 DNA 修复途径是：①碱基切除修复；②核苷酸切除修复（NER）；③错配修复；④同源重组（HR）；⑤非同源末端连接（NHEJ）修复。前三种途径是切除损伤或错配碱基，而 HR 和 NHEJ能修复双链断裂（DSB）。双链断裂是 DNA 中最致命的损伤，在细胞生命过程内可以诱导发生，包括免疫球蛋白基因重排［V（D）J 重组］和减数分裂重组中断。电离辐射以及放射性药物（如博来霉素）暴露也可以引起 DSB。未修复的 DSB损伤会使得细胞周期检查点停滞，从而可能最终导致细胞死亡。表 20.5 总结了与不同 DNA 修复机制有关的疾病。

**表 20.5　不良基因修复引起的人类综合征**

| 综合征 | 受影响的机制 | 基因组不稳定性 | 癌易感性 |
| --- | --- | --- | --- |
| BRCA1/BRCA2 | HR | 染色体畸变 | 乳房/卵巢癌 |
| HNPCC | MMR | 点突变 | 大肠癌 |
| 着色性干皮病 | NER | 点突变 | 紫外线辐射引起的皮肤癌 |
| 共济失调性毛细血管扩张 | DSB | 染色体畸变 | 淋巴瘤 |
| Nijmegen 断裂综合征 | DSB | 染色体畸变 | 淋巴瘤 |

注：DSB，双链断裂；HNPCC，遗传性非息肉性结直肠癌；HR，同源重组修复；MMR，错配修复；NER，核苷酸切除修复。

9. 碱基切除修复

碱基切除修复是 DNA 修复特异性酶（DNA 糖基化酶）诱导进行的，其用于修复单个、部分化学修饰或错误碱基。例如，尿嘧啶 DNA 糖基化酶以尿嘧啶为目标，水解尿嘧啶碱基与 DNA 的脱氧核糖磷酸骨架连接的 N-糖基键，从而除去尿嘧啶，对 DNA 进行修复。这个位点需要通过一系列生化反应进一步进行修复。

### 10. 核苷酸切除修复

NER 与从基因组中去除受损碱基有关。哺乳动物细胞中的 NER 是涉及许多蛋白质的复杂过程。该程序包括剪切基因中的部分寡核苷酸片段。有 NER 遗传缺陷的人患有着色性干皮病，并且阳光照射引发皮肤癌发病率较高。

### 11. 错配修复

错配修复与核苷酸的切除相关，所切除的是与互补 DNA 链上核苷酸配对不准确的核苷酸。由于 DNA 复制过程的限制性附着，DNA 复制过程中常发生错配。不正确的碱基一般出现在新形成的 DNA 链中。

### 12. 同源重组

HR 是一个无错误的 DSB 过程，它使用姐妹染色单体作为模板 DNA 来实现精确修复。HR 最先由 Rad51 和链侵入形成 Mre11-Rad50-Nbs1 复合体。其中 Rad51 与一系列其他因素（如 Rad52 和 Rad54 蛋白质）协同促进链侵入和顺序重组。链侵入和迁移与霍利迪连接体的建立有关。修复过程主要通过 DNA 聚合酶修复完成。

### 13. 非同源末端连接

与 HR 不同，NHEJ 是一种容易出错的 DSB 修复机制，它涉及 DNA 依赖性蛋白激酶（DNA-PK）和 DNA 连接酶Ⅳ复合物，它们一起加速切断错误的 DNA 连接。DNA-PK 复合物包含 Ku70 和 Ku80 蛋白，它们负责定位并协同 DNA-PK 催化亚基发挥作用。DNA-PK 是由催化亚基（DNA-PKcs）组成的核丝氨酸/苏氨酸蛋白激酶，Ku 亚基是它的调控元件。

### 14. 表观遗传毒性的试验监测

深入研究数以千计的基因（或不同类型细胞中的所有基因）有助于进一步了解生物系统对化学品和药物的反应。MA 技术在验证物质毒性方面发挥着重要作用，可用于评估低剂量暴露时的毒性效应，并预测各种物种的毒性反应。

cDNA MA 的功能是检查基因表达的变化以作为化学反应的指示。在用化学物质如多环芳烃、过氧化物酶体增殖物或内分泌干扰物暴露处理后，cDNA MA 可以发现差异表达的基因，其与细胞或组织对这些化学物质的反应密切相关。机体对不同化学物质的反应使得许多基因的表达水平发生变化，这些基因表达水平改变为一般的毒性反应。然而，某些亚群基因的表达水平改变可能与化学物质的类别有关，特别是在低暴露剂量时。通过研究信号转导途径，可以将化合物识别为潜在致癌物/毒物并明确其作用模式。表 20.6 总结了 MA 在毒理学中的应用。

**表 20.6　微阵列在毒理学中的应用**

| 用途 | 描述 |
| --- | --- |
| 药物化学分析 | 通过建立化学暴露的分子特征来分析毒性物质 |
| 毒性机制 | 通过分析基因表达网络来评估环境因素的作用机制 |
| 生物标志物 | 使用毒物诱导的基因表达作为生物标志物来评估人类暴露 |
| 外加剂 | 检查化学品混合物的相互作用 |
| Hormesis 效应 | 研究低剂量暴露对高剂量暴露的影响 |
| 种间差异 | 根据一个物种推断毒物对另一个物种的影响 |

### 15. 表观遗传毒性的临床监测

通过将药物遗传学或毒理基因学纳入药物开发的临床评估中，有助于在大型 Ⅱ 期临床试验前了解确定药效的反应特征。例如，在入选阶段之前，该程序可用于鉴定与疗效有关的 SNP 分型患者。这种方法减少了受试者之间的差异，并减少了对新药反应迟钝的患者的不必要的暴露。因此，药物遗传学有助于药物开发，并可应用于先进药物监测策略。

## 推 荐 阅 读

Bulera SJ，Eddy SM，Ferguson E，et al. RNA expression in the early characterization of hepatotoxicants in Wistar rats by high-density DNA microarrays. Hepatology 2001；33：1239.

Clayton TA，Lindon JC，Cloarec O，et al. Pharmaco-metabonomic phenotyping and personalized drug treatment. Nature 2006；440：1073.

Coen M，Lenz EM，Nicholson JK，et al. An integrated metabonomic investigation of acetaminophen toxicity in the mouse using NMR spectroscopy. Chem Res Toxicol 2003；16：295.

Collis SJ，DeWeese TL，Jeggo PA，Parker AR. The life and death of DNA-PK. Oncogene 2005；24：949.

Cutler P，Bell DJ，Birrell HC，et al. An integrated proteomic approach to studying glomerular nephrotoxicity. Electrophoresis 1999；20：3647.

de Longueville F，Atienzar FA，Marcq L，et al. Use of a low-density microarray for studying gene expression patterns induced by hepatotoxicants on primary cultures of rat hepatocytes. Toxicol Sci 2003；75：378.

Fountoulakis M，Berndt P，Boelsterli UA，et al. Two-dimensional database of mouse liver proteins：changes in hepatic protein levels following treatment with acetaminophen or its nontoxic regioisomer 3-acetamidophenol. Electrophoresis 2000；21：2148.

Hamadeh HK，Amin RP，Paules RS，Afshari CA. An overview of toxicogenomics. Curr Issues Mol Biol 2002；4：45.

Heinloth AN，Irwin RD，Boorman GA，et al. Gene expression profiling of rat livers reveals indicators of potential adverse effects. Toxicol Sci 2004；80：193.

Engle LJ，Simpson CL，Landers JE. Using high-throughput SNP technologies to study cancer. Oncogene 2006；25：1594.

Friedberg EC. A brief history of the DNA repair field. Cell Res 2008；18：3.

Gadhia SR，Calabro AR，Barile FA. Trace metals alter DNA repair and histone modification pathways concurrently in mouse embryonic stem cells. Toxicol Lett 2012；212：169.

Health and Environmental Sciences Institute（HESI）of the ILSI，Washington，D.C.，USA. [Available from：http://www.hesiglobal.org/i4a/pages/index.cfm?pageid = 1] [Last accessed September 2012].

Hellebrekers DMEI，Griffioen AW，van Engeland M. Dual targeting of epigenetic therapy in cancer. Biochim Biophys Acta 2007；1775：76.

International Life Sciences Institute（ILSI），Washington，D.C.，USA. [Available from：http://www. ilsi.org/Pages/ HomePage.aspx] [Last accessed September 2012].

Jirtle RL，Skinner MK. Environmental epigenomics and disease susceptibility. Nat Rev Genet 2007；8：253.

Luo W，Fan W，Xie H，et al. Phenotypic anchoring of global gene expression profiles induced by N-hydroxy-4-acetylaminobiphenyl and benzypyrene diolepoxide reveals correlations between expression profiles and mechanism of toxicity. Chem Res Toxicol 2005；18：619.

Paules RS. Phenotypic anchoring：linking cause and effect. Environ Health Perpsect 2003；111：6.

Phillips ER，McKinnon PJ. DNA double-strand break repair and development. Oncogene 2007；26：7799.

Reilly TP，Bourdi M，Brady JN，et al. Expression profiling of acetaminophen liver toxicity in mice using microarray technology. Biochem Biophys Res Commun 2001；282：321.

Ruepp SU，Tonge RP，Shaw J，Wallis N，Pognan F. Genomics and proteomics analysis of acetaminophen toxicity in mouse liver. Toxicol Sci 2002；65：135.

Searfoss GH，Jordan WH，Calligaro DO，et al. Adipsin，a biomarker of gastrointestinal toxicity mediated by a functional γ-secretase inhibitor. J Biol Chem 2003；278：46107.

Sinha A，Singh C，Parmar D，Singh MP. Proteomics in clinical interventions：Achievements and limitations in biomarker development. Life Sci 2007；80：1345.

Strahl BD，Allis CD. The language of covalent histone modifications. Nature 2000；403：41.

Toxicogenomics Research Consortium，National Institute of Environmental Health Sciences（NIEHS），National Institutes of Health（NIH），U.S. Department of Health and Human Services（DHHS），U.S. [Available from：http://www.questia.com/read/1G1-84303305/niehs-initiates-national-toxicogenomics-research-consortium] [Last accessed January 2013].

Waring JF，Ciurlionis R，Jolly RA，Heindel M，Ulrich RG. Microarray analysis of hepatotoxins in vitro reveals a correlation between gene expression profiles and mechanisms of toxicity. Toxicol Lett 2001；120：359.

Waring JF，Jolly RA，Ciurlionis R，et al. Clustering of hepatotoxins based on mechanism of toxicity using gene expression profiles. Toxicol Appl Pharmacol 2001；175：28.

Waters M，Fostel J. Toxicogenomics and systems toxicology：aims and prospects. Nat Rev Genet 2004；5：936.

Zidek N，Hellmann J，Kramer PJ，Hewitt PG. Acute hepatotoxicity：a predictive model based on focused illumina microarrays. Toxicol Sci 2007；99：289.

# 参 考 文 献

Bártová E，Krejcˇí J，Harnicˇarová A，Galiová G，Kozubek S. Histone modifications and nuclear architecture：A review.

J Histochem Cytochem 2008；56：711.

Branzei D，Foiani M. Regulation of DNA repair throughout the cell cycle. Nat Rev Mol Cell Biol 2008；9：297.

Feuk L，Carson AR，Scherer SW. Structural variation in the human genome. Nat Rev Genet 2006；7：85.

Glasspool RM，Teodoridis JM，Brown R. Epigenetics as a mechanism driving polygenic clinical drug resistance. Br J Cancer 2006；94：1087.

Huang TT，D'Andrea AD. Regulation of DNA repair by ubiquitylation. Nat Rev Mol Cell Biol 2006；7：323.

Konsoula Z，Barile FA. Epigenetic histone acetylation and deacetylation mechanisms in experimental models of neurodegenerative disorders. J Pharmacol Toxicol Methods 2012；66：215.

Leon J. Pharmacogenomics：the promise of personalized medicine for CNS disorders. Neuropsychopharmacol Rev 2009；34：159.

Szyf M. The dynamic epigenome and its implications in toxicology. Toxicol Sci 2007；100：7.

Waters MD，Foster JM. Toxicogenomics and systems toxicology：aims and prospects. Nat Rev Genet 2005；5：936.

# 第 21 章　试验设计和统计分析

## 21.1　制定试验计划

体外试验之前应该进行详细的试验计划。其中一些步骤对于替代试验模型的开发至关重要，而其他步骤是毒理学研究中的常用步骤（表 21.1）。

表 21.1　体外试验的计划和步骤

| 目的 | 注意事项 |
| --- | --- |
| 采购材料 | 细胞培养用品的供应稳定标准 |
| 订购化学品 | 常备消耗化学品 |
| 计划方法 | 技术、科学和行政安排对研究的顺利进行至关重要 |
| 时间限制 | 考虑开始和持续培养所需的时间 |

### 1. 试验材料

试验材料和用品的选择是研究准备中的重要步骤。事实上，从同一供应商获得试验材料和化学用品可能比从特定制造商或分销商获得更好。例如，细胞培养基供应商应该选择声誉较好的，便于试验中用其他文献做参考。此外，公司应向研究人员提供材料准备、包装、存储和运输方面的详细信息。此外，试验材料还应附有安全数据表，其中还应该列出有关包装、运输、接收和储存的注意事项。研究实验室建立全面的化学品保存日期和储存记录也很重要。此外，材料公司能否提供有关化学品研究结果一致性的数据也是很重要的部分。实验室常规购买并储存的物质包括细胞培养基、化学物质、同位素和用于荧光计数的物质。此外，动物培养地应该向调查人员提供动物繁殖和居住场所的信息、动物的体格检查结果，以及能证明动物无病原体的声明。

### 2. 试验方法

在细胞培养的操作过程中，需要遵守一些操作规则。接种到培养容器中的细胞数量与接种的速率和培养瓶或孔的大小有关。例如，T-10、T-25、T-75 和 T-150 培养瓶的表面积分别为 $10cm^2$、$25cm^2$、$75cm^2$ 和 $150cm^2$，适用于个体试验或细胞连续传代。同样，6孔板、12孔板、24孔板、48孔板、96孔板和384孔板的表面积较小，通常用于筛选化验。

通常，细胞的接种密度为10000个/cm²。除了进行细胞增殖试验，研究接触抑制的细胞培养基为固态。根据需要，可以在完全培养基中补充血清和抗生素进行传代培养；或者使用无血清培养基。根据细胞的倍增速率，可以准确地估计单层细胞生长所需的时间。例如，当接种密度为1/3时或根据上述公式计算，大多数倍增率较快的连续细胞系在4～8天内可以达到稳定期。

进行单层细胞培养时，培养基中化学物质的浓度至少包含四个剂量（每个剂量3～6个孔），培养温度为37℃。除非另有说明，否则一般大气中二氧化碳的含量为5%～20%。制备含有待测化学品的培养基储备液，使用时，将其逐级稀释。这种配制溶液的方法避免了向每个试验组单独添加化学物质的误差。

对于需要孵育时间较长的试验，可以在试验开始前对培养基进行灭菌，以便维持无菌条件。这对于孵育时间为72h或更长时间的试验来说很重要。使用微米过滤器对可溶性化学品的溶液进行灭菌，对于不溶性固体首先用紫外光照射数分钟，然后放入试管再加入缓冲液。

在时间-效应试验期间，所有试验组的浓度保持不变，并且按照计划达到暴露时间后终止试验。在试验结束之前，根据需要添加指示剂、染料、固定剂和反应性物质，并将其与培养物一起孵育。最后对细胞进行处理，根据方案对反应产物进行定量检测。

对于同位素或荧光标记研究，一般将放射性或荧光标记的前体底物加入培养物中，并共同培养约1h。所加入的前体物质可以是参与蛋白质合成的氨基酸、碳水化合物代谢的单糖、脂质生物合成的前体、酶底物或任何可以追踪细胞内生物合成途径的分子。标记培养基是生长培养基的更简单形式。需要注意的是，应避免培养基中存在前体或母体分子。另外，通常在生长阶段使用的血清需要经过透析以去除干扰细胞摄取前体物质的微量成分。培养基的其他补充剂包括合成指示剂分子所必需的缓冲液、抗生素和辅助因子。细胞活性通常在分开的培养基中进行测定，并以对照组结果的百分数表示。此外，未加入细胞的孔可以用相应的平行介质处理作为空白对照。

目前，有几种自动或手动的基于细胞的检测方法已经发展为试剂盒，用紫外分光光度法、荧光或化学发光法检测细胞生化过程中的大分子。在毒理学和药物开发研究中使用基于细胞的检测方法对于揭示毒理学作用机制、开发替代体外试验以及了解疾病机制有重要意义。基于细胞的分析还可以用于药物开发过程中药物化合物的二次筛选。这些试剂盒提供微孔板和膜，可以用于细胞的功能检测，微孔板包括以下种类：①采用荧光检测或化学发光的黑色微孔板，可以用于细胞存活率和增殖检测。②适用迁移、侵袭和趋药性检测的高通量微孔板。

　　基于细胞的检测试剂盒的一些应用包括细胞活性、增殖、细胞迁移、侵袭、趋化性、全细胞培养和全生物测定等方面。该系统使用的检测系统为传统的荧光或时间分辨荧光检测系统，以及基于紫外吸收的检测系统。

　　最近发展起来的荧光和化学发光酶免疫检测系统可以用于细胞内酶活性的检测。这些系统运用多种荧光或化学发光探针，可以用于检测细胞毒性包括细胞内酶，所用的探针包括钙黄绿素-AM、罗丹明基荧光染料（美国俄勒冈州尤金分子探针有限公司）、CellTiter-Glo$^{TM}$、半胱天冬酶-3/7 和半胱天冬酶-8/9 等（美国威斯康星麦迪逊 Promega 公司）。表 21.2 描述了基于细胞分析的原理及其在毒理学试验中的价值。

**表 21.2　基于细胞的荧光和化学发光分析及其在毒理学试验中的应用**

| 试验 | 描述 |
| --- | --- |
| 钙黄绿素-AM（分子探针公司） | 可溶性染料，自由进入完整的细胞膜；在经细胞内酯酶裂解后发出荧光，可靠的可行性指标 |
| SYTOX$^{TM}$（分子探针公司） | 高亲和力核酸荧光染色；可以穿过损伤的细胞膜但不会穿过活细胞的膜；当与其他细胞毒性试验同时使用时，可作为死细胞绿色荧光指示剂 |
| 罗丹明-110 系列染料（分子探针公司） | 细胞内蛋白酶指标；在用胰蛋白酶、纤溶酶/组织蛋白酶或其他细胞内酶裂解时，染料的非荧光双酰胺衍生物转化为荧光分子，发出相应的荧光 |
| 半胱天冬酶-3/7 和半胱天冬酶-Glo 8/9（Promega 公司） | 能够在有毒化合物存在的情况下检测和鉴别凋亡或坏死的细胞；半胱天冬酶-3/7 可以裂解多肽荧光肽-罗丹明-110，发出绿色荧光信号并裂解长链半胱天冬酶-8/9，产生化学发光 |
| CellTiter-Glo$^{TM}$（Promega 公司，化学发光法检测细胞活性） | 设计用于测量 ATP 生物发光的试验；将荧光素底物和稳定的荧光素酶直接加入细胞；生物发光强度与活细胞释放的 ATP 量成正比 |

　　试剂盒可以用于确定每个细胞系的 IC$_{50}$ 水平和浓度效应曲线。此外，试验还对其他指标进行监测来对结果进行校正，这些指标同时也有助于明确毒性机制。将这些研究信息与其他实验室的试验结果进行比较，以验证试验结果的可靠性。因此，方便快速的测试表现对于纳入一系列筛查急性人体化学毒性的测试来说至关重要。

# 21.2　试 验 设 计

### 1. 培养基和化学物质的相容性

　　与试验设计和毒理学试验有关的大多数技术问题涉及化学品与培养基的相容性。不溶于水的固体化学物质，如对乙酰氨基酚（对乙酰氨基酚）和乙酰水杨酸（阿司匹林）存在溶解问题，特别是在较高浓度时。为了提高这些化学品的溶解度而不添加可能干扰最终结果解释的溶剂，可以采用如表 21.3 所述的技术。

**表 21.3　提高化学品溶解度的方法**

| 方法 | 化学配方 | 描述 |
| --- | --- | --- |
| 微粉化 | 固体溶于醇或 DMSO | 将化学品储液在乙醇中蒸发，在 37℃恒速搅拌 1h 或在 $N_2$ 气流下搅拌直至粉末冻干 |
| 溶解于乙醇、IpOH 或 DMSO 中的储备液 | 固体溶于溶剂 | 配制待测化学品的浓缩储备液，根据需要将一定量的试样加入试验组的培养基中；溶剂在所有组别包括对照组中保持用量一致 |
| 超声 | 有机溶剂 | 将不与培养基相溶的有机液体加入培养基中，使用超声波探头进行超声波处理 |
| 矿物油覆盖 | 有机溶剂 | 向培养基中加入挥发性或有机溶剂，并在表面覆盖一层矿物油；培养瓶进行密封 |

**2. 微粉化**

该过程增加了固体的表面积并且可以改善低剂量时粉末的溶解度。用乙醇或二甲基亚砜（DMSO）溶解固体，并用氮吹的方法将溶液蒸发至干燥。然后将其余的冻干粉末溶解在培养基中，培养前 37℃恒温搅拌至少 1h。

**3. 溶剂**

某些时候可能需要将待测化学品溶解在能与培养基混溶的溶剂（如乙醇、异丙醇和 DMSO）中，制备该物质的储备溶液，然后分配到相应的试验组。然而，重要的是在对照组中确定单独溶剂的相对效果，即使是按照最低浓度的剂量加入培养基也是如此。此外，所有试验组和对照组使用的溶剂的量都应该保持一致。这样可以消除单独溶剂对细胞的轻微影响。

**4. 超声**

用作化学品试验的某些有机液体如二甲苯和四氯化碳与水和培养基不相溶。可以对化学品的储备液进行超声处理来增加其溶解度。进行这种处理需要使用有较长探头的超声波清洗仪，以 10～50W 的功率超声 10s。超声波清洗仪能将混合物完全均匀并且能促进待测化学物充分地分散到培养基中。有时，试验过程中化学物质会从培养基中析出，此时应将其进行重悬处理。

**5. 石蜡（矿物）油覆盖层**

对于挥发性较大的化学物质不宜直接加入培养基中，如乙醇、二甲苯和氯仿等，因为它们会挥发进入培养箱空气中干扰其他孔。因此，可以将化学物质与 $25cm^2$（T-25）培养瓶中生长的细胞一起孵育，然后覆盖上薄层液状石蜡（轻矿物油），以此来控制培养基中化学物质的蒸发和浓度。油可以通过增加表面张力来抑制表面挥发性分子的蒸发。但是，采用这种方法必须设置单独的 $CO_2$ 通道，并用螺帽密封。此外，采用这种方法还需要预先考虑一些因素：有必要了解哪些化学品被用于测试，以及哪些容器用于培养细胞，而且还需要配置单独的气罐。

油覆盖层可以产生足够的表面张力，可以防止未完全溶解于介质中的挥发性化学物质的蒸发。液体中化学品的分压决定了待测物质在空气和气相之间的分配程度。最终，这种分配会影响培养基中细胞的暴露量。在试验过程中，有必要对培养基及培养瓶上方气体中的化学物质实际浓度进行检测。可用的方法包括顶空气相色谱法。相应的，对气液分布的动力学也应该进行精确估计。

### 6. 计算浓度范围

对化学物质的对数浓度进行大范围的检测在很多情况下是不必要的，特别是在资源有限的情况下。例如，已知物质的 $LD_{50}$ 值，可以用于估计血浆中的人体等效毒性浓度（HETC）——化学物质的该浓度可以根据啮齿动物的 $LD_{50}$ 进行计算，公式如下：

$$HETC = [(LD_{50})/V_d] \times 10^{-3}$$

式中，HETC 为估算的人体血浆中等效毒性浓度（mg/mL）；$LD_{50}$ 为啮齿动物的50%致死剂量（mg/kg，腹腔内或口服给药）；$V_d$ 为分布容积（L/kg）；$10^{-3}$ 为转换常数（L/mL）。

所计算的 HETC 值可以用于估算人体血液中的毒物浓度，这与在动物体重一定时用 $LD_{50}$ 剂量来评估毒物浓度的原理相似。HETC 也可以用作确定每组试验组浓度范围的指导原则。HETC 值也是将动物 $LD_{50}$ 数据转换成等效的人体毒性信息的方法，这对于比较临床病例研究和毒物控制中心的体外 $IC_{50}$ 值与人致死浓度具有重要价值。本质上来说，该公式提供了一种将体内啮齿动物数据转换为等效的人体毒性浓度的方法，可以用于预测对人类的毒性。

### 7. 抑制浓度的确定

图 21.1 显示了典型的浓度效应曲线，该曲线是用化学物质与诸如细胞活性等细胞功能指标作图得到的。根据回归线的斜率和线性可以计算得到50%半抑制浓度（$IC_{50}$）。该曲线的对称性可以通过回归分析进行估算：细胞活性随浓度变化的百分数。

细胞活性的百分数是通过将试验过程中测得的绝对失活量与对照组进行相比得到的，即在化学物质浓度最低或最高时的测量值。对照值的失活率分别作为0%或100%，然后将试验组的响应值与对照组进行比较。通过这种方式可以将绝对值转换成相对百分数值。这样做的优点是：即使当不同试验的对照组绝对值不相同时，也可以对这些试验进行比较。用浓度和效应作图，可以得到回归曲线。同样，根据 50%响应可以外推估计得到 $IC_{50}$。

图 21.1 显示了化学物质典型的回归曲线，可以根据回归曲线可靠的计算得到具有统计学意义[1]的 $IC_{50}$。用类似的方式，还可以计算得到 25%和 75%抑制浓度（分别用 $IC_{25}$ 和 $IC_{75}$ 表示），以及下限值和上限值。此外，限制值也有助于毒性范围的确定。上限和下限抑制浓度之间的差异越大，则代表特定化学品的毒性范围越广。$IC_{25}$ 和 $IC_{75}$ 之间差异较小，则该化学品的毒性范围较窄，这意味着无毒和有毒剂量之间或毒性和致死性之间的差距更窄。当 $IC_{50}$ 不在试验所用的化学品浓度范围内时，应该调整浓度组进行重复试验。

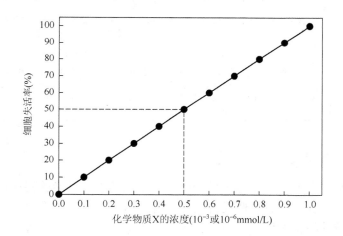

图 21.1　具有代表性的化学物质 X 的浓度与细胞失活率之间的浓度效应曲线。
图中显示了半数抑制浓度 $IC_{50}$

## 21.3　假设检验和统计分析

对于试验数据可以采用多种统计方法进行分析。应该根据研究目的和试验数据选择统计方法。一般来说，在最初试验设计过程中应进行预先考虑，以便后面选用适当的统计方法。然后对试验数据进行统计分析以确保试验结果的准确性。

此外，根据试验选择合适的统计分析方法能够增加试验结果的正确性，特别是当进行重复试验时。但是，越对同一个试验进行多次重复，进行相同的统计计算，得到的结果拒绝真正零假设的可能性就越大。表 21.4 列出了一些用于描述和解释毒理学试验中统计参数的基本术语。

---

[1] 理论上计算得到的相关系数（$r$ 值）为 + 1.00。

表 21.4　基本统计术语

| 统计术语 | 定义 |
| --- | --- |
| 自变量 | 试验系统内可测量的参数；也称为随机变量，当值是作为一个偶然因素的结果；如指定浓度的化学品 |
| 因变量 | 试验过程产生的效应；依赖于自变量的量，也称为观测量或检测量，如测量化学品暴露后的细胞活性 |
| 连续数据 | 数据可以是一条直线上的任何点，包括任何可测量的参数；也可以是两个固定点之间的任意值，如体重、蛋白质浓度 |
| 不连续的数据 | 与连续数据一样的可测量参数；只有固定值，无中间值，如治疗暴露后存活的细胞数 |
| 概率 | 由适当大小的样本指定特定值的频率 |
| 频率分布 | 表格或图表，其中变量的值分布在一个特定的区间；一组观测值不重叠 |
| 假设检验 | 确定一个或多个总体是否与现有数据相同；假设与总体参数有关；艾滋病研究人员通过检查某一人群样本来进行总体估计 |
| 零假设（无效假设） | 受测试参数影响的样本群体之间不存在显著差异 |
| 置信区间 | 一个检验统计量所有可能出现的值都用图形表示为水平分布轴上的点，并将其划分为接受区和拒绝区；根据重要程度将试验值（观测值）分配到不同区域；高于水平轴上的值为拒绝区；最常见的显著性水平通常设置为 0.001、0.01 或 0.05，分别对应于 99.9%、99.0% 和 95% 的置信区间 |

### 1. 假设检验的发展

在细胞毒性研究中进行假设检验的目的是使调查人员能够根据样本研究结果来估计总体的情况。在进行假设检验时，首先建立了总体的零假设（$H_0$）或无差异假设。在统计检验过程中，根据结果确定拒绝还是接受该零假设。如果试验结果为拒绝零假设，则认为研究结果与原假设不符，可能存在其他尚未确定的假设。毒理学试验中的每个试验治疗方案都可以作为假设检验的例子，其中最容易的是化学物质的影响引起的细胞或生物体的毒理学变化。一般而言，建立零假设是为了对其进行否定或接受。

该假设还与人群的参数有关。试验获得的定量数据的形式决定了其统计分析方法。在进行单变量参数检验时，总体呈正态分布且数据连续。每个数据点都有一个离散数字，这意味着与其他数字之间的可测量关系。在进行非参数检验时，数据是分类形式的，是不连续的。数据收集之后按照一定的方法对其进行分类。

### 2. 参数估算

在毒理学试验研究中，根据数据是连续或离散的来选择进行参数和非参数检验。参数检验侧重于对含有一个或多个参数的假设进行检验，其要求抽样总体应该与整个总体都大致呈正态分布，另一项要求是了解提供基于推论的样本的群体形式。接下来对一些常见的参数估算进行讨论。

### 3. 回归分析

回归分析或线性回归是得出关于两个变量之间关系的常用统计分析方法之一，另一个是相关分析。回归分析的变量都是正态分布。例如，在毒理学试验中，试验组和未暴露化学物质的对照组都可以获得试验数据。回归分析的 $Y$ 或因变量是细胞暴露化学物质后产生的可测量的效应，$X$ 或自变量为浓度。

回归分析有助于了解这些变量之间的关系，它的最终目标是根据已知的自变量值来预测因变量值。如在体外细胞毒理学试验中那样，基于浓度效应曲线的回归分析来估计 $IC_{50}$。因此，在置信区间内可计算出产生 50%效应对应的浓度的估计值。

通常，浓度效应关系的原始数据是非线性的，因此需要将数据进行对数转换。通常，$X$ 轴为浓度的对数，$Y$ 轴为对应的效应的百分数如与对照相比较的响应百分数。这样处理使得变量之间更接近线性关系，也有利于估算 $IC_{50}$。

### 4. 相关分析

进行相关性分析和计算相关系数（$r$ 值）可以确定回归分析的强度。其中 $r$ 值表示变量之间的相关程度，它的最大值为 $\pm 1.0$，表示因变量的所有变化都可以用回归分析解释。

这种情况下，在可接受的误差范围内，所有试验观察到的结果都可以转化到回归曲线上。当回归线是水平的时，$r$ 为 0。$r$ 值越接近 $\pm 1.0$（$-1.0$ 代表逆相关），则 $Y$ 值的变化中回归曲线能解释的部分越多。这表明回归分析在 $Y$ 的总变异占有的比例很大。相反，$r$ 值越小（在正或负方向接近零）表明两个变量之间没有回归关系。此外，还应该进行其他的一些检验，如 $\beta = 0$ 假设检验、方差分析和 Student $t$ 检验。

### 5. $\beta = 0$ 假设检验

除了计算每个浓度效应曲线的相关系数（$r$ 值）之外，还应用 $\beta = 0$ 的假设检验来对两个变量 $X$（浓度对数）和 $Y$（百分数响应）之间的关系进行检验，该检验是对样本回归方程的斜率进行统计假设检验。对呈现正态分布的数据进行 Student $t$ 检验，并将检验统计量与自由度为 $n-2$ 时的 95%和 99%置信区间的最小值进行比较。图 21.2 为浓度效应曲线，其 $Y$ 轴为用于衡量细胞毒性的细胞活性指标。

根据回归分析（浓度对数与对照组百分数）结果可以计算得到相关系数、检验统计量（$t$ 值）和抑制浓度。对于特定的化学物质，在不同的暴露剂量下应该进行重复试验，直到其 95%或 99%置信区间具有统计学意义。然后将检验统计量与 $t$ 值进行比较，自由度为 $n-2$。

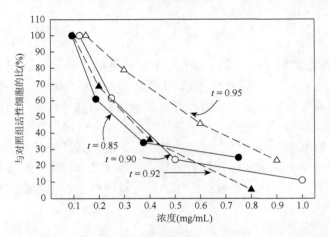

图 21.2　不同代表性化学品的剂量-效应曲线。随着细胞培养系统中化学物质浓度的增加，
能够增殖的活细胞的百分数逐渐减少

如果试验统计量大于预定置信区间的表值，则两组之间的关系有统计学意义，
即化学品对细胞活性的影响与化学品浓度的变化成反比。如果检验统计量小于表
值，则这两个变量之间的关系没有统计学意义，此时不拒绝零假设。

### 6. 方差分析和 F 检验

方差分析（ANOVA）用于比较三组或更多组数据中的总变异。研究数据需要
符合连续、独立和正态分布。每个研究部分都与一个特定的变异源有关，该变异
源对总变异有一定贡献。贡献的大小用 F 检验来验证并与 F 值表进行比较。

与用于确定显著性的假设检验一样，如果在给定显著性水平下 F 的计算值大
于 F 的临界值，则拒绝零假设，该结果表明计算出的 F 值并非由偶然因素引起，
各组之间存在统计学意义的差异。在此之后，可以用 Student t 检验来确定哪些组
之间有差异。在给定的显著性水平下，F 值小于 F 临界值表明组间无显著差异。

### 7. Student t 检验

目前，有很多种检验方法（称为事后检验）被纳入了试验程序中，用于方差
分析结果有统计学意义时进行两两比较。其中最受欢迎的是 Student t 检验或 t 分
布。t 检验可以用于对照组和试验组或两个试验组进行比较。最常用的 t 检验类型
有两种，可以根据组内数据的性质进行选择。如果每组的数据连续且观察次数相
等，则采用成对的 t 检验，自由度表示为 $N-1$，其中 N 是每组的试验数。当每组
的观察数不一致，但数据连续且随机分布时，则使用不成对的 t 检验，自由度为
$N_1 + N_2-2$，其中组间数据的观察次数不相等或不成对。

在适当的显著性水平（$\alpha$）和自由度下，$t$ 值与 $t$ 分布表的比较与 $F$ 值一样。如果在给定的显著性水平下，计算得到的 $t$ 值大于 $t$ 临界值，那么拒绝零假设，两组之间的差异有统计学意义，因变量的变化直接或间接与自变量的变化有关。在给定显著性水平下 $t$ 值小于 $t$ 临界值表明两组之间差异没有统计学意义。

8. 非参数或拟合优度检验

非参数统计分析与参数统计方法类似，但它涉及的是分级数据的分析。这种分析传统被称为拟合优度检验，是对观察到的试验组频数分布情况与标准分布情况进行分析。假设检验得出的结论为拒绝或接受零假设，其第一步是将观察值进行分组并统计每个区间中观察值的频率。如果样本呈现正态分布，则将频率与预期频率分布进行比较。使用观察到的和标准的差异来计算统计量，然后将该统计量与预先指定的显著性水平下该特定统计量的标准值表中的最小值进行比较。

9. 卡方检验

卡方（$\chi^2$）检验是一种独立性检验，主要基于 $2 \times 2$ 四格表数据或（$R' \times C$）交叉表，目前已经广泛应用于统计分析中。该交叉表也被称为列联表，它是将不连续频率数据按对照组和试验组进行行（$F$）排列，将观察到的频率以及预期频率排列在表格的列（$C$）中。自由度为（$R-1$）×（$C-1$）。卡方检验可以应用于呈现正常、二项和泊松分布的数据。在一定的显著性水平下，当 $\chi^2$ 大于 $\chi^2$ 临界值时，拒绝零假设，认为差异有统计学意义。当接受无效假设时，表明观测频率和预期频率之间的差异无统计学意义。

$\chi^2$ 分布的基本要求是数据是单变量和分类的，组与组之间的样本量大致相同，并且总观测值至少为 50。与其他统计分析一样，数据应采用随机独立抽样的方式收集。

10. Wilcoxon 秩和检验

与 $\chi^2$ 一样，Wilcoxon 秩和检验主要用于对不符合正态分布的数据进行统计分析。进行秩和检验时先将数据按照一定的顺序排列，然后计算每组的总秩和。在一定的显著性水平下，将计算得到的总秩和与两个极限值表进行比较，根据结果判断差异是否具有统计学意义。

11. Kruskal-Wallis 非参数方差分析

与参数方差分析一样，Kruskal-Wallis 非参数方差分析的结果是拒绝或接受零假设（即几组均值相等）。该分析方法最初用于对不连续的分类数据进行分析以确定组间是否存在差异。检验按照从小到大的顺序对三组或更多组的观察结果进行排列，然后用秩来替代这些数据。然后将这些秩按照原始的分组分配到不同试验组中，计算每组的秩和。

计算检验统计量（$H$）并与标准 $H$ 值表进行比较。当计算的 $H$ 值大于标准 $H$ 值时，拒绝零假设，表示各组之间存在差异。一般在 Kruskal-Wallis 非参数检验之后进行另一个非参数检验，根据每组的样本数选择进行 $2 \times 2 \chi^2$ 分析或无序分布多重比较试验，以确定哪些组之间有差异。Kruskal-Wallis 方差分析对于小样本和大样本都适用。当出现很多相同的秩时，Kruskal-Wallis 非参数检验的检验效能降低。

## 推 荐 阅 读

Barile FA. Introduction to In Vitro Cytotoxicology: Mechanisms and Methods. Boca Raton, FL: CRC Press, 1994.

Barile FA. Clinical Toxicology: Principles and Mechanisms, 2nd edn. New York, London: Informa-Healthcare Publishers, 2010.

Baselt RC. Disposition of Toxic Drugs and Chemicals in Man, 7th edn. Foster City, CA: Biomedical Publications, 2004.

Chow SC, Shao J. Statistics in Drug Research: Methodologies and Recent Developments. Boca Raton, FL: CRC Press, 2002.

Daniel WW. Biostatistics: A Foundation for Analysis in the Health Sciences, 8th edn. New York: John Wiley & Sons, 2006.

Gad SC. Statistics and Experimental Design for Toxicologists and Pharmacologists, 4th edn. Boca Raton, FL: Taylor & Francis, 2005.

Lewis RJ Jr. Hazardous Chemicals Desk Reference. New York: John Wiley & Sons, 2002.

Skillings JH, Weber D. A First Course in the Design of Experiments: A Linear Models Approach. Boca Raton, FL: CRC Press, 1999.

O'Neil MJ, Smith A, Heckelman PE, et al. eds. The Merck Index, 14th edn. White-house Station, NJ: Merck Research Laboratories, 2006.

## 参 考 文 献

Bernauer U, Oberemm A, Madle S, Gundert-Remy U. The use of in vitro data in risk assessment. Basic Clin Pharmacol Toxicol 2005; 96: 176.

Elliott MR, Joffe MM, Chen Z. A potential outcomes approach to developmental toxicity analyses. Biometrics 2006; 62: 352.

Hayashi Y. Designing in vitro assay systems for hazard characterization: basic strategies and related technical issues. Exp Toxicol Pathol 2005; 57: 227.

Linkov I, Satterstrom FK. Weight of evidence: what is the state of the science? Risk Anal 2006; 26: 573.

Rietjens IM, Alink GM. Future of toxicology: low-dose toxicology and risk-benefit analysis. Chem Res Toxicol 2006; 19: 977.

Suter W. Predictive value of in vitro safety studies. Curr Opin Chem Biol 2006; 10: 362.

van der Hoeven N. Current issues in statistics and models for ecotoxicological risk assessment. Acta Biother 2004; 52: 201.

# 第22章 替代方法的标准化和验证

## 22.1 引　　言

### 1. 替代试验方法的发展

在过去的20年中，毒理学界发展了多种类型的非遗传、系统和局部体外试验来替代动物试验。目前，许多传统的细胞培养程序和方法已经成功应用于毒性测定，这些试验假设细胞体外培养接触毒物的情况与体内接触毒物类似。现在其中的一些方案已经发展成熟，例如，使用细胞培养模型来筛选或预测皮肤和眼的局部毒性。还有一些替代性体外试验，现正在进行单一实验室和机构之间试验程序的标准化，如对急性全身和靶器官毒性（包括神经系统、肝脏、心脏和肾脏）的试验以及各种毒代动力学试验。截至目前，针对每个机体系统，已经开发了10~20种测试方法，一共有100~200种成熟的定量程序。

在这些技术发展起来之后，制药和化妆品行业很快便采用了一些技术来进行初步毒性筛选，并将这些试验方法与传统的动物试验方案并行使用。在与传统体内程序的数据进行比较之后，欧盟和美国监管机构也接受了新开发的替代检测方法，并且提供了正式的验证方案。由于这些方法具有筛查潜在有毒物质的能力，因此目前它们已成功应用于预测急性毒性、眼睛刺激性、光毒性和致畸性。实际上，《美国药典》建议在对塑料器件进行毒性测试时，将针对其局部和全身毒性的细胞测试作为第一选择。尽管如此，这些可应用于实际的试验系统只占文献报道的一小部分，并且目前尚未受到监管及工业和学术的评估。与经过评估并经过科学验证的程序不同，它们并没有得到科学界的广泛接受。

### 2. 试验方案的标准化

一般来说，个人实验室可以开发并提出针对特定毒性终点的体外程序，其原理是分析一组化学物质及其对细胞组分的影响，主要涉及检测基底细胞或器官特异性功能受损、非细胞结构改变、受伤的炎症反应以及靶组织中化学物质的毒代动力学。所构建的细胞培养系统可以用来模拟这些化学物质的复合作用，或者其中的某一个因素，然后根据试验结果对化学物质的毒性进行评估。体外眼刺激试验程序便是用这种方法建立的，如 HET-CAM 测试，还有其他的一些测试方法主要对眼睛中目标化学物质的毒性进行检测，如角膜上皮测试、模拟角膜结构的蛋白质基质和炎症反应测试。

总的来说，个人实验室要想完成试验方案不仅需要很长时间而且需要很多研究经费，特别是进行毒理学筛选程序提议时必须有试验方法的标准化，例如，对于眼刺激试验，实验室必须将该方案提交同行评审，并评价该方案筛选或预测人类眼部毒性的情况，并将试验结果与现有的 Draize 程序进行比较。实质上，任何一个新提议的试验方法都需要验证——即评估该方法的技术可靠性以及与其研究目的的相关性。例如，对于一个综合试验方法，不仅需要对数百种精心挑选的化学物质进行测试，并且需要对与其结构类似的化学物质进行测试，此外，还应该明确其可能造成的眼刺激。然后将结果与使用 Draize 方法和现有人体毒性数据进行比较。如果测试仅包含目标损伤中的一部分，则验证方案还需要明确其对其他机体的其他损害。对于大多数实验室而言，由于试验资源有限，往往难以达到建立试验方案的目的。因此，大多数实验室目前只能尽可能地进行初步评估。例如，使用所提议的方案对 20～50 种化学品进行测试，并与文献中可用的动物毒性数据进行比较，从而提出经过粗略评估的方法。因此，我们的目标不是提出监管验收方案，而是向科学界和工业界介绍一幅蓝图，希望日后可以将其作为毒性测试方案的一部分进行进一步评估。

在整体和局部毒性试验设计中使用替代体外模型的问题是缺乏明确的验证方案，这主要是由个别实验室资源缺乏造成的。此外，有关全身毒性和局部毒性的人体数据很少，导致筛查试验对急性或慢性毒性的预测更难。最后，需要注意的是，验证过程的定义不明确是未来进行有效体外测试的阻碍。

因此，不难理解为什么如此多的用于体外测试的替代模型并未应用于一般毒性测试机构，其主要原因在于科学和管理标准复杂，较新的体外方法需要与传统毒理学的理论基础进行严格和合理的比较，而监管机构的组织必然会导致延迟。以下讨论了替代体外试验系统的标准、组成部分、目前多实验室验证程序的状态，以及有关未来验证方案和立法验收的建议。

## 22.2　验证过程

### 1. 定义

验证这个术语最早来源于体外基因毒性和致突变性试验，并已应用于非遗传毒性领域，主要用于验证针对特定目的的试验的相关性和可靠性。其中可靠性是指同一实验室内以及实验室之间的试验的可重复性，即实验室内和实验室间的变化。评估是指一个过程，它的目标是让科学界能够接受试验，尽管它并不一定能实现这一目标。虽然验证结果表明科学界认可试验结果，正如监管机构对验证的定义所示，这个术语最常被调查人员用作评估体外试验的过程，而不需要完成这个过程才能达到。最近，一些文献建议将验证用于评估体外测试的可靠性和相关性的过程，验证应该包括旨在让普通科学界和工业界接受试验结果的必要研究步骤。表 22.1 列出了一些用于理解替代试验方法开发过程中验证过程和功能的重要术语。

**表 22.1　应用于验证过程的一些基本术语及其定义**

| 术语 | 定义 |
|---|---|
| 验证 | 确定试验相关性和可靠性的过程 |
| 可靠性 | 确定试验在同一实验室内和实验室之间的重复性（实验室内和实验室间） |
| 关联 | 试验方法在体内应用的适用性和可比性；对偏离验证目标的"速率限制"因素的容忍度较小 |
| 标准化 | 与内部和外部对照比较分析试验分析方法的可靠性 |
| 有效性 | 建立实验室内和实验室间的毒理学试验标准以确保试验可信度、有效性及常规使用 |
| 评价 | 是科学界接受该试验的过程，虽然不一定能达到这个目的；体外方法评价，但不需要完成整个试验 |
| 评估 | 在毒理学中，对一项试验价值的评价 |

### 2. 验证程序的重要组成部分

#### 1）相关性和可靠性

相关性和可靠性是毒理学验证中的重要组成部分。例如，一般认为在对大量化学品都进行验证之后得出的试验结果是可靠准确的。但是，如果试验结果中没有提示该结果能适用于体内情况的相关数据，那么一般认为该结果的相关性不强。目前已经开发出的许多细胞毒性测试方案都具有可重复性，不同实验室的研究结果之间没有显著差异。但是，对方案进行进一步研究表明，其中一些方法缺乏相关性。因此，尽管相关性和可靠性在验证过程中同等重要，但相关性是验证过程中的限制因素，一般不允许试验与验证的目标有偏离。由于这个标准的存在，大多数个人实验室进行验证时都会对相关性进行评估，并且提供相应的科学回顾，这使得大家有充分的理由相信该方法的可靠性是足够的。

许多开拓性项目使用了体外研究方法，但是并没有对其进行全面的验证（见参考文献）。除了急性全身毒性研究外，大多数实验室在进行验证时仅使用了许多不同的化合物，而未考虑化学品的分类。在一些研究中，使用的是含有很多化学成分的混合物，无法进行重复试验，还有一些研究报告没有提供所有的原始数据。此外，在许多研究中，直接将体外测试结果与动物毒性试验数据进行比较。例如，

Draize 测试分数与体外眼刺激性数据的验证结果仅表示两者有秩相关，因此将体外/体内试验进行比较（相关性）是不合理的。此外，对于一些体外测试也进行的是秩相关检测，较少使用线性相关。

目前，除了局部刺激性测试之外，单个实验室的验证尚未得到科学界的普遍认可。它们也没有取代任何目前常用试验方法如动物毒理学测试。如上所述，其原因可能是经过简单验证的结果缺少可用性。

表 22.2 给出了早期验证过程中常用的一些方法，并将它们与当前所用的方法和条件进行了比较。下文中还将对可能影响实验室验证研究结果的三个重要因素进行讨论。

表 22.2　早期和目前使用的验证方法

| 标准 | 早期方法 | 最近的先进方法 |
| --- | --- | --- |
| 化学品 | 几乎没有化学物质或相同类别的化学物质<br>水溶性和挥发性化学物质；容易兼容<br>专有配方 | 来自相关类别的大量化学品<br>随机选择化学品<br>根据已知的数据库选择化学物质 |
| 数据 | 包含已知的来源于不同试验方案的毒理学数据<br>体内致盲试验的数据<br>与动物或人体毒性进行比较 | 试验方案相似的研究得出的体内数据<br>编码物质<br>与动物和人体毒性进行比较 |
| 统计分析 | 半定量；比较相关性；临时分析 | 线性相关分析 + 毒代动力学信息 |
| 试验评估 | 通过一个或多个实验室来评估可靠性<br>针对单一试验的多中心验证（多变量分析） | 许多实验室一起评估可靠性和相关性<br>选择一组试验的多中心验证（多变量分析） |

2）化学品的选择

化学品的选择对于验证结果有很大的影响，在进行验证时，应该选择大量具有代表性的化学品。此外，在选择化学物质时，不能仅根据它们在溶液中的物理性质或在体内的细胞毒性作用来选择，因为其结果具有技术偏见。要确保无偏好选择的可靠方法是从某个化学品登记处（如细胞毒性登记处、ICCVAM 或 NIOSH 登记处）进行随机选择。对有限数量的化学品进行验证得出的结果可能没有很大的实用价值。此外，要得到令人信服的验证结果，还应该使用有明确定义的化学品（根据化学文摘社[CAS]号或通用名称进行选择），而不应使用专有混合物或只有工业编码的产品。使用有明确定义的化学品进行研究，还可以进行实验室间的验证，从而保证了试验结果的科学性。除了化学品的选择及其标签模式，数据库的选择也很重要。例如，在未表明数据库的情况下，所发布的评估结果有无关应用和与目标不一致的风险。

3）与体内数据比较

验证程序中的又一重要因素是选择类似的体内数据并与之比较。将具有毒代动力学参数的体外毒性测试结果与体内毒性数据进行比较是较科学合理的。在历史上，早期研究一般将细胞毒性与动物 $LD_{50}$ 进行比较，若两者的相关性良好，则表明细胞毒性与啮齿动物致死性这两者具有可比性。

很少有关于通过动物致死性测试预测急性人体毒性或通过 Draize 技术预测人眼和皮肤刺激性的研究，人们普遍认为这些因素之间的相关性很低，且相关性低的原因是物种差异。在理想情况下，为了将替代体外试验方法用于预测化学品的人体毒性，在进行验证时必须参考人体毒性数据。但是，人体毒性数据的可用性是一个问题，而且可用的毒性参考点的不一致也是一个问题。由于没有这些指标的标准化数据库，体外试验比与相应的动物试验可靠性更低。有趣的是，在成功完成 MEIC 计划之后，2000 年开展了 EDIT 计划，该计划提出编制人体毒性数据库以便用于与其他体外方法进行比较。然而，在 2008 年，ACuteTox 取代了 EDIT 成为预测急性人体毒性的综合方法（见推荐阅读）。

目前认为有关不同类别化学品的眼刺激性的体外和体内毒理学试验之间的相关性与该类别化学品的毒代动力学有关。因此，将这些信息添加到试验方案中，如纳入化学品的吸收和消除速率，有利于相关性研究。在试验时，如果使用动物 $LD_{50}$ 或 $TD_{50}$ 作为参照点，那么动物方法的精确度以及物种差异相关的变异性会使得细胞毒性试验的可靠性降低。正确使用动物试验数据的前提是要将动物试验结果与该化学品的人体试验数据进行比较，从而建立一个确定体外方法是否与动物结果相似的基线。然而，这些可能会被归为动物试验的验证，在统计分析中这是矛盾的。

目前，大部分可用的人体数据都是从选定的参考资料和中毒控制中心获得的，内容主要包含临床案例研究、住院和急诊访问。虽然这些信息不是系统获取的，但它们是目前最可靠的常见化学品人体毒性数据来源。因此，这些临床信息也是体外试验结果比较的基础。人体毒理学数据的另一个可靠来源是征集志愿者来进行毒性测试（如皮肤和眼睛刺激性）。有研究表明，人类志愿者进行皮肤刺激测试的结果表明有固定的浓度-效应曲线，但是在进行眼刺激试验时，仅限于发生最小效应（发红、发痒）。

4）与其他体外试验方案进行比较

验证程序中应考虑的第三个重要因素是与其他体外数据进行比较。很久以前，在进行机制致突变性试验的验证时，使用的是定性体外/体内比较，其主要原因是难以建立线性关系。然而，所有急性全身毒性的体外测试都是定量的，并且应该能够模拟体内化学物质和细胞之间的定量相互作用。因此，在对试验进行验证时，应该用线性回归分析或类似的统计方法进行定量验证。该分析不仅考虑了化学品相关毒性和化学品对细胞靶标的不同作用机制，还考虑了验证程序设计中包括大纲的分类。例如，进行线性回归分析时需要确切的毒性数据，但不需要截断值——也就是说，$IC_{50}$ 值大于基线对统计分析没有意义。

　　迄今，大多数验证研究都是将体外毒性试验的结果与某些动物毒性进行直接比较，如急性全身毒性、皮肤或眼刺激性。同样，大多数试验仅涉及众多动物全身性毒性作用中的一种，包括对靶标的毒性以及毒代动力学研究（吸收、分布、代谢和排泄）。当将单次试验的结果与一般全身毒性进行比较时，即使试验结果未被毒代动力学现象所掩盖，其比较也仅限于一般毒性现象中的一小部分。这种类型的验证没有研究相对罕见的毒性作用，而且不能区分重要的补充测试和其他类似的信息。无论是对于局部毒性试验还是全身毒性试验，将体外试验与动物试验的给药剂量直接比较是不正确的。相反地，如果将毒代动力学数据纳入分析中，或将动物剂量转换为等效人体毒性数据（见第 21 章，试验设计和统计分析、计算浓度范围、HETC），则可以实现两者之间浓度的比较。

　　3. 目前的验证程序

　　1）历史

　　集中组织的多实验室验证计划的优势使得单个实验室验证逐渐减少。尽管个别单个实验室验证研究保持竞争优势，尤其是其具有相对较高的灵活性，但是多实验室方法能满足法规要求而且更具科学性和经济可行性。

　　早期，与单个实验室研究相比，有组织的验证工作具有若干优势。人们认为，多中心验证增强了 20 世纪 60 年代进行的多实验室评估的可靠性。在目前的形式中，多中心计划包括对许多测试系统和/或实验室中的相同化学品进行集中测试，其目的是评估方法的相关性和可靠性。因此，多中心政策和程序的制定与单个实验室验证类似，如改进化学品选择、参考体内研究和相关方法。

　　迄今，美国提出的替代性体外毒理学试验还处于研究中，未能得到广泛应用。其原因与实验室引入该试验的困难有关。因此，体外毒理学家提出组织多中心验证程序也许能解决问题。此外，欧盟和美国的公共利益团体、学术界、工业界和政府机构都积极参与该计划，以促进体外毒理学试验的发展。一些组织，如 FRAME（医学实验动物替代基金会，英国）、CAAT（动物试验替代法研究中心，巴尔的摩）和 ERGATT（欧洲毒性测试替代方案研究组）经过协调努力，提出了多中心验证。FRAME 首先提出了多中心计划，随后由 CAAT 小组安排了有关该验证的特别会议。后来，CAAT、ERGATT 中心与 FRAME 合作安排了关于多中心验证的共识会议，最后制定了一套毒性测试验证指南。继 ERGATT/CEC（欧盟委员会）会议之后的 CAAT/ERGATT 会议的议题是试验程序。总之，这些努力促使人们逐渐认识到有组织和有重点的多中心验证计划的重要性。

　　2）组织多实验室验证的优点

　　开展多中心验证计划的优势包括：

　　（1）可以同时进行可靠性评估与相关性评估；

（2）与个别实验室的结果相比，结果的可接受程度会提高；

（3）多实验室验证比单独实验室更经济，其原因是在选择化学品和体内试验过程中，包括比较试验等均是由中央组织总部进行协调后多个实验室共同完成的；

（4）建立了可用于验证相关性的数据库，从而可以进行同时评估，并减少了有价值的信息被忽略的可能性；

（5）有组织的多实验室研究通过多变量分析来验证方法的预测能力；

（6）基于毒性目标、作用机制和毒代动力学数据，有组织的多实验室计划可以有效地利用各种动物和人类毒性模型，并确定试验中是否需要额外的支持数据；

（7）根据毒性类型（如急性全身性、眼部和皮肤刺激性）的不同，对体外试验的数据进行建模，发展用于筛选毒性的体外模型；

（8）对不同实验室进行的研究目的和标准各异，但使用的化学品相同的体外毒性试验的结果进行比较，区分贡献细胞毒性研究的不同应用。

### 4. 当前组织或程序

#### 1）其他模型的发展

美国、欧盟和其他一些国际监管和科学组织致力于开发动物毒理学试验的替代模型。表 22.3 列出了这些组织，下面会对此进行进一步描述。1997 年，比利时动物试验替代方法平台（BPAM）于布鲁塞尔成立，其主要重点是开发和验证替代方法。

表 22.3　目前致力于动物毒理学替代模型开发的监管机构和科学组织 [a]

| | 组织 | 代表性国家 | 描述 |
| --- | --- | --- | --- |
| BPAM | 比利时动物试验替代方法平台 | 比利时 | 监管，行政 |
| BUAV | 英国废除活体解剖联盟 | 英国 | 监管，行政 |
| CAAT | 霍普金斯动物试验替代法研究中心 | 美国 | 学术 |
| ECVAM | 欧洲替代法验证中心 | 欧盟 | 监管 |
| EDIT | 以评估为导向的体外试验开发 | 瑞士 | 多中心计划 |
| ERGATT | 欧洲毒性测试替代方案研究组 | 欧盟 | 监管 |
| FRAME | 医学试验动物替代基金会 | 英国 | 私人基金会 |
| ICCVAM | 替代方法验证部门协调委员会 | 美国 | 监管，多中心计划 |
| IIVS | 体外科学研究院 | 美国 | 私人，非营利 |
| IVAM | 美国毒理学会体外和替代方法专业部分 | 美国 | 美国国家毒理学会 |
| JaCVAM | 日本替代方法验证中心 | 日本 | 监管，多中心计划 |
| MEIC | 体外细胞毒性多中心评估中心 | 斯堪的纳维亚 | 多实验室计划 |
| NCA | 荷兰动物应用替代方法研究中心 | 荷兰 | 监管，行政 |

续表

| 组织 | | 代表性国家 | 描述 |
|---|---|---|---|
| NICA | 北欧替代试验方法信息中心 | 瑞典 | 编辑项目的协调 |
| ZEBET | 动物试验替代方法记录和评估中心 | 欧盟 | 监管 |
| ZET | 动物试验替代和互补方法研究中心 | 奥地利 | 行政 |

a. 网址在参考文献中列出。

英国废除活体解剖联盟（BUAV）专注于研究体外替代体内试验。其报告"前进之路——化学品的非动物试验"中包含了对体外试验现状的综述，并且其中提到为了达到取代体内试验的目的，欧盟为大量体外试验研究提供了充分的资源。

在化妆品、盥洗用品和香水协会（CTFA）的资助下，霍普金斯动物试验替代法研究中心（CAAT）于 1981 年在美国成立，其主要功能是通过管理、教育推广和技术支持来达到减少试验动物使用的目的，以及通过技术改进来减轻或消除动物的痛苦。

1986 年欧盟成立了欧洲替代法验证中心（ECVAM）。ECVAM 与其他欧盟和美国监管机构协作努力，共同开发能减少或替代动物试验的体外试验。

1985 年欧洲毒性测试替代方案研究组（ERGATT）在荷兰成立。作为开发和评估体外试验方法最早的组织之一，该小组中有代表参与了 ECVAM 咨询委员会。此外，其还参与了 ECVAM 和 ICCVAM 的非动物试验验证。此外，ERGATT 还参与了建立风险评估方法。

1969 年，英国成立了医学试验动物替代基金会（FRAME），其目的是促进替代体内试验的发展。1980 年，FRIT 成立了 INVITTOX，刚成立时它是一个收集体外试验研究方法的网络数据库，其现在是 ECVAM 科学信息服务的一部分。1997 年，FRAME 参与了 3T3 NRU 光毒性试验的验证，2000 年，欧盟认可了该试验，目前该项试验正在接受 ICCVAM/NICEATM（见下文）的验证。此外，FRAME 还赞助和出版了一本主要的毒理学期刊，用于开发替代模型、替代试验动物（ATLA）。

1997 年，替代方法验证部门协调委员会（ICCVAM）在美国成立，由美国环境健康科学研究所（NIEHS）主任担任常设委员会成员。到 2000 年时，它获得了美国国会授权。作为一个管理机构，其职能是组织、开发和验证替代试验方法，以及制定监管体外试验方法的标准和程序。1998 年，美国国家毒理学计划（NTP）替代毒理学方法评估跨部门中心（NICEATM）成立。此外，ICCVAM 和 NICEATM 还与科学和公共咨询委员会［如替代毒理学方法科学咨询委员会（SACATM ICCVAM）］合作开展工作，以建立可预测化学品人体毒性的方法。

　　1997 年，体外科学研究院（IIVS）在美国成立，该非营利组织的目标为评估化学品的皮肤和眼部毒性，开发生物测定方法以及对体外试验进行验证。

　　美国毒理学会（US SOT）中的体外和替代方法专业部分（IVAM）成立于 1994 年。这个特殊的内部团体致力于将体外试验技术应用于细胞毒性问题，以及了解与组织器官或全身不良反应有关的细胞基本生理过程。此外，该机构还开发细胞和亚细胞系统来预测体内毒性以进行风险评估。该小组还进行体外试验验证和测试开发等。

　　1989 年，在 BjörnEkwall 的促进下，斯堪的纳维亚细胞毒理学协会（SSCT）组织建立了体外细胞毒性多中心评价（MEIC）。从 1989 年到 1996 年，国际实验室自愿参加了 50 种具有已知的具有人体和动物毒性的代表性化学品的测试。MEIC 的研究结果发表于一系列报告中，该报告中包含了 68 个独立细胞毒性测定的 $IC_{50}$ 值及毒代动力学数据，这些数据可以用于预测人类致死剂量与啮齿动物 $LD_{50}$。此外，这些研究还表明，原代培养和人类细胞系对化学毒性比连续培养的动物细胞更敏感。

　　到了 1998 年，MEIC 项目扩展到体外试验的以评估为导向的体外试验开发（EDIT），其目的是组织实验室进行全球协作以建立新的体外试验。EDIT 项目中引入了毒代动力学研究，其目的是获得一系列动物毒理学方面的信息。北欧替代试验方法信息中心（NICA）成立于瑞典，主要负责协调 EDIT 项目，以便促进毒理学体外试验的发展使用。最近，为了促进第六框架计划中的欧盟综合项目的发展，成立了 ACuteTox。其目标是制定体外试验的验证策略，以便预测化学物的人体急性毒性，从而证明目前替代试验可以用于取代现常用的动物急性全身毒性试验（见推荐阅读）。

　　荷兰动物应用替代方法研究中心（NCA）成立于 1994 年，其主要特点是在荷兰开发，致力于接受和推广替代方法。

　　1989 年在德国成立了动物试验替代方法记录和评估中心（ZEBET），其目的是减少和替代动物试验。ZEBET 提供了包含 347 种化学品的体外细胞毒性及其相应的体内急性毒性数据的数据库。该数据库名为细胞毒性（RC）数据库登记册，主要用于开发回归模型以确定体内致死性的起始剂量。此外，ZEBET 还与 ECVAM 和欧洲化妆品、盥洗用品和香水协会（COLIPA）合作进行体外方法的验证[①]。

　　动物试验替代和互补方法研究中心（ZET）于 1996 年在奥地利成立。该中心的主要目标是使用"3R"方法开发、改进和验证替代方法。在国际代表大会的资助下，该中心发布了一系列出版物，用于介绍动物试验替代方法。

① COLIPA 更名为欧洲化妆品协会——个人护理协会。

2）组织程序

第 15 章中对替代性体外眼部和皮肤毒理学试验的多实验室验证进行了讨论。这些和其他第二代验证研究是在国际合作的促进下进行的，特别是 ICCVAM、NICEATM、ECVAM 和 ZEBET。这些组织不仅为替代方法的验证奠定了基础，而且还鼓励使用科学的方法来进行验证和审查。此外，ICCVAM 和 ECVAM 还强调了关键目标——鼓励个体实验室制定验证方法和策略，并促进有应用前景的试验方案的监管。表 22.4～表 22.8 总结了 1998 年至 2012 年，ICCVAM 赞助的体外验证方案、提议、试验方法评估和策略。

**表 22.4　对 ICCVAM-NICEATM 提议的验证方案和试验方法的总结：2010～2012 年 [a]**

| 描述 | NIH 出版号 | 年份 |
| --- | --- | --- |
| ICCVAM 2010～2011 年双年度进展报告 | 12-7873 | 2012 |
| 小鼠局部淋巴结检测在人类接触性皮炎化学物质效能分类中的作用和局限性 | 11-7709 | 2011 |
| 建议停止使用低容量眼测试进行眼安全测试 | 10-7515 | 2010 |
| 推进用于检测化学品的眼损伤危害的体外测试方法的验证 | 10-7553 | 2010 |
| 建议常规使用局部麻醉药，全身镇痛药和人道终点以避免或减轻眼部安全测试时的疼痛 | 10-7514 | 2010 |
| 美国环境保护局推荐的体外检测策略：抗菌清洁产品的眼部危害分类和标签 | 10-7513 | 2010 |
| 使用鼠局部淋巴结分析对农药制剂、金属、水溶液中的物质和其他产品进行检测 | 10-7512 | 2010 |
| 鼠局部淋巴结检测：DA：评估化学品过敏性接触性皮炎的非放射性替代试验方法 | 10-7551 | 2010 |
| 鼠局部淋巴结测定：BRDU-ELISA | 10-7552 | 2010 |
| ICCVAM 2008～2009 年双年度报告 | 10-7612 | 2010 |

a. 见 http://iccvam.niehs.nih.gov/docs，根据美国国立卫生研究院公布的数字和年份排列。

注：BRD，背景审查文档。

**表 22.5　对 ICCVAM-NICEATM 提议的验证方案和试验方法的总结：2007～2009 年 [a]**

| 描述 | NIH 出版号 | 年份 |
| --- | --- | --- |
| 减少鼠局部淋巴结测定 | 09-6439 | 2009 |
| 鼠局部淋巴结测定 | 09-7357 | 2009 |
| 两年度进展报告：2006～2007 年替代方法验证协调委员会 | 08-6529 | 2008 |
| 建议评估具有应用前景的五种体外测试方法的验证情况 | 08-6391 | 2008 |
| 药品和其他产品的致热性 | 08-6392 | |

续表

| 描述 | NIH 出版号 | 年份 |
|---|---|---|
| ICCVAM-NICEATM/ECVAM 关于替代、减少肉毒杆菌毒素测试的小鼠 $LD_{50}$ 检测方法的科学研讨会报告 | 08-6416 | 2008 |
| NICEATM-ICCVAM 五年计划（2008～2012 年） | 08-6410 | 2008 |
| ICCVAM 测试方法评估报告：用于评估急性口服全身毒性起始剂量的体外细胞毒性试验 | 07-4519 | 2007 |
| 评估急性口服全身毒性的体外细胞毒性试验方法 | 07-4518 | 2007 |
| ICCVAM 试验方法评估报告-识别严重刺激物和腐蚀物的体外眼部毒性的试验方法 | 07-4517 | 2007 |

a. 见 http://iccvam.niehs.nih.gov/docs，根据美国国立卫生研究院公布的数字和年份排列。

注：BRD，背景审查文档。

**表 22.6　对 ICCVAM-NICEATM 提议的验证方案和试验方法的总结：2004～2006 年 [a]**

| 描述 | NIH 出版号 | 年份 |
|---|---|---|
| 2004～2005 年两年度进展报告：替代试验方法验证机构的协调委员会 | 06-4516 | 2006 |
| 检测眼部腐蚀物和严重刺激物的体外试验方法的研究现状：离体兔眼（IRE）试验方法 | 06-4514 | 2006 |
| 识别眼部腐蚀物和严重刺激物的体外试验方法的研究现状：离体鸡眼（ICE）测试方法 | 06-4513 | 2006 |
| 识别眼部腐蚀物和严重刺激物的体外试验方法的研究现状：鸡蛋-绒毛尿囊膜（Het-CAM）试验方法 | 06-4515 | 2006 |
| 识别眼部腐蚀物和严重刺激物的体外试验方法的研究现状：牛角膜浑浊度和渗透性（BCOP）试验方法：第 1 卷和第 2 卷 | 06-4512 | 2006 |
| 有关提交新的和修订替代试验方法 ICCVAM 准则 | 03-4508 | 2004 |
| 有关皮肤腐蚀情况的体外试验中推荐使用的性能标准 | 04-4510 | 2004 |

a. 见 http://iccvam.niehs.nih.gov/docs，根据美国国立卫生研究院公布的数字和年份排列。

注：BRD，背景审查文档。

**表 22.7　对 ICCVAM-NICEATM 提议的验证方案和试验方法的总结：2001～2003 年 [a]**

| 描述 | NIH 出版号 | 年份 |
|---|---|---|
| ICCVAM 2002～2003 年两年度进展报告 | 04-4509 | 2003 |
| 用于检测潜在内分泌干扰物的体外研究的评估：雌激素受体和雄激素受体结合和转录激活试验 | 03-4503 | 2003 |
| 检测内分泌干扰物的试验方法的研究现状：体外雌激素受体结合试验 | 03-4504 | 2003 |
| 检测内分泌干扰物的试验方法的研究现状：体外雌激素受体转录激活试验 | 03-4505 | 2003 |
| 检测内分泌干扰物的试验方法的研究现状：体外雄激素受体结合试验 | 03-4506 | 2003 |

续表

| 描述 | NIH 出版号 | 年份 |
|---|---|---|
| 检测内分泌干扰物的试验方法的研究现状：体外雄激素受体转录激活试验 | 03-4507 | 2003 |
| EPISKIN™，EpiDerm™（EPI-200）和大鼠皮肤经皮电阻（TER）测试的 ICCVAM 评估——评估化学品皮肤腐蚀性的体外试验方法 | 02-4502 | 2002 |
| 修订后的上下增减剂量法程序：确定化学品急性口服毒性的试验方法，卷 1 和卷 2 | 02-4501 | 2001 |
| EPISKIN™，EpiDerm™（EPI-200）和大鼠皮肤经皮电阻（TER）——用于评估化学品的皮肤腐蚀性的体外试验 | BRD | 2001 |
| ICCVAM 中关于评估急性全身毒性的体外试验的建议 | 01-4499 | 2001 |

a. 见 http://iccvam.niehs.nih.gov/docs，根据美国国立卫生研究院公布的数字和年份排列。

注：BRD，背景审查文档。

**表 22.8　对 ICCVAM-NICEATM 提议的验证方案和试验方法的总结：1997～2000 年[a]**

| 描述 | NIH 出版号 | 年份 |
|---|---|---|
| FETAX-青蛙胚胎致畸试验-非洲爪蟾 | BRD | 2000 |
| 毒理学方法验证情况的评估 | 99-4496 | 1999 |
| 鼠局部淋巴结分析：评估化学品/化合物引起接触性皮炎潜力的试验方法 | 99-4494 | 1999 |
| Corrositex®：评估化学品皮腐蚀性能力的体外试验方法 | 99-4495 | 1999 |
| 毒理学试验方法的验证和监管：协调委员会验证替代的报告 | 97-3981 | 1997 |

a. 见 http://iccvam.niehs.nih.gov/docs，根据美国国立卫生研究院公布的数字和年份排列。

注：BRD，背景审查文档。

# 22.3　总　　结

目前和未来的验证方法不应受到实现监管验收的最佳方式的理论考虑的阻碍。此外，应该不断更新验证的程序。在未来，有效的验证应该有针对各个层面的研究，包括单个实验室、多中心计划以及以细胞毒理学为重点的多方法多中心研究。将研究目标不同的试验组合在一起可以同时评估多种指标。例如，可以在某些研究中分析方法的可靠性，同时在其他研究中对相关性进行评估。可以想象，在单一研究中可能无法将某些目标结合起来，如化学品种类、体内数据及相关性的要求。有关同一化学品的人体急性全身毒性的试验数据可能不相同。在验证方案中，优化目标的选择可能存在一定的目标冲突。

体外细胞毒性试验的进展依赖于评估策略的持续发展，而不是始终如一不改变的。评估验证方法科学完整性的工作应由独立的调查小组进行，而不应由政府资助的组织进行。这些调查小组必须从既得利益中解放出来，他们的服务旨在发展科学有效的项目。

## 推 荐 阅 读

Arias-Mendoza F，Zakian K，Schwartz A，et al. Methodological standardization for a multi-institutional in vivo trial of localized 31P MR spectroscopy in human cancer research. In vitro and normal volunteer studies. NMR Biomed 2004；17：382.

Balls M，Combes R. The need for a formal invalidation process for animal and non-animal tests. Altern Lab Anim 2005；33：299.

Calabro AR，Gazarian DI，Barile FA. Effect of metals on β-actin and total protein synthesis in cultured human intestinal epithelial cells. J Pharmacol Toxicol Methods 2011；63：47.

Combes R，Barratt M，Balls M. An overall strategy for the testing of chemicals for human hazard and risk assessment under the EU REACH system. Altern Lab Anim 2006；34：15.

Gadhia SR，Calabro AR，Barile FA. Trace metals alter DNA repair and histone modification pathways concurrently in mouse embryonic stem cells. Toxicol Lett 2012；212：169.

Gartlon J，Kinsner A，Bal-Price A，et al. Evaluation of a proposed in vitro test strategy using neuronal and non-neuronal cell systems for detecting neurotoxicity. Toxicol In Vitro 2006；20：1569.

Hoffmann S，Hartung T. Designing validation studies more efficiently according to the modular approach：retrospective analysis of the EPISKIN test for skin corrosion. Altern Lab Anim 2006；34：177.

Prieto P，Baird AW，Blaauboer BJ，et al. The assessment of repeated dose toxicity in vitro：a proposed approach. The report and recommendations of ECVAM workshop 56. Altern Lab Anim 2006；34：315.

Spielmann H，Seiler A，Bremer S，et al. The practical application of three validated in vitro embryotoxicity tests. The report and recommendations of an ECVAM/ZEBET workshop（ECVAM workshop 57）. Altern Lab Anim 2006；34：527.

## 参 考 文 献

Balls M，Clothier R. FRAME and the validation process. Altern Lab Anim 2009；37：631.

Barile FA. Continuous cell lines as a model for drug toxicity assessment. In：Castell JV，Gómez-Lechón M-J，eds. In Vitro Methods in Pharmaceutical Research. UK：Academic Press，1997.

Barile FA. Unifying the Effort Behind In Vitro Alternative Method Development. The Way Forward 2008：[Available from：AltTox.org，sponsored by Proctor & Gamble Company（P&G）and The Humane Society of the United States(HSUS)].

Barile FA. Validating and troubleshooting ocular in vitro toxicology tests. J Pharmacol Toxicol Methods 2010；61：136.

Clemedson C，McFarlane-Abdulla E，Andersson M，et al. MEIC evaluation of acute systemic toxicity. Part I. Methodology of 68 in vitro toxicity assays used to test the first 30 reference chemicals. Altern Lab Anim 1996；24：249.

Clemedson C，McFarlane-Abdulla E，Andersson M，et al. MEIC evaluation of acute systemic toxicity. Part Ⅱ. In vitro results from 68 toxicity assays used to test the first 30 reference chemicals and a comparative cytotoxicity analysis. Altern Lab Anim 1996；24：273.

Clemedson C，Barile FA，Ekwall B，et al. MEIC evaluation of acute systemic toxicity. Part Ⅲ. In vitro results from 16 additional methods used to test the first 30 reference chemicals and a comparative cytotoxicity analysis. Altern Lab

Anim 1998; 26: 93.

Clemedson C, Andersson M, Aoki Y, et al. MEIC evaluation of acute systemic toxicity. Part IV. In vitro results from 67 toxicity assays used to test reference chemicals 31–50 and a comparative cytotoxicity analysis. Altern Lab Anim 1998; 26: 131.

Clemedson C, Barile FA, Chesné C, et al. MEIC evaluation of acute systemic toxicity. Part VII. Prediction of human toxicity by results from testing of the first 30 reference chemicals with 27 further in vitro assays. Altern Lab Anim 2000; 28: 161.

Clemedson C. The European ACuteTox project: a modern integrative in vitro approach to better prediction of acute toxicity. Clin Pharmacol Ther 2008; 84: 200.

Clothier RH. Phototoxicity and acute toxicity studies conducted by the FRAME Alternatives Laboratory: a brief review. Altern Lab Anim 2007; 35: 515.

Curren R, Bruner L, Goldberg A, Walum E. 13th meeting of the Scientific Group on Methodologies for the safety evaluation of chemicals (SGOMSEC): validation and acute toxicity testing. Environ Health Perspect 1998; 106: 419.

Edler L, Ittrich C. Biostatistical methods for the validation of alternative methods for in vitro toxicity testing. Altern Lab Anim 2003; 31: 5.

Ekwall B. Overview of the final MEIC results: II. The in vitro/in vivo evaluation, including the selection of a practical battery of cell tests for prediction of acute lethal blood concentrations in humans. Toxicol In Vitro 1999; 13: 665.

Ekwall B, Barile FA. Standardization and validation. In: Introduction to In Vitro Cytotoxicology: Mechanisms and Methods, Chapter 11. Boca Raton, FL: CRC Press, 1994: 189.

Ekwall B, Clemedson C, Crafoord B, et al. MEIC evaluation of acute systemic toxicity. Part V. Rodent and human toxicity data for the 50 reference chemicals. Altern Lab Anim 1998; 26: 569.

Halle W, Spielmann H, Liebsch M. Prediction of human lethal concentrations by cytotoxicity data from 50 MEIC chemicals. ALTEX 2000; 17: 75.

Hellberg S, Eriksson L, Jonsson J, et al. Analogy models for prediction of human toxicity. Altern Lab Anim 1990; 18: 103.

Hill A, Mesens N, Steemans M, et al. Comparisons between in vitro whole cell imaging and in vivo zebrafish-based approaches for identifying potential human hepatotoxicants earlier in pharmaceutical development. Drug Metab Rev 2012; 44: 127.

Hollert H, Giesy J. The OECD validation program of the H295R steroidogenesis assay for the identification of in vitro inhibitors and inducers of testosterone and estradiol production. Phase 2: Inter-laboratory pre-validation studies. Environ Sci Pollut Res Int 2007; 14: 23.

ICCVAM (Interagency Coordinating Committee on the Validation of Alternative Methods). Biennial Progress Report of the National Toxicology Program. NIH Publication No. 04-4509. Research Triangle Park, NC: National Institute of Environmental Health Sciences, 2003. [Available from: http://iccvam.niehs.nih.gov/about/annrpt/bienrpt044509.pdf]

Kinsner-Ovaskainen A, Maxwell G, Kreysa J, et al. Report of the EPAA-ECVAM workshop on the validation of Integrated Testing Strategies (ITS). Altern Lab Anim 2012; 40: 175.

Konsoula Z, Barile FA. Epigenetic histone acetylation and deacetylation mechanisms in experimental models of neurodegenerative disorders. J Pharmacol Toxicol Methods 2012; 66: 215.

Louekari K. Status and prospects of in vitro tests in risk assessment. Altern Lab Anim 2004; 32: 431.

Paris M, Strickland J, Stokes W, et al. Phase I and II results of a validation study to evaluate in vitro cytotoxicity assays for estimating rodent and human acute systemic toxicity. 43rd Annual Meeting of the Society of Toxicology, Toxicol. Sci, Abstract No. 240. 2004.

Rispin A，Stitzel K，Harbell J，Klausner M. Ensuring quality of in vitro alternative test methods: current practice. Regul Toxicol Pharmacol 2006; 45: 97.

Spielmann H，Genschow E，Leibsch M，Halle W. Determination of the starting dose for acute oral toxicity（ld50）testing in the up-and-down procedure（UDP）from cytotoxicity data. Altern Lab Anim 1999; 27: 957.

Spielmann H，Grune B，Liebsch M，et al. Successful validation of in vitro methods in toxicology by ZEBET, the National Centre for Alternatives in Germany at the BfR（Federal Institute for Risk Assessment）. Exp Toxicol Pathol 2008; 60: 225.

Ubels JL，Clousing DP. In vitro alternatives to the use of animals in ocular toxicology testing. Ocul Surf 2005; 3: 126.

Ukelis U，Kramer PJ，Olejniczak K，Mueller SO. Replacement of in vivo acute oral toxicity studies by in vitro cytotoxicity methods: opportunities，limits and regulatory status. Regul Toxicol Pharmacol 2008; 51: 108.

Vanparys P，Corvi R，Aardema MJ，et al. Application of in vitro cell transformation assays in regulatory toxicology for pharmaceuticals，chemicals，food products and cosmetics. Mutat Res 2012; 744: 111.

# 第 23 章　替代模型在毒理学试验中的应用

## 23.1　引　　言

在过去，一项旨在进行基础研究的学活动将当时唯一一项系统研究替代动物试验的毒理学试验征收，在该项学术活动的帮助下，替代毒理学试验的研究得到了工业支持，并逐渐发展了体外试验。总的来说，监管机构对该领域不太支持，在一定程度上，这影响了它在制药、化妆品和毒理学检测行业中的应用。

随着来自科学和公共利益集团的压力越来越大，体外替代方法领域发生了有利的转变，包括技术的应用及监管领域对其的认可。虽然在它发展不迅速且应用不广泛方面存在着争议，但是它已经克服了 20 年前体外方法的历史地位低下的巨大障碍。监管领域的几项重要发展表明了替代毒理学有巨大的发展，具体包括：①欧盟颁布经济合作与发展组织（OECD）（简称经合组织）条例；②替代方法验证部门协调委员会（ICCVAM）的建立，美国国家毒理学计划（NTP）替代毒理学方法评估跨部门中心（NICEATM）和欧洲替代法验证中心（ECVAM）机构以及替代毒理学方法咨询委员会的建立；③为促进替代方法的发展，成立了国际社会；④研讨会和验证方案的发展。

1. 欧盟成员国经合组织的成立和框架条例的制定

经合组织的前身是欧洲经济合作组织，该组织是在第二次世界大战后根据马歇尔计划为重建欧洲及管理美国和加拿大而成立。自 1961 年成立以来，经合组织的目标是在其成员国中建立强大的经济体，促进工业化国家和发展中国家的监管和经济改革。此外，它还促进了政策建议、国别审议、专题讨论的发展以及与非成员国家的合作。

经合组织不仅发展了一系列以物理化学、生态毒理学、降解和累积以及专家组进行的短期和长期毒理学测试为基础的指南清单和报告，而且还出版了一系列有关良好实验室①建设的文件，主要用于确保体外测试的可重复性、可信度和可接受性。

根据毒理学替代方法验证研究和经合组织倡议而进行的其他尝试如良好细胞

---

① 良好实验室实践工作组咨询文件，GLP 原则在体外研究中的应用，OECD 系列关于良好实验室实践和监测的原则，2004 年。

培养实践的概念，其目标是确定体外试验技术的最低质量标准。

医学试验动物替代基金会（FRAME）是一家在英国注册的慈善机构，其宗旨是在研究、试验和教育中推广动物替代品。虽然它认为目前的动物试验规模是不够的，但它同时也认识到应该要对新消费品、药品、工业和农业化学品进行充分测试，以明确其对人类和动物健康的潜在危害。因此，FRAME 倡导动物试验过程应遵守"3R"方法（替代、补充①和减少），并鼓励进行动物毒理学试验应考虑其是否符合伦理和科学性。

FRAME 最近提出了一些关于改进欧盟 REACH（化学品注册、评估和授权）系统安全和风险评估系统的建议，其最早在 2001 年的白皮书中提出。这些建议考虑了科学性和 REACH 提案引发的动物福利问题，并通过欧洲理事会和欧洲议会进行了立法。

### 2. 建立 ICCVAM、NICEATM 和 ECVAM 试验组

过去十年来，在科学和公共利益集团的挑衅和鼓励的基础上，美国和欧盟的监管机构采取了一些方法用于验证新的或改进的毒理学试验方法。在美国，联邦政府建立了 ICCVAM 及其支持机构 NICEATM，这些机构积极与测试开发商和联邦机构合作，以促进验证、审查和具有科学性的新试验方法的发展，包括改进、减少和替代试验动物使用的方法。

ICCVAM 于 1997 由美国国立环境健康科学研究所（NIEHS）主任根据 2000年②ICCVAM 授权法案成立，其目标是实施 NIEHS 指令③。它是由 15 个联邦监管和研究机构及咨询小组的代表组成的常设委员会，该委员会主要负责协调与毒理学试验方法的发展、确认、接受和国家/国际协调有关的跨机构问题。

NICEATM 成立于 1998 年，主要为 ICCVAM 提供运营支持，此外还开展了一些活动，如同行评审和联邦机构感兴趣的试验方法研讨会。NICEATM 和 ICCVAM一起对替代试验的验证情况进行科学评审，并且给予适用该替代试验的机构一些建议。总之，这些机构共同推动了毒理学试验方法的验证和监管。与目前常用的方法相比，这些方法更有利于预测化学物对人体和生态环境的不利影响，此外，其还能改进、减少或替代试验动物的使用。

1991 年 10 月，欧盟委员会向理事会和议会提议④，要求委员会和成员国积极支持制定、验证和接受可改进、减少或替代试验动物的试验方法的发展使用，此后，1992 年 ECVAM 在欧盟成立。ECVAM 的主要职责包括以下内容：

---

① 缓解疼痛包括减轻或消除疼痛。
② 国际公法（P.L.）106-545。
③ P.L.103-43 指 NIEHS 中开发和验证新试验方法，并建立验证和监管毒理学试验方法的标准和过程。
④ 该提议是指 86/609/EEC，其主要倡议是保护试验动物及其他科学目的。

（1）协调欧盟层面替代试验的验证；

（2）促进有关开发替代试验方法的信息交流；

（3）开发、维护和管理替代程序的数据库；

（4）鼓励立法者、行业、生物医学科学家、消费者组织和动物福利团体之间的对话，以促进替代试验方法的开发和验证，以及获得国际认可。

在采用和使用替代试验方法方面，ICCVAM 和 ECVAM 采用的验证和监管接受标准相似。他们鼓励国际合作以促进新试验方法的应用，所采用的形式包括分享试验方法研讨会和独立科学同行评审的专业知识和数据分享。最近，NICEATM 和 ECVAM 启动了关于评估急性全身毒性的体外方法的联合国际验证研究。据预计它将有助于加速国际试验方法的一致性，并减少试验动物的使用。

随着替代方法的发展，两大监管机构之间继续保持伙伴关系的可行性及潜在利益不断改变。然而，人们担心的是，在科学界和工业界引入新试验方法的发展速度增长过快，以及审议和实施试验程序的压力可能会降低这些机构的活力。因此，功能协调、坚持科学标准及验证原则对于有效实现动物福利实施替代试验至关重要。

### 3. 促进国际发展替代方法

其他几个支持机构、社团和代表大会也起到了积极的作用，尤其是在金融、政治和科学方面鼓励人道地对待动物。表 23.1 中列出了其中的一些组织。

**表 23.1　其他赞助支持人性化对待动物的组织**

|  | 组织 | 起源 |
| --- | --- | --- |
| ARDF | 替代研究和发展基金会 | 美国宾夕法尼亚州珍金镇 |
| EUROTOX | 欧洲毒理学家联合会和欧洲毒理学会 | 欧盟 |
| FRAME | 医学试验动物替代基金会 | 英国 |
| HSUS | 美国仁慈社会 | 美国哥伦比亚特区华盛顿 |
| IFER | 国际伦理研究基金会 | 美国伊利诺伊芝加哥 |
| IVAM | 美国毒物学会体外和替代方法专业部分 | 美国弗吉尼亚州雷斯顿 |
| SSCT | 斯堪的纳维亚细胞毒理学协会 | 瑞士 |
| WCAAUFS | 生命科学中替代和动物使用研究世界大会 | 欧盟 |

其中，美国毒理学会（SOT）体外和替代方法专业部分（IVAM）由具有将细胞毒性内容应用于体外技术方面的专业知识的成员组成，其特别注重安全评估。该专业部门主要关注诱导特定器官和整个动物不良结局的基本细胞过程，以及开发从简单到复杂的细胞和亚细胞系统以预测体内毒性和评估风险。IVAM 在 SOT 年度大会上定期召开会议以讨论热点话题。

### 4. 研讨会和验证计划

1990 年和 1994 年在瑞士阿姆登举行了两次验证研讨会，在会上对 ECVAM
验证概念进行了定义，该定义中考虑到了生物统计标准的预验证和预测模型的基
本要素。目前，欧盟成员国、经合组织和美国监管机构已经正式接受了 ECVAM。
ECVAM 验证概念提到了正在进行的 ECVAM/COLIPA①验证研究（见第 19 章），
1998 年该研究中的体外光毒性测试顺利完成。

3T3 中性红摄取体外光毒性试验是 ECVAM 科学咨询委员会为达到监管目的
推荐的第一个体外毒性试验，2000 年时，欧盟同意将该试验用于测试新化学品。
1996～1998 年，ECVAM 成功地对两项体外皮肤腐蚀性试验进行了验证，2010 年，
欧盟法规中正式接受了该验证方法。1997～2000 年期间成功完成了三项体外胚胎
毒性试验的 ECVAM 验证。此后，在欧洲制药和化学工业实验室，常规使用这三
项试验（全胚胎培养测试、肢芽细胞微观质量测试和胚胎干细胞测试）。与此同时，
在 2010 年，经合组织测试指南计划正在考虑将体外光毒性和腐蚀性试验推广应用
于全球。

由于动物试验的费用昂贵，美国的一些研究实验室被迫无法遵守美国动物福
利法及其修正案（1985 年）的规定。因此，美国卫生与公众服务部设立了动物研
究室和科学教育办公室，以促进科学教育，协调政策并发布动物的使用信息。动
物在生物医学研究中的使用已经并将继续为公众提供化学品、药物和产品的有用
信息。总之，制定合适的方案对医学或化学工业使用的众多药物和化学品的安全
性进行检测是科学家的责任。

## 23.2　动物毒理学试验中替代模型的意义

### 1. 体外试验及其意义

单一的试验无法全面地反映人体或动物一般毒性的情况。哺乳动物机体对化
学物质的反应涉及多种生理学靶点和复杂的毒代动力学因素。因此，化学品引起
机体损伤的毒性机制有多种。此外，已进行和正在进行的体外试验和局部毒性试
验的验证中发生了许多问题。

（1）替代方法是否能够满足模拟不同类型化学物一般毒性定量研究的需要，
如急性全身毒性或局部刺激性？要完成这个目标可能需要几个系统，如人肝细胞、
心脏、肾脏、肺、神经细胞和其他细胞系。

---

① 最初被称为欧洲化妆品协会，2012 年 1 月，COLIPA 更名为欧洲化妆品个人护理用品协会。

（2）这些方法是否可预测细胞基本毒性①，特别是局部毒性？

（3）快速、简单经济的体外细胞系统是否能够满足公共健康的安全和监管需求？

### 2. 基于体外方法的细胞毒性功能分类

化学品除了具有遗传毒性或致癌性之外，其细胞毒性可以分为以下几类，如局部和全身毒性。除此之外，其他分类方法具体包括：①急性与慢性毒性（见下文）；②立即与延迟毒性；③弥散与靶向毒性；④高剂量与低剂量毒性。图 23.1 对受化学物质影响的不同生理组织水平的主要毒性机制分类。有毒物质扩散至靶功能区的能力与其细胞毒性分类有关。

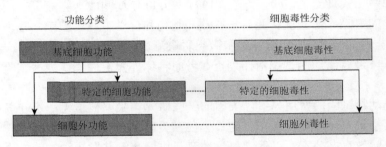

图 23.1　基于生理组织功能和细胞毒性水平的化学品分类

#### 1）基底细胞功能

机体内所有细胞实现生理功能所需要的结构和过程都类似，包括细胞膜完整性、线粒体氧化、转录和翻译以及溶酶体酶活性。对于体外培养的细胞，未分化或去分化的细胞系具有这些生理功能，传代后的细胞仍然具有这些功能。一些细胞系在经过几次传代后可以发生去分化。例如，肝细胞在培养数小时后，其初始酶活性水平降低。然而，这些细胞不一定失去了它特定的功能特征。间充质来源的大多数细胞（成纤维细胞），即使它们的许多原始形态学和生物化学特征都丧失了，但是仍然具有蛋白质分泌功能。

需要注意的是，基底细胞以前主要用于机械毒理学和药理学研究。无论它们来源于什么器官，有限或永久去分化的连续细胞系对化学物质的机械反应不同，因此它们的毒理学和药理学类别也不同。具有特殊持久代谢功能的细胞系，如 MDCK 肾细胞或神经母细胞瘤 1300 细胞具有特殊的毒性反应，在一定程度上，这些功能会一直存在。然而，在细胞毒性测试中，化学物质对于来源不同类型不同的基底细胞以及缺乏细胞特异性功能的基底细胞的毒性作用相似。

---

① 化学物质的毒性会影响人类和动物特定基底细胞的功能和结构。

2）特定的细胞功能

细胞的结构和功能可用于区分细胞的来源和细胞分类，这些包括细胞特有的结构，有助于区分细胞类别的结构，及除了维持其基本功能之外的能量源等。具体例子包括纤毛（气管上皮细胞）、收缩性（心肌细胞）、分泌激素（腺体或肠源性细胞）和酶活性高的细胞能够帮助化学解毒（肝细胞或肺上皮来源的细胞）。

3）细胞外功能

某些细胞会分泌的细胞外活性的可溶性介质，这会影响这些细胞的细胞毒性分类，其主要原因是它们对靶标的干扰无法反映出它们的细胞起源。例如，根据神经元释放的神经递质，肺成纤维细胞分泌的胶原蛋白或免疫细胞分泌的细胞因子，很难追踪到它们的靶器官或细胞。另一个实例是细胞外基质的合成，其中，沉积物对毒物的作用有干扰，从而无法反映出化学物质对上皮细胞的影响。毒性指标的价值是化学物质通过非特异性结合组分或阻断靶细胞上的受体的方法来干预细胞外功能。然而，体外这些功能的测量与原始特异性功能有重叠，因此它可能是器官特异性细胞毒性的指示（参见下文，"器官特异性细胞毒性"）。

3. 基于体外方法的细胞毒素分类

与功能分类相似，化学物主要有三种毒性机制类型，因此下文描述了根据细胞毒性对化学品的分类。

1）基础细胞毒性

基础细胞毒性指的是对细胞基本生理功能的影响，涉及体内所有细胞共同的结构和功能，包括细胞膜、线粒体、核糖体、染色体和溶酶体。例如，一般认为在低或中等浓度下便能抑制细胞增殖的化学物质具有基础细胞毒性。诱变剂能改变 DNA 序列或干扰染色体排列，具有潜在的基础细胞毒性。

不应将这一概念与传统的系统毒性混为一谈，它不包含遗传毒性对机体活动的影响。实际上，化学物质可以干扰所有细胞如染色体共有的基本结构，因此诱变剂可能具有基础细胞毒性。

基底细胞功能是维持器官特异性细胞的功能，因此能够影响基底细胞活性的化学物质也可能对器官的功能产生影响。目前，旨在揭示基础细胞毒性现象的研究主要使用的是原代培养或传代培养的细胞。连续培养的细胞一般纯度较高，不仅特征明显，并且比原代培养的细胞更易于操作。在连续的细胞培养中，胚胎或成人细胞系易于操纵并且体外寿命较长。虽然许多体外传代培养的细胞保留了许多与其来源的组织器官一致的生物学活性，但随着培养时间的延长，它的分化能力逐渐减弱。

因此，化学物质的基础细胞毒性表现在细胞膜完整性、线粒体活性、蛋白质或 DNA 合成等方面，因为它们是所有细胞共有的基本代谢过程。实际上，体外培养的细胞，其代谢活动反映了它们对体外条件的适应性，而不是它们的主要起源组织，这可能解释了不同细胞对同一毒素具有类似的反应这个现象。不同类型细胞对同一化学物质的反应现象类似，但是反应程度与细胞的代谢速率和调节能力有关。如果动物或人类的化学损伤是机体无法代偿的结果，那么对于机体的细胞，其在维持体内平衡的能力上会出现类似的功能障碍。在许多情况下，人体的靶器官毒性是由分布于相应器官的化学物质的基础细胞毒性引起的。如果这个假设是真的，那么使用原代培养和传代培养细胞进行试验不仅可以模拟大部分的毒性效应，而且不需要引入许多结构和机制不同的器官特异性细胞。

要确定化学物质对细胞的毒性作用是基础细胞毒性，必须满足几个标准。

（1）对大量不同种类的化学品进行测试，结果显示在中等浓度下会引起一定程度的毒性，特别是那些已知的体内有毒化合物。

（2）从亲代细胞中去除多种细胞系后，毒性物质对细胞代谢的影响表现出类似的反应，这在多个多中心研究中见到（见参考文献）。

（3）对于作用机制类似的化学物质，在体内和体外试验时表现出类似的细胞毒性反应则表明这种反应是由基础细胞毒性引起的。

最近，这些试验设计被纳入了多中心研究，形成了当前验证方法的基础。没有人反对将体外培养的细胞用于毒性测试和筛选，其中最重要的原因之一是目前尚没有能够充分调查的技术。

某些类型的细胞需要激素、神经元和免疫学的调节，在常规单层培养中常常不会添加这些物质。在设计模拟细胞外功能和组织毒性的模型时，如掺入共培养物和培养插入物，有助于区分细胞的毒性水平。

许多连续培养的细胞不能代谢异生素。因此，无法观察到需要生物转化之后才具有毒性的化学物质的毒性作用。使用保留高水平酶活性的器官特异性原代培养物可以克服这个缺点。

目前，有关暴露时间的重要性尚未明确。目前，正在对已验证和正在验证的试验进行评估，根据以下三种暴露类型可以评估细胞毒性：①暴露时间少于72h的短期试验；②长期试验，为期4～7天；③涉及不稳定、挥发性或不溶性物质的特殊试验。暴露时间的长短与孵育和观察时间密切相关，并且不能预测急性体内效应。通过传代培养等，可以用细胞培养体系模拟体内慢性暴露（参见下文，"急性和慢毒性的检测"）。

2）器官特异性细胞毒性

对于具有选择性毒性的化学物质，尤其是在其体外浓度低于体内浓度时，具有器官特异性毒性——化学物质对特定类型细胞的特定影响，即器官特异性细胞毒性。对特定细胞的功能进行检测可以用于推断化学物质的器官毒性，试验中需要对与原始组织形态学和生物化学特征类似的原代细胞进行培养。原代培养技术可以用于比较不同哺乳动物组织的比较研究。

原代培养的细胞对有毒化学物质的敏感性通常比细胞系更高，因为化学物质的存在会对细胞的培养环境产生影响。原代培养技术的主要难点是建立培养困难、细胞产量低、缺乏同质性，以及器官和细胞特异性标志物（这些标志物与器官特异性细胞毒性密切相关）的丧失。

进行原代培养可以维持母细胞的特定功能。因此，通过比较同一化学物质对原代培养细胞和传代培养细胞的作用，可以观察得到器官特异性细胞毒性。此外，将来自同一个器官的初级和连续培养细胞与结构相似的化学物质作用，可以用于判断化学物质有没有器官组织特异性。例如，为了筛选肝毒性剂，应该使用原代肝细胞和去分化细胞分别进行试验。如果同一化学物质使得原代培养肝细胞的蛋白合成减少 50%时的使用量低于连续培养细胞，即表明该化学物质具有特异性肝毒性；但是如果在原代培养和连续培养细胞中用的化学物质浓度相似，则提示该化学物具有基础细胞毒性。

3）组织细胞毒性

能阻碍代谢或分泌的化学物质会干扰器官和组织的特定功能。能引起组织毒性的化学品或药物的例子包括受体拮抗剂（毒蕈碱阻断剂如阿托品）、免疫调节剂（免疫抑制剂或细胞因子释放抑制剂）及神经递质代谢抑制剂（选择性 5-羟色胺再摄取抑制剂）。因此，在进行筛选化学物质组织毒性的体外试验时，应该对化学分子在整个培养基或细胞膜中的分布进行检测。例如，使用有过滤器的共培养模型来预测细胞的化学代谢物或分泌产物的毒性及其对单细胞层的影响。肠吸收模型采用的便是这种系统。此外，能够阻止大分子与特定细胞受体结合的药剂可以干扰化学分子的组织毒性。

这些分类对于帮助理解毒理学试验中的细胞方法具有重要意义。在研究基础细胞毒性机制时，应该使用未分化的有限或连续细胞系；在研究器官特异性细胞毒性时，应该使用器官来源不同的高分化细胞进行原代培养。通过检查细胞培养物中的细胞代谢底物或产物可以间接观察到组织毒性。值得注意的是，细胞的基本功能是其特殊功能的先决条件；基础细胞毒性可以通过影响细胞代谢功能而间接影响器官特异性细胞毒性甚至组织毒性。此外，化学品每种毒性的毒性模式都是特定的。例如，亲脂性化学物质可以通过对钠离子泵的特定作用或作用于细胞膜的非极性区域而引起基础细胞毒性。这两种机制的最终结果都是膜完整性的丧失。

4. 急性和慢毒性的检测

体外细胞毒性测定的主要缺点是该方法仅能测量急性毒性，其主要原因是暴露持续时间短并且发生于细胞水平。有些时候难以确定区分培养的细胞发生的是急性还是慢性暴露。根据细胞系的不同，细胞的一个培养周期（一个传代水平）可以是 3～7 天，因此，随着培养周期的增加，暴露时间也会增加。以这种方式，难以确定化学物质区分暴露属于急性、亚急性还是慢性。在这种暴露方式下，细胞还会产生对化学物质的耐受性。

体内化学物质对细胞的影响是由反复暴露造成的，包括：①化学物质在目标组织中的缓慢累积，直至达到急性毒性浓度；②化学物质分布于目标组织的血液中；③化学物质未发生积累，但可以引起机体反复损伤，直到达到阈值。要明确这些机制，可以进行重复和慢性暴露试验，在试验过程中应该模拟体内情况。表 23.2 列出了这些试验。

**表 23.2　设计体外试验以模拟细胞水平体内化学物质的作用**

| 体内作用机制 | 体外反复重复暴露研究的设计 | 目的 |
| --- | --- | --- |
| A. 化学物质在目标组织中缓慢累积，直至达到急性毒性浓度 | 细胞暴露化学物质的剂量少但逐渐增加，持续至少 2～3 次传代水平 | 确定某种化学物质在浓度低于阈值时是否会引起毒性，或者毒性作用是否需要积累 |
| B. 血液浓度缓慢增加，随后分布到目标组织 | 长时间重复间歇暴露实验；增殖细胞暴露于持续低剂量的化学物质持续 3 次或更多次传代 | 低浓度积累和稳定暴露浓度之间的毒性反应进行比较 |
| C. 化学物质不会积累，但会通过反复损伤导致毒性，直至达到阈值 | 重复的间歇剂量测定：短时间重复暴露于化学品（最多 24h），然后每次用新鲜培养基替换；至少在 3 次连续传代中重复进行试验 | 确定在不存在药剂的情况下细胞的损伤程度 |

### 5. 结果和机构上的影响

因此，化学品的基础细胞毒性可以反映细胞膜完整性、线粒体活性及蛋白质合成的状态，因为这些是所有细胞共有的基本代谢过程。然而，不同器官的毒性反应可能不同，这主要取决于细胞代谢率和机体稳态的情况，但不同器官的毒性损伤在性质方面没有差异。在许多情况下，哺乳动物的靶器官毒性反映了器官中化学物质的基础细胞毒性。如果这个现象真的存在，那么便可以使用连续细胞系（如 3T3 小鼠胚胎成纤维细胞）进行大部分毒性试验，而不需要使用特定的细胞及复杂的试验系统。

在全身毒性试验时，可以进行器官特异性细胞的原代培养和连续培养。一方面，在培养物中能够观察到基础细胞毒性，其效果与未分化细胞的试验效果相似，而不需要对特定的功能情况进行检测。另一方面，器官特异性细胞也能表达特异性细胞毒性。能够改变器官特定功能的化学物质可能会挑战作用机制的基础或器官特异性起源。对不同来源细胞系中产生细胞毒性作用所必需的培养物中化学物质的浓度进行比较，可以用于表明毒性反应的潜在机制。

使用器官特异性细胞来测试组织毒性也适用于筛选系统，因为这些细胞都可以提供基础和特异性细胞毒性的信息。例如，肝细胞的代谢能力强，可以用于筛选大多数循环异生素，原代培养的肝细胞可以用于测定基础细胞毒性和器官特异性毒性。值得关注的是，使用肝细胞和许多器官进行特异性原代培养时，它们不是常规保持在连续培养状态中，而是必须根据试验需求决定。此外，原代培养比连续细胞系培养昂贵，并且在使用动物作为重复试验的细胞来源方面涉及伦理问题。因此，有效的细胞毒性试验模型的长期目标是确定来源于特定器官的连续培养物的作用及其与原代培养中类似细胞的关系。对这一目标的进一步研究可以得知连续细胞系如何反映化学物质对体内器官的影响。

## 23.3　外推至人体毒性

20 年前，人们刚刚认识到可以用标准化的体外试验来预测急性和局部毒性。在当前的验证研究的努力下，试验方案的灵敏度、可靠性和技术可行性都得到了提高。

### 1. 标准试验

某些特定的试验方法可以系统地表明化学物的基础细胞毒性。基础细胞毒性的潜在机制表明分子的物理化学性质可以影响毒性效应，此外，这些机制还可以用于对细胞试验的结果进行解释。利用可替代的细胞模型，比较同一化学物质的体外和体内浓度，可以对已知毒物对动物或人类的细胞毒性进行评价。

图 23.2 对体外细胞毒性试验的应用，以及基础细胞毒性、器官特异性细胞毒性和组织毒性的作用位点进行了总结。根据图表可知，致癌性和致突变性的数据有助于评估细胞毒理学。总体而言，获得人体血液中有毒物质的浓度可以帮助预测其人体毒性和评估风险。体外毒代动力学研究有助于建立模型，其可以与试验所用的体外浓度一起用于建立细胞毒性模型。

在进行常规动物试验之前，可以用一系列规定的方案进行筛选，然后再进行动物试验对前期试验结果进行验证，并检测筛选方案中发现的异常值。特定的动物试验可以用于验证体外试验的结果，包含所有试验结果的总结报告可以用作筛选和/或预测对人类的危害。

随着一般体外-体内试验的进一步完善以及研究的不断发展，一些体外替代试验有很大的希望可以应用于反映某些物质的急性毒性，最终会减少试验动物的使用。

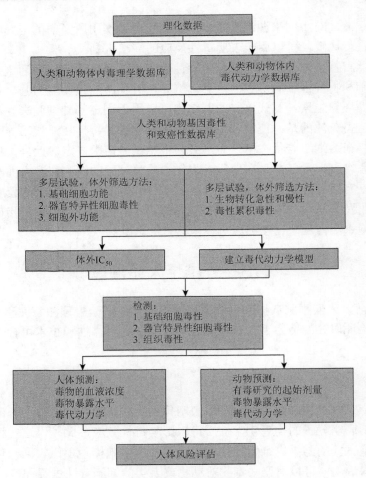

图 23.2　体外细胞毒性试验的应用

资料来源：Barile，Frank A.，Clinical Toxicology：Principles and Mechanisms，Informa HealthCare Publishers，2010

### 2. 人体风险评估

　　体外细胞试验与遗传毒性和致突变试验一样，可以评估天然或人工合成的化学物对机体的毒性作用。这些化学品包括食品和食品添加剂、环境水和空气中的毒物等。如果这些体外试验能够成功地用于筛选或预测人体毒性效应，那么它们将会为环境中、职业性接触的毒物的毒性监测做出重大贡献。

## 23.4　使用替代试验研究人类和动物的有毒物质

　　日后有望将 3R 原则应用于环境中化学品的动物毒性测试，并根据体外试验的结果进行风险评估。可以通过将化学分析与人体血液和组织中化学物质的浓度分析数据相结合以实现上述目标，例如，将皮肤和眼睛刺激试验或通过人体毒性信息数据库列表相结合。

　　基于许多实验室和监管机构的体外细胞毒性试验的实践经验，可以确定，在不远的将来，会使用特定的细胞培养模型进行毒性测试。这种试验将比目前常用的动物试验更适用于预测人体毒性。

　　随着这一目标的实现，许多新型的体外毒理学和毒代动力学试验即将用于实际，此外许多目前正在使用的试验方法将在完善的程度中进行验证。这些程序主要用改进后的大型体外数据库来预测人体毒性，包括计算机生理学的动力学建模。同时，新的体外试验不仅要有正式的验证程序，而且要有各个学术和工业实验室体外和体内试验结果的验证。最后，这些成就并非仅基于减少、改进或替代研究中动物的使用，而是保护公共健康的一个非常有效和可靠的系统。

## 推 荐 阅 读

Barile FA. Mechanisms of Cytotoxicology. In: Introduction to In Vitro Cytotoxicology: Mechanisms and Methods. Boca Raton, FL: CRC Press, 1994: 27.

Basketter DA, Dearman RJ, Kimber I, Gerberick GF, Ryan CA. The impact of LLNA group size on the identifi cation and potency classifi cation of skin sensitizers: a review of published data. Cutan Ocul Toxicol 2009: 28: 19.

Ekwall B. Basal cytotoxicity data (BC data) in human risk assessment. In: Proceedings of Workshop on Risk Assessment and Risk Management of Toxic Chemicals. Ibaraki, Japan, National Institute for Environmental Studies, 1992: 137.

Ekwall B. The basal cytotoxicity concept. In: Goldberg A, van Zupten LFM, eds. Alternative Methods in Toxicology and the Life Sciences. Vol. 11 Mary New York: Ann Liebert, 1995: 721.

Garthoff B. Alternatives to animal experimentation: the regulatory background. Toxicol Appl Pharmacol 2005: 207: 388.

Grindon C, Combes R. Introduction to the EU REACH legislation. Altern Lab Anim 2006: 34: 5.

Gupta K, Rispin A, Stitzel K, Coecke S, Harbell J. Ensuring quality of in vitro alternative test methods: issues and answers. Regul Toxicol Pharmacol 2005: 43: 219.

Koeter HB. Dialogue and collaboration: a personal view on laboratory animal welfare developments in general, and on ECVAM's first decade in particular. Altern Lab Anim 2002: 30: 207.

Schechtman LM, Stokes WS. ECVAM-ICCVAM: prospects for future collaboration. Altern Lab Anim 2002: 30: 227.

Schrage A, Hempel K, Schulz M, et al. Refi nement and reduction of acute oral toxicity testing: a critical review of the use of cytotoxicity data. Altern Lab Anim 2011: 39: 273.

Straughan D. Progress in applying the three Rs to the potency testing of botulinum toxin type A. Altern Lab Anim 2006: 34: 305.

## 参 考 文 献

Basketter DA, Clewell H, Kimber I, et al. A roadmap for the development of alternative (non-animal) methods for systemic toxicity testing-t4 report. ALTEX 2012: 29: 3.

Bouvier d'Yvoire M, Bremer S, Casati S, et al. ECVAM and new technologies for toxicity testing. Adv Exp Med Biol 2012: 745: 154.

Combes R，Gaunt I，Balls MA. Scientific and animal welfare assessment of the OECD Health Effects Test Guidelines for the safety testing of chemicals under the European Union REACH system. Altern Lab Anim 2006；34：77.

Edler L，Ittrich C. Biostatistical methods for the validation of alternative methods for in vitro toxicity testing. Altern Lab Anim 2003；31：5.

Gruber FP，Hartung T. Alternatives to animal experimentation in basic research. ALTEX 2004；21：3.

Kinsner-Ovaskainen A，Maxwell G，Kreysa J，et al. Report of the EPAA-ECVAM workshop on the validation of Integrated Testing Strategies（ITS）. Altern Lab Anim 2012；40：175.

Kirkland DJ. Testing strategies in mutagenicity and genetic toxicology：an appraisal of the guidelines of the european scientific committee for cosmetics and non-food products for the evaluation of hair dyes. Mutat Res 2005；588：88.

Louekari K. Status and prospects of in vitro tests in risk assessment. Altern Lab Anim 2004；32：431.

Meyer O. Testing and assessment strategies，including alternative and new approaches. Toxicol Lett 2003；140：21.

Riebeling C，Hayess K，Peters AK，et al. Assaying embryotoxicity in the test tube：current limitations of the Embryonic Stem Cell Test（EST）challenging its applicability domain. Crit Rev Toxicol 2012；42：443.

Rispin A，Stitzel K，Harbell J，Klausner M. Ensuring quality of in vitro alternative test methods：current practice. Regul Toxicol Pharmacol 2006；45：97.

Scialli AR，Guikema AJ. REACH and reproductive and developmental toxicology：still questions. Syst Biol Reprod Med 2012；58：63.

Stokes WS，Schechtman LM，Hill RN. The Interagency Coordinating Committee on the Validation of Alternative Methods （ICCVAM）：a review of the ICCVAM test method evaluation process and current international collaborations with the European Centre for the Validation of Alternative Methods（ECVAM）. Altern Lab Anim 2002；30：23.

Stokes W，McFarland R，Kulpa-Eddy J，et al. Report on the international workshop on alternative methods for human and veterinary rabies vaccine testing：State of the science and planning the way forward. Biologicals 2012；40：369.

van der Laan JW，Chapin RE，Haenen B，Jacobs AC，Piersma A. Testing strategies for embryo-fetal toxicity of human pharmaceuticals. Animal models vs. in vitro approaches：a workshop report. Regul Toxicol Pharmacol 2012；63：115.

Vanparys P，Corvi R，Aardema MJ，et al. Application of in vitro cell transformation assays in regulatory toxicology for pharmaceuticals，chemicals，food products and cosmetics. Mutat Res 2012；744：111.